先天性白内障诊疗精要

Congenital Cataract: A Concise Guide
to Diagnosis and Management

U0288228

图书在版编目（CIP）数据

先天性白内障诊疗精要 /（英）伊恩·克里斯托弗·劳埃德主编；赵云娥，黄锦海主译 .—北京：人民卫生出版社，2019

ISBN 978-7-117-28750-0

Ⅰ.①先… Ⅱ.①伊… ②赵… ③黄… Ⅲ.①小儿疾病 – 白内障 – 诊疗 Ⅳ.①R776.1

中国版本图书馆 CIP 数据核字（2019）第 156816 号

| 人卫智网 | www.ipmph.com | 医学教育、学术、考试、健康，购书智慧智能综合服务平台 |
| 人卫官网 | www.pmph.com | 人卫官方资讯发布平台 |

图字：01-2019-3430

先天性白内障诊疗精要

主　　译：赵云娥　　黄锦海
出版发行：人民卫生出版社（中继线 010-59780011）
地　　址：北京市朝阳区潘家园南里 19 号
邮　　编：100021
E - mail：pmph @ pmph.com
购书热线：010-59787592　010-59787584　010-65264830
印　　刷：北京盛通印刷股份有限公司
经　　销：新华书店
开　　本：787×1092　1/16　印张：14
字　　数：332 千字
版　　次：2019 年 9 月第 1 版　2019 年 11 月第 1 版第 2 次印刷
标准书号：ISBN 978-7-117-28750-0
定　　价：139.00 元

先天性白内障诊疗精要

Congenital Cataract: A Concise Guide
to Diagnosis and Management

主编　Ian Christopher Lloyd
　　　Scott R. Lambert

主审　瞿　佳

主译　赵云娥　黄锦海

人民卫生出版社

敬告

本书的作者、译者及出版者已尽力使书中的知识符合出版当时国内普遍接受的标准。但医学在不断地发展，随着科学研究的不断探索，各种诊断分析程序和临床治疗方案以及药物使用方法都在不断更新。强烈建议读者在使用本书涉及的诊疗仪器或药物时，认真研读使用说明，尤其对于新的产品更应如此。出版者拒绝对因参照本书任何内容而直接或间接导致的事故与损失负责。

需要特别声明的是，本书中提及的一些产品名称（包括注册的专利产品）仅仅是叙述的需要，并不代表作者推荐或倾向于使用这些产品；而对于那些未提及的产品，也仅仅是因为限于篇幅不能一一列举。

本着忠实于原著的精神，译者在翻译时尽量不对原著内容做删节。然而由于著者所在国与我国的国情不同，因此一些问题的处理原则与方法，尤其是涉及宗教信仰、民族政策、伦理道德或法律法规时，仅供读者了解，不能作为法律依据。读者在遇到实际问题时应根据国内相关法律法规和医疗标准进行适当处理。

First published in English under the title

Congenital Cataract: A Concise Guide to Diagnosis and Management

edited by Ian Christopher Lloyd and Scott R. Lambert

Copyright © Springer International Publishing Switzerland, 2017

This edition has been translated and published under licence from Springer Nature Switzerland AG.

先天性白内障诊疗精要
赵云娥，黄锦海 译

中文版版权归人民卫生出版社所有。

译者名录

主　审　瞿　佳　温州医科大学附属眼视光医院

主　译　赵云娥　温州医科大学附属眼视光医院

　　　　黄锦海　温州医科大学附属眼视光医院

译　者　（按姓氏笔画排序）

　　　　卢　奕　复旦大学附属眼耳鼻喉科医院

　　　　李　瑾　温州医科大学附属眼视光医院

　　　　张劲松　中国医科大学附属第四医院

　　　　罗　怡　复旦大学附属眼耳鼻喉科医院

　　　　赵银莹　温州医科大学附属眼视光医院

　　　　侯立杰　温州医科大学附属眼视光医院

　　　　俞阿勇　温州医科大学附属眼视光医院

　　　　常平骏　温州医科大学附属眼视光医院

　　　　梁远波　温州医科大学附属眼视光医院

　　　　鲍永珍　北京大学人民医院

秘　书　赵银莹　温州医科大学附属眼视光医院

主译简介

赵云娥,教授、主任医师、硕士研究生导师。现任温州医科大学眼视光学院、生物医学工程学院、附属眼视光医院副院长,杭州院区白内障中心主任。任中华眼科学会专家会员、白内障学组委员、中国女医师协会视光学专业委员会副主任委员、中国医师协会眼科医师分会儿童眼健康专业委员会副主任委员、中国女医师协会眼科学分会屈光白内障学组委员、浙江省康复医学会视觉功能专业委员会委员。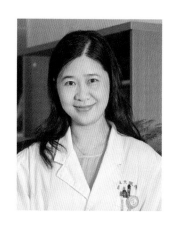

赵云娥教授在我国晶状体病和视觉科学领域已经开展了20多年的基础研究和应用研究工作。研究方向主要有:白内障手术精准测量和精准手术方面的研究,屈光性白内障手术的功能学方面的研究,儿童晶状体病的基础和临床研究。在该领域的研究目前处于国内外先进水平,相关研究已在 *Investigative Ophthalmology & Visual Science*、*American Journal of Ophthalmology*、*Journal of Cataract & Refractive Surgery* 等权威专业期刊上发表论文。主持国家自然基金、省自然基金、省重点研发项目以及其他省部级课题多项,参与国家重点研发项目两项,主持浙江省创新学科儿童晶状体病学。致力于眼视光学的教学和教学改革探索,曾作为主要参与人获国家级教学成果奖二等奖、浙江省教学成果奖一等奖、浙江省高等教育教学成果奖二等奖等。开展白内障超声乳化手术技能训练和新进展继续教育项目已持续10年,多次在全国眼科年会现场进行手术演示,并开展数千人培训。

主译简介

黄锦海,医学博士、硕士研究生导师。现任"国家眼视光工程技术研究中心·眼科和视光仪器评估与应用研究所"副所长,温州医科大学附属眼视光医院杭州院区临床研究中心副主任,"眼科和视光学新技术评估与研究组"组长,中国微循环学会眼微循环专业委员会眼屈光学组委员,中国医药教育协会智能医学专业委员会智能眼科学组常务委员,中国眼科超声委员会委员,中华预防医学会循证预防医学专业委员会循证医学方法学组委员。访美、访

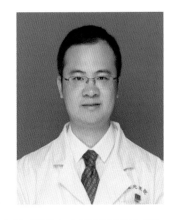

澳学者。美国白内障和屈光手术协会(ASCRS)会员,欧洲白内障和屈光手术协会(ESCRS)会员,美国眼科学会(AAO)会员,美国眼科和视觉研究学会(ARVO)会员。入选中国眼视光未来之星英才培育计划、浙江省医坛新秀卫生高层次人才、温州市"551"人才工程、温州市重点创新团队核心成员。*Ophthalmology*、*Journal of Cataract & Refractive Surgery* 等 7 部国际权威眼科杂志专业审稿人。

对于屈光手术、眼球生物测量技术、中高端医疗设备进行了大量的试验研究和临床应用评估,完成具有自主知识产权的眼科三维眼前节测量分析仪的研制,首次提出并建立了 SS-OCT 作为新的眼科生物测量技术"金标准"。被美国科学家与工程技术人员名人传记 *MARQUIS WHO'S WHO* 2015-2016 年第 33 版收录。先后主持和参与了国家自然基金、"十三五"国家重点研发计划、国家重大行业专项、浙江省卫生厅重大项目等 20 个研究项目,在 *New England Journal Medicine*、*Lancet*、*JAMA*、*the BMJ*、*Ophthalmology* 等国内外权威专业核心期刊发表及收录学术论文 120 篇,其中 SCI 收录 70 篇,前 1% ESI 高被引用文章 1 篇,第一或通讯作者 SCI 收录文章 55 篇,单篇评论性文章影响因子 53.29,引用次数达到 800 次,H 指数 16;中华牌系列核心期刊 24 篇;以主编/译、参编/译委眼科专著 6 部,其中高等教育"十二五"国家级规划教材、卫生健康委"十三五"国家级规划教材 2 部。获得欧洲 CE 产品证书 1 件,授权国家发明专利 2 项,受理国家发明专利 8 项。获浙江省医药卫生科技奖一等奖、温州市科技进步一等奖、"Faculty of 1 000 Medicine"优秀 F 1 000 论文、"国际眼科学学术会议"青年论文奖等奖励。

中文版序

　　赵云娥教授告诉我她正在翻译一部先天性白内障的书稿。这对赵教授来说并不是一件难事，赵教授是一位国际公认的白内障手术高手和临床研究科学家，上天赋予了她敏锐感知和精致巧手，再加上二十多年的临床实践，她练就了处理高难度白内障的卓越本领，在眼科临床上犹如驰骋自如的天使。然而，她没有傲此而居于专业"舒适区"中，而是挑战自己，转向更高难度的先天性白内障。这几年，经过赵教授治疗的先天性白内障儿童已有千余人，患儿自全国各地慕名而来，赵教授携团队探索如何减少术后复发及并发症等难题，逐一攻坚克难，建立起先天性白内障的处理规范和手术特定技巧，并在人工晶状体设计、材料改良、手术个性化模式等方面有所建树，研究结果也正影响着先天性白内障领域的技术创新和临床术式探索。

　　赵云娥教授已经具备著书立说的基础，却选择了翻译一部他人的著作，这里面一定有其"玄机"。我熟悉赵教授，这很符合她的个性和思维方式。赵教授的探索总是从临床着手，即熟练规范的临床路径、掌握最佳临床技巧、基于临床存在的问题开展科学研究。我翻阅了这本 *Congenital Cataract：A Concise Guide to Diagnosis and Management*，这是一部临床性非常强的指导用书，有非常清晰的临床路径思维，对常规性问题的处理直截了当，图文并茂，非常成熟，特别适合年轻医师作为其进入先天性白内障领域前的"启蒙书"和工作时的"口袋书"。赵教授的用意非常明确：万事从临床规范开始，从常规开始，从成熟的技术开始。

　　人民卫生出版社很有眼光和远见，一本有趣又成熟的先天性白内障临床用书，与一位有造诣有修养的先天性白内障临床医师和科学家，让两者在同一个高度的频道上"对话与合作"。通览原文和翻译，赵教授实现了技术和思维融合的"信、达、雅"，为广大读者带来更为卓越的作品。

吕帆

温州医科大学

序

先天性白内障患儿与成年人获得性白内障的诊疗不同，它往往存在自身的限制与挑战。对于先天性白内障患儿的诊疗，通常需要眼科医生与儿科医生、遗传学家、麻醉师、接触镜验配师的通力合作，除此之外，最重要的是患儿与其父母的密切配合。现如今，虽然先天性白内障手术的益处和风险已经明确，但早期先天性白内障的手术通常依赖儿科医生的早期确诊。然而，先天性白内障手术与成人白内障手术截然不同，在某些情况下是很有必要进行术后接触镜的验配的，但是，术后接触镜的验配是一项非常耗时且费用高昂的工作。其次，是否植入和如何植入人工晶状体是一项关键的决定。术后为改善患儿的视功能，常常需要进行弱视治疗，尽可能减少对双眼视功能的破坏，这也是成功治疗的基石。先天性白内障患儿的诊疗过程涵盖了多个亚专科的内容，因此，强调团队合作十分重要。但遗憾的是，术后并发症的高发生率，尤其是青光眼的发生往往增加了整个治疗过程的负担。

Christopher Lloyd 和 Scott Lambert 编写了这本全面而详细的书籍来解决这一系列问题。在未来几年中，它将为白内障患儿的诊疗提供权威资料。参与本书编写的作者都是当今先天性白内障领域的著名专家，他们带来了国际上近几年的先进经验。因此，对每个主题的讨论不仅基于科学的文献，还有作者们的各自宝贵的临床经验。其中有一些关于治疗方面的争议，作者已经明确并且客观地记录了不确定的因素，此书具有很大的参考价值。

Christopher Lloyd 和 Scott Lambert 投入了大量的时间来改善先天性白内障患儿的预后。作为该领域的领军人物，他们的研究一直是儿童白内障关键性问题的基石。这本书也见证了他们为改善先天性白内障患儿的预后所作出的努力。相信读者们读完这本书一定会受益匪浅，并感激作者们辛勤的付出。

Creig Hoyt

前言

先天性白内障仍然是世界上儿童时期和终身视力障碍的主要原因。物质、社会和经济的限制会给先天性白内障的患儿及其家庭带来悲伤与煎熬。所以对先天性白内障的患儿采取正确的诊疗措施可以有效地改善他们的视力，从而改变他们的生活。

我们收集了这个领域许多令人兴奋的工作成果并加以整理，从而提供了这本全面而又相对简练的书。非常幸运的是，我们借鉴了临床医生和科研工作者双方的出色成果。本书章节涵盖了先天性白内障的发展史、流行病学、遗传学、术前评估、手术技巧、术后并发症、屈光管理及其效果。其中有两章提供了发展中国家对儿童先天性白内障诊疗独特的见解和观点，创新性地将 IATS 研究与英国早期大样本队列研究 IOLu2 的结果一起讨论。

我们希望这本书能成为所有从事先天性白内障患儿治疗的小儿眼科医生、临床医生和科研工作者的工具书，为他们带来实用的知识，使他们有所收获。

我们非常感谢 Sowmya Ramalingam、Liz Pope 和 Springer 团队的协助，感谢 Caroline Kilduff 博士提供的精彩的图表，但令人遗憾的是，我们没能全部用上。

最后，将我们最诚挚的谢意献给我们的妻子 Fiona 和 Elizabeth，感谢她们一直以来坚定不移的支持，在我们的写作期间分担了大部分家庭上的事务，如果没有她们的支持与鼓励，我们难以完成这本书。

Ian Christopher Lloyd

Scott R. Lambert

目录

第一部分　概述

第1章　先天性白内障治疗发展史 …………………………………………… 2
第2章　先天性白内障的流行病学 ………………………………………… 14

第二部分　术前评估

第3章　分子遗传学在先天性白内障儿童中的评估作用………… 24
第4章　先天性白内障的形态学特征……………………………… 49
第5章　视觉效果的基线预测 …………………………………………… 60

第三部分　手术技巧

第6章　前囊膜切开术 ………………………………………………… 68
第7章　晶状体切除并前段玻璃体切除术 …………………………… 75
第8章　人工晶状体度数选择 ………………………………………… 81
第9章　人工晶状体囊袋内植入和后囊膜切开的技术要领 …… 89
第10章　儿童二期人工晶状体植入 ………………………………… 97
第11章　撒哈拉以南非洲地区先天性白内障的治疗 …………… 106
第12章　印度地区儿童白内障的手术治疗 ……………………… 115

第四部分　围手术期护理

第13章　先天性白内障围手术期用药护理 ……………………… 126
第14章　弱视治疗及遮盖疗法 …………………………………… 132
第15章　婴幼儿无晶状体眼及人工晶状体眼的屈光矫正 …… 145
第16章　先天性白内障术后并发症 ……………………………… 153
第17章　先天性白内障术后继发青光眼 ………………………… 160

第五部分　结局

第18章　视觉效果 ………………………………………………… 174
第19章　儿童白内障与斜视 ……………………………………… 185

第 20 章　先天性白内障儿童眼球震颤 ……………………… 190

第 21 章　先天性白内障儿童术后的立体视觉效果 ……………… 199

译后记 …………………………………………………………… 210

视 频 目 录

视频 12.1　先天性白内障:晶状体吸除术 + 一期后囊膜切开术 + 前
　　　　　部玻璃体切除术 +PCIOL 植入术(撕囊镊撕除前后囊膜)
　　　　　…………………………………………………………… 119

视频 12.2　先天性白内障:晶状体吸除术 + 一期后囊膜切开术 + 前
　　　　　部玻璃体切除术 +PCIOL 植入术(玻切头切除后囊膜)
　　　　　…………………………………………………………… 119

视频 12.3　先天性白内障(前囊膜致密斑块) …………………… 120

视频 12.4　先天性白内障(皮质部分吸收) ……………………… 120

视频 12.5　先天性白内障合并晶体后圆锥 ……………………… 120

视频 12.6a　先天性白内障合并永存性胚胎血管(1) …………… 121

视频 12.6b　先天性白内障合并永存性胚胎血管(2) …………… 121

第一部分

概述

1 第1章 先天性白内障治疗发展史

David Taylor

1.1 麻醉消毒方法发明前时期

毋庸置疑,各种麻醉方法的发明是先天性白内障治疗史上最重要的进步。在此时期之前,手术制动是通过成人强力的自我控制,在强壮助手的野蛮按压下完成的(图 1.1a,b)。因此,手术必须简短、有效,且只有一次成功的机会。而其使用的手术器械原本是设计运用于战场上的。在 1884 年,奥地利医生 Carl Koller[1]在可卡因的帮助下施行了眼科手术后,术中缓解疼痛和制动开始依赖于由可卡因辅助的酒精、阿片和其他药品带来的麻醉效果。即使在 20 世纪中叶,美味的甜葡萄酒仍然作为一些相对低痛手术和儿童拆线的镇静剂。手术的巨大进展依赖于什么? 显而易见了。

1.2 麻醉消毒方法发明后

1.2.1 麻醉

18 世纪月光社的两位成员 Joseph Priestley 和 Thomas Beddoes 同 Humphrey Davy 一起发现了一氧化二氮的麻醉性能,但是并未在手术中使用。而氯仿和乙醚虽已使用多年,但其心脏毒性及肝毒性,加之乙醚是挥发性易爆物,使两者使用受限。而现代儿童麻醉学的出现已经彻底改变了全年龄段儿童眼科手术的进程。

1.2.2 消毒

Alexander Gordon(苏格兰)、Louis Pasteur(法国)、Oliver Wendell Holmes(美国)、Ignaz Semmelweiss(匈牙利)、Charles White(英格兰)都提出了微生物学感染理论。Joseph Lister 则证明了苯酚和分层敷料在手术中的作用,使得手术迈入了之前难以想象的低感染率的时期。

1.2.3 抗生素

Gerhardt Domagk 发现磺胺类药物和 Alexander Fleming、Ernst Chain、Howard Florey 发现青霉素彻底改变儿童眼病的治疗。确保我们不会回到以前的时代!

1.3 手术技术

早期针拨技术的器械是由阿拉伯冶金工人帮助完成的,极其简易。在 19 世纪的欧洲,随着器械制造商制作能力的提升,冶金技术

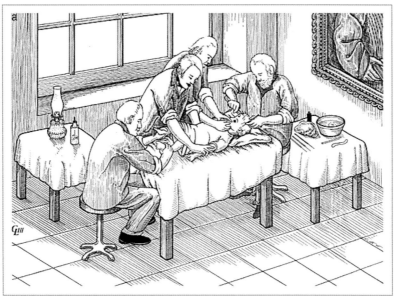

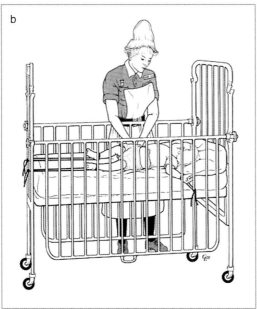

图 1.1　(a)1811 年, John Cunningham Saunders[3]对患儿的手术制动。"患儿必须躺在平行于窗口的桌子上, 让术眼离窗口最远。一般需要 4 个助手来限制病人, 如果小孩比较强壮则需要 5 人……医生坐在病人后面的高椅子上施行手术……"(图由 Gillian Lee FMAA 绘制)。(b)病人制动在 20 世纪 70 年代中期仍在使用, 图中展示了一个白内障手术后的婴儿四肢被绑在床的四角。在发现婴儿能对抚慰有很好的反应后, 比如:给婴儿喂奶、父母拥抱, 这种限制方式才逐渐减少使用(图由 Gillian Lee FMAA 绘制)

的进步及外科医生的推进和努力下,手术器械到达了前所未有的精细程度与质量水平(图 1.2~图 1.5)。

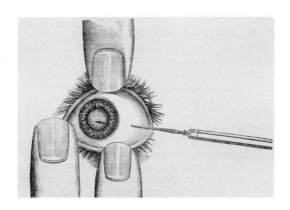

图 1.2 熟练的器械制造商制造了大量高质量的器械[2]。用于"溶解"软性白内障的针为针拨术中所采用针的大小的一半,用来通过巩膜进入前房刺破晶状体囊膜,将皮质切成小块(针挑术)。Mackenzie 在患儿身上使用该技术

1.4 针拨术

Antyllus 与和他同时代的希腊人 Galen 在帕加马的埃斯科拉庇俄斯通过针拨术移除

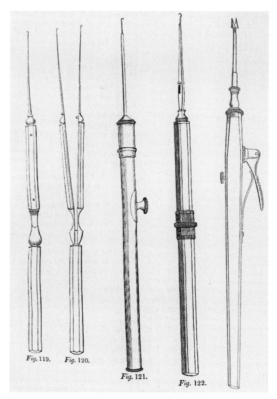

图 1.3 17 世纪后期许多信奉胡格诺派的熟练钟表制造者逃离法国,受到他们的影响,18 世纪中期出现了一大批质量上乘的手术器械。Mackenzie[2]认为都柏林的 Wilde 发明了图最右侧的眼内剪,它可以拆装换成镊子。左边各种钩子用于虹膜切除术中的瞳孔成形

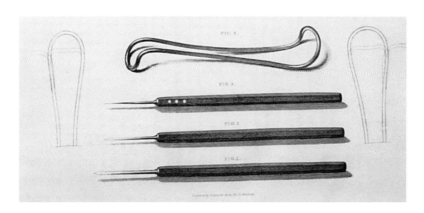

图 1.4 开睑器及针用于白内障针挑术[3],上方两个较小,下面的较大。针头呈锥形,尖端的两侧都是锋利的,用来在针挑术中"切开晶状体及晶状体囊膜"

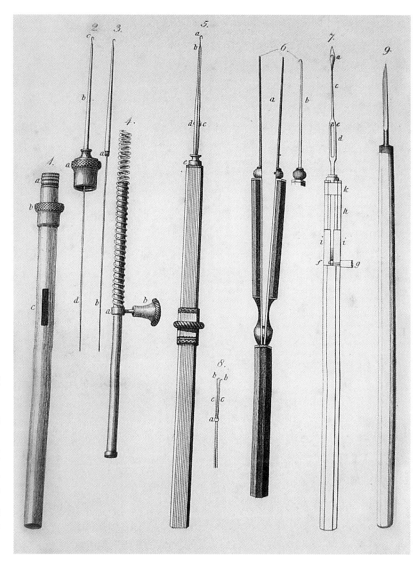

图 1.5　Guthrie 1819 年发表的书[4]中展示的器械。左侧 1~4 是 Langenbeck 的一种钩子的拆分展示；5. Schlagintweit 医生的虹膜钩；6. Reisinge 医生的双钩镊；7. Embden 医生的带铲形针的虹膜钩；8. Gräefe 的虹膜镊；9. 一侧锋利的虹膜刀

了白内障[5]。这是由波斯博学家、Rhazes 医生(公元 854—925 年)所提出的。针拨术可能很早以前就开始于南亚，或者更早在埃及，更是比 18 世纪 Jaques Daviel 推动白内障手术早了几个世纪。

针拨术是用一把锋利的、通常较宽的针自角巩缘插入虹膜前面或自巩膜插入虹膜后面，穿过晶状体前表面，直接向后破坏上方悬韧带，并将其推至下方瞳孔缘。如果晶状体因局部的牵拉而上浮，就要反复重复这个过程直至成功后才能撤回针头。或者，先用刀做一个切口，然后用一把钝平的针游离晶状体，使之下沉。针拨术可能曾运用于儿童白内障手术，但是或许由于青少年悬韧带过于坚韧，造成并发症发生率过高，而并未记录下来。

1775 年(美国成立前一年)伦敦圣巴塞洛缪医院的眼科医生 Percival Pott[6](1714—1788)却对针拨术提出了强有力的见解。

第 712 页中提到："那些看似有强力证据反对针拨术，大致可以分为 4 种：第一种是认为手术不可能达到预期的结果，认为如果晶状体十分柔软，那么这个手术就不会成功。第二，认为如果晶状体部分柔软部分坚硬，手术也是失败多于成功。不但因为柔软部分难以操作，而且坚硬部分也会脱离针头而滑至后房，仍会形成白内障，或者通过瞳孔进入前房导致疼痛和炎症，使后期必须切开角膜取出晶状体。第三，如果白内障很硬……它仍将保持不溶解、固态、不透明……仍对视觉造成损害。第四种反对意见……手术必定会引起眼内部结构的紊乱及损伤，这种伤害不容忽视。"

在 1728 年前后，曼彻斯特的眼科医生 Benjamin Gibson[7] 以 Cheselden 的名义利用一根针（仅一侧锋利）完成了多例白内障针拨术，术后出现瞳孔闭锁。而在婴儿的手术中，也仅用一根针或类似的器械……"更加确定对年轻患者的治疗。"

1.5 针挑术

Pott[2] 发明了针挑术，并在之后的几十年一直流行。他的描述十分清楚，在书的第718 页上写道："有时，当我发现了一例混合性白内障时，我没有试图下压，而是着手刺破囊膜，并通过我手指与大拇指的操作，让手术针在晶状体内部不断旋转，并使其保持原位。在这些病例中，我没有发现无法彻底溶解的例子，没有留下任何残留物质。"

伦敦圣托马斯医院的眼科医生 Benjamin Travers（1783—1858），在讲座的手书中提及Pott 的发明，他认为 Pott 的发明没有得到应有的认可。他写道："Pott 先生通过旋转一根针破坏白内障患者晶状体内容物这一方法并没有得到其应有的重视。如果不是 Saunders 先生意外看了他对一位被锥子戳伤晶状体的鞋匠的手术操作，这种技术可能不会得到发扬。他是第一个发明并应用此操作治疗先天性白内障以及膨胀性白内障的。他在各年龄阶段的儿童中使用该技术，并获得了巨大的成功，恢复了这些患儿的视力……

这让我不禁开始研究这个现代手术史上最伟大的发明之一。Saunders 先生当时因为去世而中断了在成年人中验证这一结果。我继承了他的遗志，但是我不得不承认，它并不符合我的预期。"

针挑术在 20 世纪仍在施行。费城的眼科医生 Zeigler[8] 发明了一种镰刀型的刀针（图 1.6）。"针挑术是将晶状体完全切开，而不是在前囊膜做一个切口，或是将晶状体切成碎片。""在做此切口时，术者需要的是大胆而非过于小心。""不要掀起皮质或玻璃体，需要做一个干净利落的直线。如果切口足够干净，即使触及玻璃体也并不危险……"然而这种手术方式几乎没有得到推广，但是这把刀却被用在许多其他地方，特别是用于切开纤维膜和其他异常的先天性白内障，如 PHPV 等。

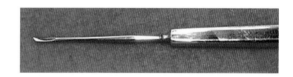

图 1.6 Zeigler 的刀针的模型

Nutt 在 1957 年[9] 时仍在开展针挑术。"……首先做一个适当的晶状体前囊膜切口，然后尽可能地碎裂晶状体内容物，同时避免损伤后囊膜或玻璃体"。

在 20 世纪早期，印度陆军医疗上校Henry Smith 认为在 6 个月到 1 岁的婴儿手术是安全的[10]。他开展了另一种针挑术，在婴儿手术中使用一把线状刀，仅前部的 3/16（4.8mm）是锋利的，其他部分皆是圆钝的。他发现 Daviel 的操作[11] 更加适合较大的儿童。他还在同样的位置用虹膜镊做了一次晶状体前囊膜切除术。"如果玻璃体脱出，那就剪除掉，因为它无足轻重。"

在 1980 年前后，我作为一个六名眼科医生组成的国际小组的其中一员受邀去为中东国家皇室的一位年轻王子检查。这位王子是一名战斗机飞行员,他的一只眼睛因外伤而发生了白内障,并导致了至少 180° 的房角后退。除了一名成员,大家都认为单纯的晶状体吸除并人工晶状体植入是最安全的办法。而有位来自苏联的成员并不同意此方案,他认为:切开晶状体和晶状体内容物的吸收过程中,加之人工晶状体植入,将使这位年轻人以房角阻滞、青光眼等并发症而告终。而一次偶然的机会,我在 6 个月后再次看到了这位王子。他正处于无晶状体眼状态,正在等待着自己的人工晶状体,拥有 6/6 的矫正视力,正常的眼内压和干净、完整的后囊膜。

1.6　Daviel 的术式

Jaques Daviel(1696—1762)[11],一位在鲁昂和巴黎受训的眼科医生,在 1747 年发明了一种新的术式。据说是发生在一次失败的针拨术之后,那次失败的手术导致一个双眼白内障患者失明。在给第二只眼手术前,他在人类尸体眼和动物眼上实验,他用宽大的角膜刀切开角膜,并用刀和剪刀扩大切口[3]。用一把铲勺移除白内障的内容物。这是第一例囊外摘除术,但是使用了一个大切口而且未缝合,并发症发生率高,特别是使用在儿童时。

1.7　线性取出

Gibson[7]提到儿童白内障针挑术:"……在十年前我便已经形成了给全年龄段儿童手术的习惯;尽管我更加偏向于为半岁到一两岁的婴幼儿手术。"但是他发现,对于质软的白内障,针拨术难以施行,他会选择前囊膜切开术并针挑术。"用一根针从不同角度小心地贯穿晶状体内容物,使房水进入晶状体,并将其变成浆状。"2 周或 3 周后,他通过一把

大的角膜刀做一角膜切口打开眼内部,房水及部分晶状体内容物便会自发地流出,剩下的部分用刮匙取出。

Gibson 的器械(图 1.7):"让我记起不久前,我向教皇陛下的外科医生 Flajani 博士展示的那些由 Brambilla 先生替我制作的器械(Brambilla 的一系列器械)。"

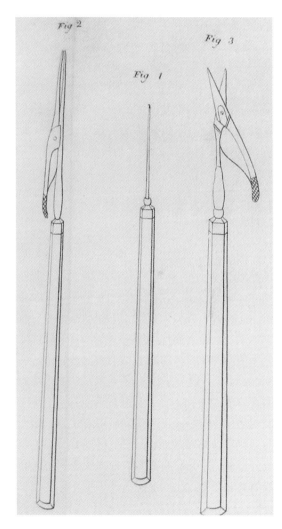

图 1.7　部分 Benjamin Gibson 于 1811 年所使用的器械[7]

到 20 世纪,此手术已经在一定程度上达到成熟。Alexander[12]描述了手术的 6 个阶段过程:①扩张瞳孔,做一个大小合适的角膜切口;②虹膜切除;③晶状体囊膜撕除术,常

用 Fuch 镊完成；④用虹膜复位器弯钩挑起晶状体；⑤取出晶状体；⑥冲洗。

"……我会毫不犹豫地手术，即使患儿只有 9 个月大。""直到我做最近一个手术时我才发现我在不知不觉中按 H. Smith 上校的步骤在做……"

Lister 在讨论中提到："……Smith 上校曾做过一个先天盲的 8 岁小女孩的白内障手术，看着小女孩学习着'看'的过程十分有趣，起初她只能通过去感受去触摸来分辨物体，然后她学会了通过眼睛去识别。"

Nutt[9] 认为线性取出术（他认为是 Gibson 在 1811 年发明的）"……仍旧是最令人满意的技术，即使需要几天后通过 3mm 的角膜切口用刮匙取出软化晶状体皮质。"

1.8　晶状体囊内摘除术

囊内摘除术慢慢开始发展。当 Daviel 发现晶状体囊外摘除术后囊膜增厚，遂把囊外摘除术转变为囊内摘除术。18 世纪末 Georg Joseph Beer（1763—1821），维也纳"学校"的创始人，是囊内摘除术的支持者。但囊内摘除术直到 20 世纪前都很少使用，直到 Henry Smith 写了一篇关于白内障手术的论述，以美国辛辛那提的 Derrick Vail 的手术方法进行说明（图 1.8）。Smith 一直采用 Daviel 的方法，他遇到几例因为患者紧张而出现并发症，整个晶状体连同部分玻璃体一同脱出，而结果依然有良好视力。

关于玻璃体的脱失，他写道："我开始怀疑那些骇人听闻的关于玻璃体脱失病例的真实性……这些传闻从未被质疑过，也从未被事实严谨论证过。"他做了，并尝试着避免玻璃体脱失。"这个手术需要勇气……白内障囊内摘除术大概是外科手术界难度最高的操作。"Smith 并未将此技术运用于儿童白内障，而是选择针挑术或 Daviel 的方法。

在讨论囊内摘除术时，Nutt[9] 写道："我对于先天性白内障囊内摘除术并没有经验，但这看起来并不像一个合理的操作"。他提到了 Guyton 的方法。Guyton 在 1947 年克服了青少年悬韧带坚韧的难关，通过"……在 6 点方向抓取晶状体的赤道部，用足够的力气拉伸睫状突使悬韧带暴露在视野范围内，然后用虹膜恢复器将悬韧带从晶状体上分离，之后将晶状体反转。术后他并未发现严重的反应……但这不得不让我们推测这一术式可能会导致日后的视网膜脱离"。

1.9　抽吸法

来自利兹市的 Teale[14] 写道："从去年秋天，我开始考虑……对于那些既不是老年人的硬核白内障，也不是达到钙化程度的白内障，是否能在白内障手术中利用抽吸原理，通过一个小切口将白内障吸除。"他散瞳后，用两根针刺破前囊，用吸引匙大小的宽针打开角膜，并吸出白内障。Teale 指出 Avicenna 说波斯人曾成功吸出过白内障。

美国的 FW 院长[15] 探访各地以提升他的技术，他写道："1893 年，当我在伦敦的时候，我发现了一个 RL Teale 在 1863 发明的器械。这个器械（图 1.9）是一根尾部带一银质头的玻璃套管……另一头连接一橡胶管，橡胶管又连于泵吸嘴上"。"英国人 Teale，Bowman，Lawson 等应用了该抽吸法"。

费城的眼科医生 Harold Scheie（1909—1990）[16] 将晶状体抽吸术发展为了一门精细的工艺，他利用带椭圆头的薄壁 19 号针，通过注射器柄的来回移动，将晶状体吸除出去。

与此同时，来自华盛顿特区的 Parks 和 Hiles，用一个 18 号针头连接一个充满生理盐水的玻璃注射器，完成同样的手术[17]。尽管当时风疹大肆流行，但这两种方法都得到了很好的结果。

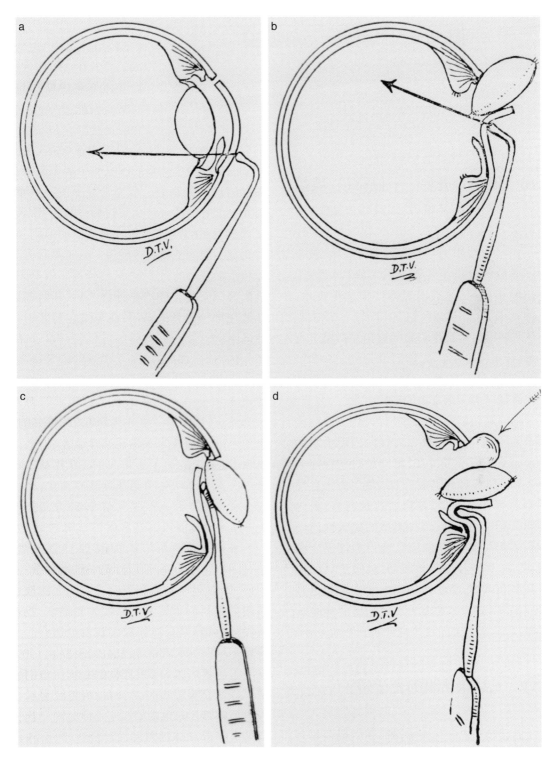

图 1.8　(a)晶状体钩在下方施加压力使晶状体倾斜,从而使得晶状体上极上翘打开角膜切口。(b)晶状体从角膜切口边缘移出,施压方向变为将角膜压向晶状体后方。(c)晶状体上缘先娩出,而角膜则被压在晶状体后,使得晶状体能够容易地滑出。(d)晶状体翻转不当可能导致悬韧带损伤以及玻璃体脱出(Smith[13], Derrick Vail 绘制)

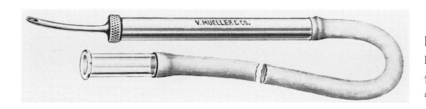

图 1.9 由 Teale[14] 发明，Dean[15] 于 1893 年在伦敦使用的抽吸管，吸嘴与玻璃管相连

1.10 仪器的进步——显微镜、玻璃体切割设备等

1973 年我作为一个眼科实习医生，被告知不要浪费时间在显微镜下练习手术，因为我将结束实习，之后也无力负担这种技术。这种技术开始于 20 世纪 70 年代，一开始利用从耳鼻喉医生那里借来的成角显微镜进行手术，后来很快发展成主流，并带动了一个产业，大大改善了显微手术技术。现在显微技术在全球已成一个常规的现代手术。

抽吸和切割仪器最初是设计用于眼后段手术的，它们的进步给先天性白内障手术的发展带来了巨大的改变，特别是对于存在大量坚韧纤维膜和纤维成分的病例，如：永存性胚胎血管（PFV）。随着精细的眼内剪、眼内镊和电凝仪的发展，多种类型的先天性白内障的治疗得到巨大的拓展，变得愈加安全和成功。这些器械变得更灵巧，抽吸工具变得更精准和可控，晶状体切割术变成了发达国家的标准术式，尽管因为术后缺乏后囊膜的支撑，后期植入工晶状体常常遇到麻烦。

1.11 无晶状体眼的光学矫正

眼镜是无晶状体眼光学矫正的最主要方法，并已应用了几个世纪。除外它的视觉和美容效果，它至今仍是一种实用、廉价、低风险、适应性强的治疗手段。

在 1970 年早期，角膜接触镜（CLs）在拥有全国公共卫生体系的国家和一些无该体系国家的富裕家庭中已成为常规手段。然而，很大一部分的适合戴角膜接触镜的儿童因为父母缺乏足够的技术和时间来帮助他们，使得儿童不能配戴角膜接触镜。人工晶状体设计和手术技术的巨大发展，在通过了以美国、英国等国家为主的严格评价之后，开始选择性地在部分患者中运用，甚至是在婴儿中得到运用。

1975 年，Rosengren[18] 观察到："……在哥德堡的眼科诊所，他们诊治了一个 1 岁半的小男孩……左眼在完成了针挑术和白内障抽吸后，植入了一塑料材质的人工晶状体。由于 Ridley 的技术并不适用于该患儿，术者采用 Dannheim 的方法将人工晶状体植入前房……人工晶状体由两侧缝线环固定，使得其方便弯曲和植入。置入前房后，靠两个环展开呈弓形支撑人工晶状体。"

早期冒险地在儿童中使用人工晶状体，是试图将它作为无晶状体眼的新的最初矫正手段，以取代接触镜和眼镜。一些更加独具慧眼的眼科医生将人工晶状体和眼镜（或者角膜接触镜）结合在一起以获得更加合适的聚焦。早期的术者可能已经不记得将一个标准人工晶状体植入婴儿眼内是如何困难的事情。许多结果没有发表，而一些替代手术如表层角膜镜片术也曾使用了一段时间。然而，随着人工晶状体材料和设计的进步，手术设备和技术的提升，人工晶状体对大部分年幼的患者，变得安全、可以接受。就如本书即将阐述的那样。

1.12　弱视和弱视后期的处理

在先天性白内障治疗过程中,对于弱视的重视是获得良好效果的关键。

Mackenzie(1830)[19]提出疑问:"对于先天性白内障,应该将手术推迟至患者可以自行决定的年纪还是在婴儿期就施行手术?"他果断地回答了自己的问题:"答案是在婴儿期手术。"尽管他承认由于组织结构变化可能使后期手术比初期更加精确,但是"如果推迟手术,对外部物体没有感知的眼睛会产生根深蒂固的眼震,即使在手术后瞳孔区已经透亮的很长一段时间,都无法自觉地控制这种不规则运动。"另外,Saunders[20]认为这种不规则运动与早期视力有关而与眼睛运动本身无关。"视网膜功能,有如其他结构,需要锻炼成长,反之功能就会退化。"他在18个月至4岁的患儿中获得了很好的手术结果。

Gibson[7]写道:"这个手术我在各个年龄段的患儿中已经做了十年;然而我还是更加倾向于在半岁到一两岁时手术。"

大部分外科医生可能更加关心无法麻醉的问题,而不是他们视觉发育的最佳时间。Treacher Collins[21]在1908年时提出更为技术性的建议:"……应等到10个月后再手术。月龄太小,过小的角膜和过浅的前房会导致手术困难,手术器械难以如在更成熟的眼中一般发挥作用。"

1921年,Juler[22]发表了包含21名患儿的研究结果,其中18名记录完整。这些患儿都是单眼外伤性白内障,手术后接受了长时间的随访。在5年内患眼都未达到6/60的视力。"……像弱视这种失用性疾病会影响6岁及以下的儿童,而并不会损伤7岁以上的儿童的眼睛。这种损伤不仅使视网膜和大脑相关区域发育停滞,还会导致视网膜对视

觉刺激的有效脉冲强度减弱,即使当时黄斑中心视力已经达到6/6。"

Broendstrup[23]指出:在19世纪,一些观点认为弱视仅仅会在6,7岁前发展,如:维也纳人Klein认为弱视只发生于3岁前。而他敏锐地指出,白内障和无晶体眼都可能成为弱视的原因。不过,没有屈光和近矫正的资料,也没有遮盖正常眼的详细描述。

Nutt[9]在1957年时提出:"排除外观原因,单眼白内障最好不处理……因为视力结果往往不好……很有可能患眼在其他方面有异常……不可能存在双眼单视。"在他的12例可以测量视力的单眼白内障患儿中,最好视力达到2/60。在双眼白内障中,除了大多表现良好的绕核性白内障,最好的视力是6/18。

在34 600例病例中,Prudhommeaux[24]发现了166例先天性白内障,其中65例进行了手术。17例为单眼白内障,大部分视力都只有光感甚至更差。"我们必须问一个问题:为什么要给单眼先天性白内障患者做手术?"

孟菲斯TN的Deweese[25]描述了关于133名先天性白内障患者的情况。"为单眼白内障患者做手术以期获得较好的视力似乎是不合理的,即使白内障眼的视力低于20/50""如果在一岁半或两岁前施行手术,视力会变得更差;因此手术时机应该尽可能地推迟。"

在一份病例报告中,von Noorden等[26]描述了一个案例,该患儿第一眼在3个月时手术,第二眼在视力4.5个月时手术,2周后配角膜接触镜。"当配戴角膜接触镜后,眼球震颤的幅度和频率显著地降低;而当角膜接触镜摘除后,眼球震颤频率明显提高"。"我们相信对于完全性先天性白内障……应该在诊断明确后尽可能早地手术……术后需要尽快进行无晶状体眼的矫正以避免形觉剥夺性弱视的发生"。"如果做一个临床试验,对单眼成熟先天性白内障(不伴有其他异常)患者

在出生后早期就进行白内障吸除手术,然后即刻配戴角膜接触镜矫正,可能会比较有价值"。然而在他们报告的三个单眼先天性白内障患儿中,视力最高只有 10/200。

华盛顿特区的 Frey 等人[27]受到当时 Hubel 和 Wieselruo 弱视研究的影响,为 21 例特发性单眼先天性白内障患儿手术。术眼每天佩戴角膜接触镜 12 小时,同时遮盖正常眼。3 例年龄最小的患儿,术后佩戴角膜接触镜但并未严加遮盖健眼,视力达到 20/40 甚至更好。他们写道:"……对于儿童单眼白内障手术的极端保守的看法,需要重新评价。"

一个伦敦的研究小组指出[28]:"……由于形觉剥夺在 4 个月大时便会影响视力,所以早期的手术和光学矫正对于这些患者是至关重要的……"。他们还报道了 23 例单眼先天性白内障[29],"……在 4 个月龄前进行矫正会减少视觉损伤,但是我们并不能具体描述这一时期的功能。"

旧金山的 Creig Hoyt[30]和他的同事报告了 8 名患有单眼完全性白内障的新生儿,这 8 名患儿均接受了白内障手术,术后戴角膜接触镜和健眼遮盖。其中 5 名患儿的 logMAR 视力达到了 0.18(6/9,20/30,0.67),3 名达到 0.6(6/24,20/80,0.25)。这些惊人的结果证实,弱视是导致先天性白内障术后结果不理想的最重要的原因。

最初这种结论受到了质疑,然而这些治疗进展相继被其他人证实,特别是 Birch 和 Stager[31]。45 个 1 到 10 天大就被诊断为单眼先天性白内障的患儿接受了手术、术后遮盖正常眼和配戴角膜接触镜的联合治疗。其中 82% 的患者还接受了斜视手术。其中没有先天畸形或是感染的病人。只有遮盖时间达到医师建议的 75%~95% 的患者被纳入该研究。这些患者的视力随着手术年龄的增长而不断下降,而出生后 6 周内的干预能最小化降低形觉剥夺的影响。

因此无可争议地,先天性白内障手术的最主要目的是治疗弱视。这已被证实为一个成功的治疗手段,全球范围内许多杰出的工作都在开展,并发症不断减少,视力预后显著提高。这些进步都将在本书中概述。

(赵云娥 译 瞿佳 校)

参考文献

1. Goerig M, Bacon D, van Zundert A. Carl Koller, cocaine, and local anesthesia: some less known and forgotten facts. Reg Anesth Pain Med. 2012;37: 318–24.
2. Mackenzie W. A practical treatise on the diseases of the eye. 4th ed. London: Longman, Brown, Green and Longmans; 1854.
3. Saunders JC. A treatise on some practical points relating to the diseases of the eye. London: Longman, Hurst, Rees, Orme and Brown, Paternoster Row; 1816.
4. Guthrie GJ. A treatise on the operations for the Formation of an Artificial Pupil; in which the morbid states of the eye requiring them, are considered and the mode of performing the operation, adapted to each peculiar case, fully explained. Published London; 1819.
5. Lascaratos J, Marketos S. A historical outline of Greek ophthalmology from the Hellenistic period up to the establishment of the first universities. Doc Ophthalmol. 1988;68:157–69.
6. Pott P. Remarks on the Cataract in: the Chirurgical Works of Percival Pott FRS and surgeon to St Bartholomew's Hospital. London; 1775. p. 705–724.
7. Gibson B. Practical observations on the formation of an artificial pupil in several deranged states of the eye. Cadell & Davies in the Strand; London; 1811. p. 1–153.
8. Zeigler SL. Complete discussion of the lens by the V-shaped method. JAMA. 1921;77:1100–1.
9. Nutt AB. The surgical treatment of congenital cataract. Trans Ophthalmol Soc UK. 1957;77:39–57.
10. Smith H. The treatment of Cataract. Illustrations by Derrick T Vail. Calcutta: Pub Thacker, Spink & Co; 1910. p. 121.
11. Daviel J. Sur une nouvelle méthode de guérir la cataract par l'extraction du cristalin. Memoires de L'Academie Royale de Chirurgie: Sur les Concretions Calculeuses de la Matrice. 337–354. Pub. Theophile Barrois Le Jeune, Paris 1787.
12. Alexander GF. The immediate removal of congenital cataracts. Trans Ophthalmol Soc UK. 1928;48:94–107.
13. Smith H. The treatment of Cataract. Calcutta: Pub Thacker, Spink & Co; 1910. p. 121.
14. Teale TP. On extraction of soft cataract by suction. Lancet. 1864;ii:348–50.

15. Dean FW. Cataracts: operation for congenital and Juvenile. Trans Amer Acad Ophthalmol Otolaryngol. 1926;31:261–70.

16. Scheie HG, Rubinstein RA, Kent RB. Aspiration of congenital or soft cataracts: further experience. Am J Ophthalmol. 1967;63:3–8.

17. Parks MM, Hiles DA. Management of infantile cataracts. Am J Ophthalmol. 1967;63:10–9.

18. Rosengren B in discussion of Nutt AB Trans Ophthalmol Soc UK. 1957;77:54.

19. Mackenzie W. A practical treatise on the diseases of the eye. 1st ed. London: Pub. Longman, Rees, Orme, Brown & Green; 1830. p. 596.

20. Saunders JC. A treatise on some practical aspects relating to diseases of the Eye. 2nd ed. London: Longman, Hurst, Rees, Orme and Browne; 1816. p. 175–94.

21. Collins ET. Developmental deformities of the crystalline lens. Ophthalmoscope. 1908;6:577–583 and 663–676.

22. Juler F. Amblyopia from disuse. Visual acuity after traumatic cataract in children. Trans Ophthalmol Soc UK. 1921;41:129–39.

23. Broendstrup P. Amblyopia ex anopsia in infantile cataract. Acta Ophthalmol. 1944;22:52–71.

24. Prudhommeaux MP. Le résultat obtenu après operation pour cataracte congénitale. Bull Soc Ophtalmol Fr. 1962;62:383–430.

25. Deweese MW. A survey of the surgical treatment of congenital cataracts. Am J Ophthalmol. 1962;53:853–7.

26. Von Noorden GK, Ryan SJ, Maumenee AE. Management of congenital cataracts. Trans Am Acad Ophthalmol Otol. 1969;74:352–9.

27. Frey T, Friendly D, Wyatt D. Re-evaluation of monocular cataracts in children. Am J Ophthalmol. 1973;76:381–8.

28. Taylor D, Vaegan, Morris JA, Rodgers JE, Warland J. Amblyopia in bilateral infantile and juvenile cataract. Trans Ophthal Soc UK. 1979;99:170–5.

29. Vaegan, Taylor D. Critical period for deprivation amblyopia in children. Trans Ophthal Soc UK. 1979;99:432–9.

30. Beller R, Hoyt CS, Marg E, Odom JV. Good visual function after neonatal surgery for congenital monocular cataracts. Am J Ophthalmol. 1981;91:559–65.

31. Birch EE, Stager DR. The critical period for surgical treatment of dense congenital unilateral cataract. Invest Ophthalmol Vis Sci. 1996;37:1532–8.

2 第2章 先天性白内障的流行病学

Ameenat Lola Solebo and Jugnoo Sangeeta Rahi

2.1 前言

流行病学是一门研究人类疾病频率分布与相关因素的基础临床医学学科。本章节所述的"疾病"指的是"先天性白内障",更准确的翻译是包括"先天性白内障"和"先天性白内障而非自身功能失调引起的盲或视觉损伤"。不同的流行病学分支指导着疾病各方面的处理,包括从人口水平进行的预防措施到帮助治疗中的患儿家庭如何获得最好的结果。

关于先天性白内障,其流行病学目标主要为以下几点(图 2.1):

- 确定先天性白内障以及其相关的盲/视觉损伤所带来的负担。
- 研究疾病发展史。
- 明确潜在的病因,包括导致白内障相关的盲/视觉损伤的病因。
- 制定从个人到人群的关于疾病的发展、评估、预防以及治疗措施的政策。

大多数医生已熟悉经典的观察性和干预性的流行病学,目前流行病学还进一步包含了生命历程流行病学、遗传流行病学以及健康服务研究等领域:

- 生命历程流行病学——研究从妊娠期到儿童期(以及之后的时期)所涉及的个人和社会危害对疾病风险以及之后的健康情况的影响,致力于识别出整个生命周期中潜在的生物学、行为学和社会心理学的影响[1]。
- 遗传流行病学——研究对于疾病与健康,基因与环境因素之间的相互作用。
- 健康服务研究——研究健康保健服务的可行性、质量与成本效益,重点为患者体验与患者报告结局。

2.1.1 先天性白内障流行病学研究方法的挑战

这些挑战包括错误分类偏倚、选择偏倚和混淆以及因统计功效不足而难以发现的偶然因素。这些对一些"罕见"疾病(患病率低于 5/10 000)的研究是非常重要的。在罕见病研究中最大的挑战是建立一个有代表性的研究样本量。

偶然性 对于一种不常见的疾病,获取足够的样本量是一个挑战。小样本的儿童研究容易获得偶然的结果(例如假阳性结果或者 I 类错误)。此外,小样本也可能导致研究无法获得有统计意义的结果,即使其有着潜在的重大影响(例如假阴性结果或 II 型错误)。

选择偏倚:错误分类(对疾病和疾病结局的不同定义) 将未患病/未受影响的个体错误分类为患病/受影响的个体(或相反)会对

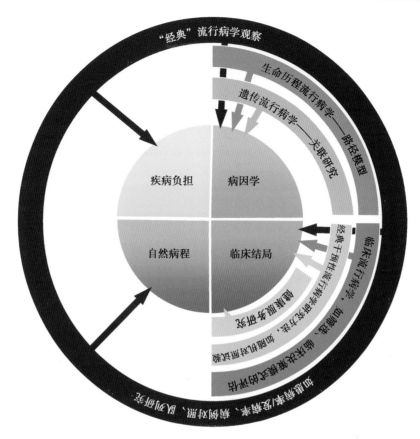

图 2.1 了解与管理疾病过程中的流行病学目标

随后的分析产生较大的影响。

先天性白内障的不同定义包括:

- 出生时的任何晶状体混浊。
- 在1岁以内诊断的晶状体混浊(也称为先天性/婴儿期白内障),特别是伴有其他眼球结构异常或先天性系统性疾病。这个定义是最全面的,因为除非在出生时进行检查,否则很难确定或排除出生即有的先天性晶状体混浊。

此外,对于先天性白内障相关或继发性眼病,例如小眼球或白内障术后继发性青光眼,现有的文献也有许多不同的定义。

选择偏倚导致的研究人群异质性 先天性或婴儿性白内障的患儿可组成不同的群体,在文献中的研究人群反映出了这种异质性以及由于没有标准定义而带来的更加复杂的问题。这种混杂的病例对于不同研究结果之间的比较以及对个体研究结果的普遍性应用产生了不利的影响。此外,对于发生不同结果的危险因素也无法进行适当的分析处理。

混淆 研究潜在的联系也必须考虑混淆的问题。当有多个变量作用于某一特定结局时,难以识别出单个变量对该结局的作用效应;同样,对于同一结局的单个变量作用方向以及大小的分析也会受到其他相关变量的影响。

证据等级 (反映研究方法的等级)可以用来评价先天性白内障流行病学研究的证据强度。使用等级证据制度中的"顶层"方法可能更多地减少偏倚与混淆(表 2.1)。但最重要的是,研究方法应既适用于研究问题,又符合伦理要求。例如,研究疾病的危险因素,应该选择队列研究或病例对照研究,而不

表 2.1 论证等级[25]

论证等级	结果调查	研究方法
1（最高等级）	自然病程	对初始队列研究的系统性回顾
	治疗益处	随机对照试验的系统性回顾
	治疗损害	
	罕见治疗损害	病例对照或揭示显著效果的研究的系统性回顾
2	自然病程	初始队列研究
	治疗益处	有显著效果的随机对照试验或观察性研究
	治疗损害	有显著效果的巢式病例对照研究的系统性回顾
	罕见治疗损害	有显著效果的随机对照试验或观察性研究
3	自然病程	随机对照的实验组或对照组
	治疗益处	非随机对照队列 / 随访研究
	治疗损害	
4	自然病程	病例系列的系统性回顾
	治疗益处	病例对照研究的系统性回顾，历史对照研究
	治疗损害	病例对照研究，历史对照研究
5（最低等级）	自然病程	基于有限的 / 无证据的经验，或基于机制，无明确评价标准的观点
	治疗益处	
	治疗损害	

是采用将受试者暴露于危险因素中。因此，等级制度并不是一个固定的结构，一种更高证据等级的研究方法不能确保研究的质量。例如在进行多变量分析时，一个优秀的队列研究比质量很差的随机试验得出的结论更可靠。

2.2 先天性白内障的负担

尽管先天性白内障很少见，但其仍然是导致儿童期视觉损伤的重要因素，也是儿童期严重视觉损伤或盲的最常见的可预防原因之一[17]。儿童眼睛与视觉损伤受多种因素的影响是其突出的特征。第一，由于对病因

学的理解有限，不能有效地对其进行预防，目前除了遗传咨询外，针对单基因疾病引起的白内障，尚无有效的治疗方法；第二，在资源贫乏的机构，对于先天性白内障儿童的有效管理仍存在一些障碍；第三，在导致儿童盲的其他病因的防治方面，目前已经取得了巨大的成功，例如麻疹和维生素 A 缺乏导致的角膜混浊。

明确真正的先天性 / 婴儿性白内障的全球负担是较难的，特别是在那些卫生保健设施有限的低中收入国家中，这种基于人群的研究方法因其疾病的罕见性而变得更具挑战。儿科疾病的全国性流行病学调查，更倾向于选取以学校或保健中心为基数，而不是选择整个群体，这是因为后者更

难以进行。这将导致调查结果对于医疗保健或行政机构之外的儿童群体代表性降低，而这些儿童最易受到健康和发育障碍的不良影响，最终导致白内障所引起的盲 / 视觉损伤的代表性降低，以及结果调查的选择偏倚。

2.2.1　患病率与发病率

患病率是指在某一时间点，受某一疾病影响的人群比例，而发病率则是在确定时期内新增的发病人群（发病病例）占总发病人群的比例。累积发病率，也称为累积风险，是在特定时间段内（例如一生中）的发病率（或个体的诊断风险），例如儿童时期白内障的累积发病率或风险是在特定人群中新诊断为该疾病的比例，即 18 岁前被诊断为白内障的风险。

确定发病例数　一项来自新生儿筛查机构或者国家异常登记的报告提供了关于新生儿白内障等先天性异常的发生率。北美的一项研究使用国家非法定出生异常报告系统来明确发病例数，该研究发现新生儿发病率大约为 2.03/10 000[3]，同时根据丹麦法定的国家患者注册登记（National Register of Patients，NRP）的信息，估计至 16 岁为止丹麦儿童累积发病率为 5.2/10 000[15]。最近欧洲的研究报告称新生儿严重白内障（即需要手术的白内障）的发病率达到 1.9/10 000[21]，数据来自瑞典非法定全国白内障登记系统，该系统建立于 2006 年，致力于标准化管理与改善临床疗效。然而，非法定系统可能仍低估了先天性白内障的患病例数，甚至强制报告系统也存在低估患病例数的现象[36]。英国一项基于人群的研究使用了比传统法定报告程序能显示更多确诊病例的动态监测法[28,36]，发现在出生第 1 年白内障的发病率为 2.5/10 000（95% 置信区间范围为 2.1~2.9），

而前 5 年先天性或婴儿性白内障的累计发病率为 4/10 000[27]。动态监测法能对整个高危人群进行监测，不仅有病例识别的作用，还能确认缺失的病例，因此提供了更加准确的发病率评估[18]。

据估计，1997 年世界各地每年新出生的先天性白内障儿童有 2 万 ~4 万人，每 10 000 人中有 1~4 人受该疾病影响[10]。在 5 岁以下儿童死亡率较高的低收入国家，先天性白内障的患病率高达 15/10 000，而其他国家约为 3/10 000[12]。先天性白内障和婴儿性白内障患病率与发病率的评估，受到该地区儿童的整体健康情况及儿童存活率、当地社会经济发展状况，以及当地检测早期生活视力和眼部异常的机构的密切影响。

2.2.2　先天性白内障盲的负担

儿童期视觉损伤（根据 WHO 分类规定，好眼视力差于 0.48logMAR 或 6/18Snellen）、严重视觉损伤（视力低于 1.0logMAR 或 6/60）和盲（视力低于 1.3logMAR 或 3/60），通过儿童期及其成人后的医疗和社会支持上的花费，及潜在的就业机会丧失，从而影响社会和个人。据估计，因白内障等晶状体相关疾病致盲的儿童比例约为 21%，是除眼底疾病外的第二大致盲疾病[17]。盲人学校中白内障学生占据较大比例（表 2.2），反映了在世界范围内，白内障导致视觉损伤的频率与病因比例。1997 年，儿童盲的比例为 15%[10]。随着维生素 A 的补充以及麻疹疫苗接种的成功实施，减少了角膜混浊给儿童视力带来的影响[7,17,38]，儿童白内障已成为儿童盲的主要病因。虽然我们缺乏确定儿童白内障与儿童盲实际占比的同期数据，但是我们相信，先天性白内障和婴儿性白内障是可预防儿童视觉损伤的最常见原因之一[11]。

表 2.2 先天性白内障是儿童盲的部分原因——区域统计[2,9,14,16,22,30,31,33,37]

区域	比例	区域	比例	区域	比例
孟加拉	33%	印度尼西亚	13%	北印度	10%
尼日利亚	30%	巴西	13%	埃塞俄比亚	9%
马来西亚	22%	肯尼亚,乌干达,马拉维,坦桑尼亚	11%	北欧	5%
中国	19%			英国	5%
伊朗	14%	俄罗斯	11%	美国	2%

2.3 自然病程

先天性白内障和婴儿性白内障如果发生以下情况,可能导致盲:

- 明显的晶状体混浊未予治疗
- 延迟治疗
- 复明手术失败而导致的形觉剥夺性弱视
- 同时存在其他可能导致视力损伤的眼部或系统性疾病
- 医源性损害,如术后继发青光眼(将会影响终身)

新生儿或者婴儿眼筛查机构以及保健服务机构通过对新生儿或者婴儿进行早期筛查并提供及时治疗和手术可阻止三分之一的双眼白内障儿童遭受视觉损伤。尽管如此,长期来看,可能仍然有三分之一的儿童还是会受到严重的视觉损伤或者盲[5],有些甚至是因为手术造成了损伤。

与双眼白内障患者相比,单眼白内障患儿术眼的视觉结果会更差。术后有三分之一至二分之一的儿童仍然有严重的视觉损伤,而术眼中度至重度的视觉损伤则是常见的术后结果[5]。

2.4 先天性白内障的病因学

流行病学方法可以帮助阐明先天性白内障的多种发病机制,通过流行病学观察研究能够发现病因,发病前的事件、条件以及特征。这些研究可以通过病例对照研究回顾性地比较先天性白内障患者和正常人的差异,可以分析先天性白内障患儿与正常婴儿的产前环境差异,还可以通过对发病前人群的观察,前瞻性地找出患儿与正常婴儿的差异,后一种方法(队列研究)在研究罕见疾病时通常难以实现。这些差异在于"抽样点",而不是方法学上内在的差异。

2.4.1 高收入国家的病因

单眼和双眼白内障的潜在病因是不同的。尽管随着基因检测方法的增多,越来越多的单基因疾病被识别出来[13],但是在工业化国家[29],遗传性疾病占据双眼白内障的一半,而仅占单眼白内障十分之一。双眼白内障也常常是一种非遗传性基因病,最常见于21三体综合征(唐氏综合征)[15,29],通过产前检查技术的进步能够减少该病患儿的出生[6]。对于绝大多数的单眼白内障病例(90%)与三分之一的双眼病例,其病因学是未知的(特发性疾病)(表2.3)[20,29]。目前研究已提出致病因素包括环境、感染与基因,并且很可能不止一个因素在发病中起作用。至今为止唯一的独立相关因素是低出生体重,出生体重小于1 500g的婴儿被诊断为双眼白内障的几率是正常出生体重婴儿的13倍(OR值为6.95%,置信区间为2.2~16.3)[26],单眼白内障和出生体重低于 2 500g 的患儿之间也有相似的关系。低出生体重是反映儿童健康与孕期环境的可靠指标,并且受到遗传与环境因素的影响,因此,在一定人群范围内,先天性白内障/婴儿期白内障与低出生体重之间的关系,和该疾病与五年死亡率之间的关系相一致。

表 2.3　高收入国家中先天性或婴儿期白内障的病因(按照发病率的降序排列)

I. 特发性白内障,伴或不伴有眼部疾病
II. 无系统性疾病的遗传性白内障
常染色体显性遗传,常染色体隐性遗传,或 X 连锁
III. 伴有系统性疾病的遗传性或基因突变性白内障(包括染色体疾病)
例如:21 三体综合征,眼脑肾综合征
IV. 产前生物或环境暴露
例如:产前风疹

改编自 Rahi 与 Dezateux[29]

现在发现,永存性胚胎血管(persistent fetal vasculature,PFV)与单眼白内障的共存现象比以往认为的还要普遍。PFV 是一种以眼内胎儿血管异常退化或凋亡为特征的疾病。由于 PFV 的一些特征可能只有在摘除白内障晶状体后才能被识别,因此,接受手术的儿童被报道出更高的 PFV 发生率。奥地利的一项前瞻性研究报告显示,31 名 0~15 岁接受白内障手术的单眼白内障儿童均患有不同程度的 PFV[23];最近的一项全国性流行病学研究发现,有超过一半的单眼白内障术中发现患者存在 PFV[35]。在未来的发展中,对发病机制的进一步了解可能会为特发性单眼先天性和婴儿白内障的病因提供线索。

2.4.2　全球模式

许多国家血清学和基因检测等临床水平欠佳,因此,无法明确这些地区中先天性和婴儿白内障的病因,但是对于疾病的可能诱因

是可知的。在工业化国家由于儿童免疫接种计划的成功开展[7,19],因宫腔感染而致的眼部发育损害已是先天性白内障的罕见病因,这些对全球儿童期白内障发生的控制有重要意义。在印度南部,五分之一的儿童白内障是由先天性风疹综合征引起的,此外,和工业化国家一样,印度南部绝大多数的儿童白内障发病原因是未知的[8]。遗传性疾病也是全球早期白内障的常见病因,在一些国家近亲结婚相对普遍,从而增加了白内障等先天性疾病的发病率[19]。

2.5　结局:预防白内障,预防盲

减少全球儿童白内障致盲负担已成为几个国际项目的目标,其中最大的一个项目是由 WHO 领导的国际多机构倡导的视觉 2020,其旨在通过有效的预防、治疗与康复来减少"可避免"的视觉损伤。目前已有证据表明,角膜疾病预防措施已经减少了儿童盲[38]。

同任何预防方案一样,预防由于先天性/婴儿期白内障导致的盲有三个目的:防止病变的发生(一级预防),防止已患病儿童盲(二级预防),防止白内障相关的盲给儿童的生活带来不利的影响(三级预防)。

2.5.1　预防白内障:一级预防

白内障致盲的一级预防主要涉及单基因遗传病史家庭的遗传咨询、21 三体综合征儿童的父母咨询与心理辅导,以及免疫接种从而减少孕产妇妊娠风疹感染的发生。随着下一代 DNA 测序技术的发展将会为许多目前尚未确定病因的疾病找到遗传学基础的证据,为未来的基因靶向疗法提供方向[13]。然而目前大多数先天性白内障的病因仍然未知,而且大多数病例又出现在无法广泛提供基因检测的国家,所以一级预防的范围是有

限的,以二级和三级预防为主。

2.5.2 预防白内障盲:二级预防

由于不可逆的形觉剥夺性弱视可以在几周内建立,因此,早期发现和早期治疗是预防先天性白内障盲的关键。

检测与诊断 虽然通过超声与 MRI 进行白内障产前诊断是可能的,但是没有证据证实白内障的产前影像学诊断的敏感性与特异性[4],因此,对视觉可见的白内障进行准确排查的最早时机是在产后。对白内障的检测是目前除了三个欧盟成员国外所有欧盟国家进行婴儿(0~4 个月)视力筛查项目的主要动因[34]。英国卫生部已经将红光反射检查正式纳入了新生儿和产后 6 周的婴儿健康检查中,体现了早期(出生最初几周)检查的重要性[24]。对于那些有阳性家族史,或有被诊断为与先天性白内障相关的系统性疾病的儿童,也可以由眼科检查来排除白内障。在没有婴儿视力或眼部异常筛查的国家,白内障的发现往往较晚,此时视力通常已受到损害[38],特别是那些父母对儿童视觉发育过程了解有限,或者难以获得医疗服务的儿童人群(表 2.4)。

表 2.4 先天性白内障及时诊断与有效管理的障碍

缺乏人群筛查计划
家庭、社区或初级保健医生缺乏紧急干预的意识
缺乏对保健从业者进行红光反射检查的培训
获取卫生服务的区域与经济障碍
家庭内部的资源竞争性需求(如男性儿童健康优先的次序)
缺乏正规培训的儿科眼科医生、斜视矫正师、验光师、麻醉师和护士
缺乏适当的三级保健中心或其他能够提供综合服务的中心
家庭、社区或护理从业者对术后视觉矫正、弱视治疗及术后并发症终生监测的必要性缺乏认识

改编自 2007 年 WHO[38]

治疗 适当和有效的手术干预和术后视力康复(屈光矫正和弱视压抑治疗)是十分必要的。WHO 建议在三级眼科保健中心进行手术干预,并在这些中心提供专门的儿童服务和术后随访,随访也可以由二级眼科保健中心进行(Courtright,2015)。在许多发达国家,通过标准化的练习、持续的审核和有针对性的手术培训来维持成人白内障手术的疗效,但这些过程在小儿白内障手术中很难进行。先天性白内障表型的异质性和广泛的相关系统性疾病都是实施手术标准化流程的障碍。另一个障碍是缺乏关于最佳治疗方案的共识,例如,IOL 在视觉康复中所起的作用,对出生几周内的手术时机决策,存在降低术后青光眼和增加严重弱视风险之间的平衡点问题,以及手术是否应该限定于三级及以上的医院团队等。即使在拥有很好的基础设施的情况下,例如能够维持多中心医疗网络的英国国家卫生服务局,这种保健服务上的缺陷仍旧存在。大多数低收入国家儿童眼科医生极其缺乏,这些国家几乎有三分之一的受训医生打算去国外工作[32]。与之相比,工业化国家相对情况较好,但是对于很多工业化国家而言,受过正规训练的儿童眼科医生数量仍然不足[19,38]。

2.5.3 三级预防

一旦患儿因白内障而出现视力损伤或盲,就需要尽量减少这一问题对患儿及其家庭的影响。可以采取多学科的方法来支持儿童的个体发展,包括提供持续的专业眼科支持、提供低视力保健,提供特殊的专业教育支持,以及住行相关的训练来协助他们的日常活动。先天性白内障患者的生活质量无法得到保障的部分原因是由于患者无法得到及时诊治,这些障碍还包括缺乏专业辅助训练师和资源。

2.6　总结

先天性/婴儿期白内障作为可治疗的疾病，是全世界五分之一儿童致盲的原因所在，是可避免的儿童视力障碍的重要原因。尽管研究方法不同，但来自高收入国家的少数群体研究数据显示了一些共识，该病每年新生儿发病率为(2~3)/10 000，18 岁以内的每年累计发病率则为(2~6)/10 000，在中、低等收入的国家，预计发病率会更高。世界各国发病率的不等反映了全球儿童的整体健康和生存状况，同时也反映了这些国家的社会经济发展状况和卫生基础设施情况。

流行病学研究加强了先天性白内障的管理，包括人群水平(如筛查和服务规划)和儿童水平(如预测和临床决策)。大多数病例的病因仍然未知，这使得二级预防(手术与视觉康复)、流行病学调查以及对二级预防措施的评估成为减轻儿童白内障致盲负担的关键。

（黄锦海　译　赵云娥　校）

参考文献

1. Ben-Shlomo Y, Kuh D. A life course approach to chronic disease epidemiology: conceptual models, empirical challenges and interdisciplinary perspectives. Int J Epidemiol. 2002;31(2):285–93.
2. Bhattacharjee H, Das K, Borah RR, Guha K, Gogate P, Purukayastha S, Gilbert C. Causes of childhood blindness in the northeastern states of India. Indian J Ophthalmol. 2008;56(6):495–9.
3. Bhatti TR, Dott M, Yoon PW, Moore CA, Gambrell D, Rasmussen SA. Descriptive epidemiology of infantile cataracts in metropolitan Atlanta, GA, 1968–1998. Arch Pediatr Adolesc Med. 2003;157(4):341–7.
4. Brohnstein M, Zimmer E, Gershoni-Baruch R. First- and second-trimester diagnosis of fetal ocular defects and associated anomalies: report of eight cases. Obstet Gynecol. 1991;77(3):443.
5. Chak M, Wade A, Rahi JS. Long-term visual acuity and its predictors after surgery for congenital cataract: findings of the British congenital cataract study. Invest Ophthalmol Vis Sci. 2006;47(10):4262–9.
6. Cocchi G, Gualdi S, Bower C, Halliday J, Jonsson B, Myrelid A, Mastroiacovo P, Amar E, Bakker MK, Correa A, Doray B, Melve KK, Koshnood B, Landau D, Mutchinick OM, Pierini A, Ritvanen A, Ruddock V, Scarano G, Sibbald B, Sipek A, Tenconi R, Tucker D, Anneren G. International trends of Down syndrome 1993–2004: births in relation to maternal age and terminations of pregnancies. Birth Defects Res A Clin Mol Teratol. 2010;88(6):474–9.
7. Courtright P, Hutchinson AK, Lewallen S. Visual impairment in children in middle- and lower-income countries. Arch Dis Child. 2011;96(12):1129–34.
8. Eckstein MB, Foster A, Gilbert CE. Causes of childhood blindness in Sri Lanka: results from children attending six schools for the blind. Br J Ophthalmol. 1995;79(7):633–6.
9. Ezegwui IR, Umeh RE, Ezepue UF. Causes of childhood blindness: results from schools for the blind in south eastern Nigeria. Br J Ophthalmol. 2003;87(1):20–3.
10. Foster A, Gilbert C, Rahi J. Epidemiology of cataract in childhood: a global perspective. J Cataract Refract Surg. 1997;23 Suppl 1:601–4.
11. Gilbert C, Foster A. Childhood blindness in the context of VISION 2020: the right to sight. Bull World Health Organ. 2001;79:227–32.
12. Gilbert CE, Anderton L, Dandona L, Foster A. Prevalence of visual impairment in children: a review of available data. Ophthalmic Epidemiol. 1999;6(1):73–82.
13. Gillespie RL, O'Sullivan J, Ashworth J, Bhaskar S, Williams S, Biswas S, Kehdi E, Ramsden SC, Clayton-Smith J, Black GC, Lloyd IC. Personalized diagnosis and management of congenital cataract by next-generation sequencing. Ophthalmology. 2014;121(11):2124–37.
14. Gogate P, Deshpande M, Sudrik S, Taras S, Kishore H, Gilbert C. Changing pattern of childhood blindness in Maharashtra, India. Br J Ophthalmol. 2007;91(1):8–12.
15. Haargaard B, Wohlfahrt J, Fledelius HC, Rosenberg T, Melbye M. A nationwide Danish study of 1027 cases of congenital/infantile cataracts: etiological and clinical classifications. Ophthalmology. 2004;111(12):2292–8.
16. Kello AB, Gilbert C. Causes of severe visual impairment and blindness in children in schools for the blind in Ethiopia. Br J Ophthalmol. 2003;87(5):526–30.
17. Kong L, Fry M, Al-Samarraie M, Gilbert C, Steinkuller PG. An update on progress and the changing epidemiology of causes of childhood blindness worldwide. JAAPOS. 2012;16(6):501–7.
18. Langmuir AD. The surveillance of communicable diseases of national importance. New Engl J Med. 1963;268:182–92.
19. Lenhart PD, Courtright P, Wilson ME, Lewallen S, Taylor DS, Ventura MC, Bowman R, Woodward L, Ditta LC, Kruger S, Haddad D, El SN, Rai SK, Bailey T, Lambert SR. Global challenges in the management of congenital cataract: proceedings of the 4th International Congenital Cataract Symposium held on March 7, 2014, New York, New York. JAAPOS.

2015;19(2):e1–8.

20. Lim Z, Rubab S, Chan YH, Levin AV. Pediatric cataract: the toronto experience -etiology. Am J Ophthalmol. 2010;149(6):887–92.

21. Magnusson G, Bizjajeva S, Haargaard B, Lundstrom M, Nystrom A, Tornqvist K. Congenital cataract screening in maternity wards is effective: evaluation of the Paediatric Cataract Register of Sweden. Acta Paediatr. 2013;102(3):263–7.

22. Muhit MA, Shah SP, Gilbert CE, Foster A. Causes of severe visual impairment and blindness in Bangladesh: a study of 1935 children. Br J Ophthalmol. 2007;91(8):1000–4.

23. Mullner-Eidenbock A, Amon M, Moser E, Klebermass N. Persistent fetal vasculature and minimal fetal vascular remnants. A frequent cause of unilateral congenital cataracts. Ophthalmology. 2004;111(5):906–13.

24. NHS UK National Screening Committee. Newborn and infant physical examination. 2008.

25. OCEBM Levels of Evidence Working Group. The Oxford 2011 levels of evidence. Oxford: Centre for Evidence-Based Medicine; 2011.

26. Prakalapakorn SG, Rasmussen SA, Lambert SR, Honein MA. Assessment of risk factors for infantile cataracts using a case–control study: National Birth Defects Prevention Study, 2000–2004. Ophthalmology. 2010;117(8):1500–5.

27. Rahi JS, Botting B. Ascertainment of children with congenital cataract through the National Congenital Anomaly System in England and Wales. Br J Ophthalmol. 2001;85(9):1049–51.

28. Rahi JS, Dezateux C. Capture-recapture analysis of ascertainment by active surveillance in the British Congenital Cataract Study. Invest Ophthalmol Vis Sci. 1999;40(1):236–9.

29. Rahi JS, Dezateux C. Congenital and infantile cataract in the United Kingdom: underlying or associated factors. British Congenital Cataract Interest Group. Invest Ophthalmol Vis Sci. 2000;41(8):2108–14.

30. Reddy SC, Tan BC. Causes of childhood blindness in Malaysia: results from a national study of blind school students. Int Ophthalmol. 2001;24(1):53–9.

31. Rosenberg T, Flage T, Hansen E, Riise R, Rudanko SL, Viggosson G, Tornqvist K. Incidence of registered visual impairment in the Nordic child population. Br J Ophthalmol. 1996;80(1):49–53.

32. Silvestri DM, Blevins M, Afzal AR, Andrews B, Derbew M, Kaur S, Mipando M, Mkony CA, Mwachaka PM, Ranjit N, Vermund S. Medical and nursing students' intentions to work abroad or in rural areas: a cross-sectional survey in Asia and Africa. Bull World Health Organ. 2014;92(10):750–9.

33. Sitorus RS, Abidin MS, Prihartono J. Causes and temporal trends of childhood blindness in Indonesia: study at schools for the blind in Java. Br J Ophthalmol. 2007;91(9):1109–13.

34. Sloot F, Hoeve HL, de Kroon ML, Goedegebure A, Carlton J, Griffiths HJ, Simonsz HJ. Inventory of current EU paediatric vision and hearing screening programmes. J Med Screen. 2015;22(2):55–64.

35. Solebo AL, Russell-Eggitt I, Cumberland PM, Rahi JS. Risks and outcomes associated with primary intraocular lens implantation in children under 2 years of age: the IoLunder2 cohort study. Br J Ophthalmol. 2015;99(11):1471–6. doi:10.1136/bjophthalmol-2014-306394.

36. Solebo AL, Russell-Eggitt I, Rahi JS. Accuracy of routine data on paediatric cataract in the UK compared to active surveillance: lessons from the IOLu2 study. Br J Ophthalmol. 2013;97(6):757–9.

37. Titiyal JS, Pal N, Murthy GV, Gupta SK, Tandon R, Vajpayee RB, Gilbert CE. Causes and temporal trends of blindness and severe visual impairment in children in schools for the blind in North India. Br J Ophthalmol. 2003;87(8):941–5.

38. World Health Organization 2007, Global initiative for the elimination of avoidable blindness: action plan 2006–2011. ISBN 978 92 4 159588 9. URL: http://www.who.int/blindness/Vision2020_report.pdf. Accessed Aug 2011.

第二部分

术前评估

3

第3章 分子遗传学在先天性白内障儿童中的评估作用

Rachel L. Gillespie and Graeme C. M. Black

3.1 晶状体的宏观结构与微观结构

脊椎动物的晶状体解剖结构主要分为三部分：晶状体核和皮质纤维，囊膜下晶状体上皮细胞层，晶状体囊袋。晶状体的95%以上由晶状体纤维细胞组成[1]，晶状体纤维高度规则，呈放射状紧密排列，这对于维持晶状体的透明和光线传导起到至关重要的作用[2]。晶状体纤维细胞呈长六面体结构，顶部与基底部为两个宽面，侧面为四个窄面，这有助于维持晶状体组织结构的完整性、应激反应和物质代谢。晶状体纤维之间有密集的纤维膜样突起，称作"微褶"，在晶状体产生调节和应激反应的过程中，能够将相邻细胞紧密连接到一起，以防止组织损伤、晶状体细胞形变和纤维结构紊乱[3]。上皮细胞层包绕在晶状体纤维层前表面，贴附于囊膜下方；上皮细胞基底膜具有机械、支撑、保护、营养、代谢和诱导分化等功能，对维持晶状体细胞及其蛋白内容物起着不可或缺的作用。它具有半透膜的性质，晶状体前表面为房水，后表面为房水和玻璃体，水、离子和营养物质通过扩散的方式跨过晶状体囊的半透膜[5]。对于晶状体细胞及其蛋白内容物非常重要[4]。

在发育早期的初级晶状体纤维，集中在晶状体结构的中央，即"胚胎核"中心，次级

晶状体纤维包绕着初级晶状体，通过有丝分裂向前后扩展至晶状体赤道部，终止于晶状体缝[6]，终生不断分化，分化速度随着年龄的增长逐渐减慢，从晶状体上皮的增殖分化区向晶状体中心迁移。在这种机制下，晶状体纤维的年龄可以根据其位置进行划分，老化的晶状体纤维更多地集中在核中央，近球心位置。细胞内的细胞器如线粒体及细胞核的折射率比细胞质高，由此会导致光线的散射，在晶状体形成的过程中，初级晶状体纤维细胞和次级晶状体纤维细胞的细胞器快速退化；同时在从外皮质到晶状体核的迁移过程中，所有的细胞器遵循末端分化机制退化消失[7,8]，因此在晶状体中心区产生了无细胞器区，与瞳孔区相对应。由于晶状体纤维细胞缺乏转化能力，每一个晶状体纤维细胞及蛋白的作用都是恒定的。

晶状体形成过程中，胚胎发育的任何一个环节被破坏，都可能导致一定程度的先天性的晶状体异常（表3.1），比较少见的发育异常包括形状改变（圆锥形晶状体、球形晶状体、晶状体缺损），位置改变（晶状体异位）、大小改变（小球形晶状体、无晶状体）。而白内障是最常见的晶状体病理改变。准确来说，晶状体的精确发育是眼前段结构正常发育的先决条件，晶状体退化会导致其无法为眼前节结构的形成过程提供分子信号[9,10]，或者结构支持[11]，在这种情形下，晶状体结构的

表 3.1　晶状体发育异常引起的晶状体畸形和眼球发育缺陷

	疾病	体征	受影响的结构	发病机制	相关基因
透明度	白内障	晶状体混浊	晶状体	蛋白错误折叠，变性和(或)溶解度降低	参见文献[12]
	Peter 异常	角膜和晶状体分离不完全	晶状体和角膜	晶状体囊泡与表面外胚层分离失败	PAX6,FOXC1,PITX2,CYP1B1,FOXE3,PAX6,MAF
形态	圆锥形晶状体	晶状体的前表面或者后表面圆锥形突起，可能导致局部白内障		可能会导致晶状体较薄的囊膜继发性缺损，通常与 PHPV 相关	COL4A3,COL4A5,COL4A5,TDRD7
	球形晶状体	晶状体前后径扩张，呈球形	晶状体		
	晶状体缺损	晶状体扇形或晶状体锯齿样缺损，相应部位可见晶状体混浊		悬韧带发育异常	众多 - 详见文献[13]
位置	晶状体异位	晶状体位置异常	晶状体和悬韧带	睫状小带微丝结构缺失——通常向薄弱的悬韧带相反的方向移位	ADAMTS4,ADAMTS10,FBN1,LTBP2
	晶状体不全脱位	晶状体部分位置异常			FBN1,LTBP2
	晶状体颤动	晶状体随着眼动 / 头位转动而颤动			
大小	小晶状体	晶状体体积过小	晶状体	晶状体发育过程中，表面外胚层与视泡异常接触	HMX1,LMXB1,RAB3GAP1
	小球形晶状体	晶状体呈球形，体积小	晶状体	晶状体新生血管发育过度表达或表达阻遏	LTBP2,ADAMTS17
	先天性无晶状体	晶状体缺如		外胚层组织诱导失败，无法形成晶状体板和晶状体泡	LTBP2,ADAMTS17
发育	眼前段发育不全	眼前段结构发育异常	眼前段的结构	由于分子信号传导失败和(或)晶状体发育为眼前段的其他结构受到阻碍，晶状体发育异常，通常导致白内障合并小晶状体、小角膜和(或)小眼球	FOXE3,PXDN,HMX1,PITX3,PAX6,OTX2,SIX6,VSX2,LTBP2,miR184,MAF,GJA8,CRYGD,CRYGC,CRYAA,CRYBB3,CRYBB2,CRYBB1,CRYBA4 详见文献[13]

PHPV：原始玻璃体增生

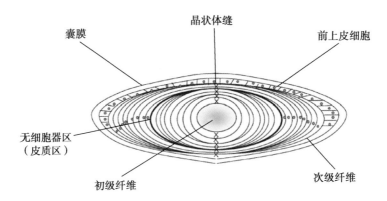

图 3.1 晶状体结构示意图

原始发育缺损会导致二级发育的异常，导致小角膜或者眼前段间充质发育不全（anterior segment mesenchymal dysgenesis，ASMD）。

3.2 晶状体透明性的形成和维持

在人体的所有组织中，晶状体蛋白质浓度最高，约占总干重的 38%[14]。蛋白质的浓度分布并不是一致的，核的蛋白质浓度高，折射率高，由中心到周边，蛋白质浓度呈阶梯状下降，折射率亦发生同样的改变，这有助于维持晶状体的椭圆体结构，并保证光线准确聚焦并穿透整个结构。晶状体细胞质包含高浓度的晶状体蛋白聚合物（约 0.2~0.4g/ml），晶状体蛋白呈多分散性，以高浓度短程立体形式存在，不随晶状体皮质区到核区蛋白质浓度的增高而改变[14]。这种特有的排列使晶状体保持高度浓缩，同时保持高水平的晶状体透明度和蛋白质稳定性。从而保证在缺少细胞转化、血液供应和神经作用的情况下维持这些蛋白质的稳定性。人类晶状体蛋白主要包括两大家族：β- 晶状体蛋白超家族、γ- 晶状体蛋白超家族作为结构蛋白；α- 晶状体蛋白超家族，既作为结构蛋白，又起分子伴侣作用；就分子伴侣而言，α- 晶状体蛋白能够识别并捕捉具有凝集倾向的蛋白，其进一步变性和聚集，减少光线的散射，增加透光性[15]。

脊椎动物晶状体的珠丝结构参与构成晶状体纤维细胞的细胞骨架，对维持晶状体的透明度至关重要。有研究表明珠丝状结构通过提供一个细胞骨架，来维持晶状体蛋白稳定性，从而优化蛋白的监护功能[16]。在晶状体调节的过程中会产生机械应力，珠丝作为一种特有的晶状体纤维细胞中间丝，有助于维持压力下晶状体组织结构的完整性[17]。在人类晶状体细胞，珠丝蛋白由 BFSP1（晶状体丝蛋白）和 BFSP2（晶状体蛋白）聚合而成[18]。

晶状体并非是一个被动的组织。晶状体细胞器退化会导致晶状体纤维细胞生理功能改变——无法产生能量和替换损坏的蛋白质，因此维持晶状体的稳态是非常重要的。在晶状体内，存在一个特有的内部微循环系统为整个晶状体提供必要的营养素，同时维持细胞容量，保持组织结构完整性。脊椎动物的晶状体依赖于周围组织来提供营养物质，房水在晶状体的前表面，基础功能是为晶状体提供葡萄糖、氨基酸等营养物质，也有报道认为前部晶状体上皮细胞是通过主动转运的方式吸收这些离子和分子，然后通过扩散作用进入晶状体纤维细胞[19]。晶状体连接蛋白在晶状体纤维细胞膜表达，组成了晶状体的缝隙连接通道，微循环电流在这一通道中传导。缝隙连接蛋白构建组成了细胞内通路，建立了晶状体上皮细胞与中心成熟纤维细胞之间的连接，负责前部晶状体上皮细胞间电偶连接[20]并参与晶状体纤维组织的营养和离子的代谢循环，排出代谢废物[21]。细胞膜通道包含晶状体上皮细胞的水通道蛋白1（AQP1）[22]和纤维细胞的主要固有蛋白（MIP）[23]，水循环在膜通道进行。葡萄糖的无氧代谢分解是晶状体维持生长和稳态的主要能量来源。从房水中摄取葡萄糖，由葡萄糖转运蛋白（GLUT1在晶状体上皮细胞内）介导，在整个晶状体内循环流通。晶状体纤维细胞膜内含高度饱和的胆固醇，故细胞膜的双层结构可产生纯胆固醇区域[24]，用于维持细胞膜的平滑和物理性能，来保持晶状体的透明度，防止光线散射[25,26]。基因疾病或治疗因素抑制胆固醇的生物合成会导致白内障[27]。从这一角度看，胆固醇在维持晶状体透明度中发挥重要作用。

如表3.2所示，晶状体蛋白功能的破坏可能导致白内障和其他严重的发育异常。表3.3介绍了晶状体的结构组成以及晶状体透明性形成和保持的机制。

3.3 小儿白内障的构成和发生机制是什么?

当晶状体蛋白的短程秩序或高度有序的细胞组织被破坏时，晶状体蛋白质密度发生波动，蛋白质浓度产生区域分布差异，造成晶状体混浊[28]。在分子水平上，蛋白质错误折叠、失衡或溶解度下降，导致蛋白质聚集、相互作用改变，同样会引起晶状体混浊。晶状体的稳态机制或者生理环境发生改变可能间接的影响晶状体蛋白，导致白内障发生。

α晶状体蛋白可以识别并隔离部分或完全展开的蛋白质，从而防止其累积聚集[29]。当损伤的发生速度超过了分子伴侣—α晶体蛋白可以控制的范围，就会发生蛋白质的聚合[28]。异常的蛋白质折叠会加快白内障的发展。当蛋白质的损伤只是随着年龄的增长

逐步积累时，分子伴侣的这一功能足以终生维持晶状体的透明。然而一方面任何一种高表达的晶状体蛋白的基因突变都会导致蛋白质损伤的快速累积，超过分子伴侣监护系统的可控范围[30]。另一方面，突变会导致α晶体蛋白部分或全部丢失分子伴侣的功能，导致损伤的晶状体蛋白质聚集[31]。在晶状体皮质中，由蛋白质损伤积累引起的生理压力会阻碍新生纤维细胞向成熟纤维细胞的分化[32]。因此，晶状体蛋白改变会导致异常的蛋白折叠，这对于晶状体发育危害很大，会导致晶体蛋白改变引起白内障，也会引起眼前段发育缺陷，如：小晶状体、小眼球及小角膜(图3.2)。

蛋白质未发生错误折叠的情况下也会发生白内障。在晶状体纤维中存在高浓度稳定的可溶性晶状体蛋白，他们高度有序紧密规则的排列，从而保证蛋白质的均匀分布[28]。晶状体蛋白的大小差异很大，以多分散和短程有序的方式存在。为了保证蛋白均匀分布，晶状体蛋白质表面的电荷互相排斥[33]，晶状体蛋白的改变导致蛋白表面电荷改变，交互作用改变、溶解度降低，超过α晶状体蛋白分子伴侣作用的能力范围[34,35]。这种改变破坏了正常的蛋白质短程有序的序列，随之导致高、低浓度蛋白共同存在。由于蛋白质含量高的区域折射率高于蛋白质含量低的区域，从而引起光线散射，产生类似于晶体混浊导致的散射效果[36]。

3.4 小儿白内障的病因和遗传基础是什么?

3.4.1 发病率和流行病学

英国的一项统计显示先天性白内障在新生儿中的发病率为0.01%，在儿童中的发病率增加至0.035%[37]，先天性白内障和儿童白内障发病率全球统计结果为：在发

表3.2 非综合征先天性白内障相关的晶状体蛋白功能、典型遗传方式及表型

蛋白	基因位点	遗传方式	功能	已报道晶状体形态学改变	并发症
FOXE3	1p32	AD/AR	叉头框-转录因子与晶状体形态学特征、视泡闭合及视皮层表皮层的分离相关	蓝点状	小眼球、硬化性角膜、小角膜、视乳头缺损、虹膜发育不良、Peter异常、青光眼、无晶状体眼
EPHA2	1p36.13	AD/AR	肝配蛋白受体	核性、皮质性、后极性	永存性胚胎血管
GJA8	1q21.1	AD/AR	小分子与离子转运相关的缝隙连接蛋白	核性、完全性、粉尘状、Y-缝性、弥漫性、绕核性	小角膜、青光眼、近视
CRYGD	2q33.3	AD	细胞骨架蛋白	点状进展性、珊瑚状、核性、绕核性、蓝点状、前极性、后极性	小角膜
PXDN	2p25.3	AR	编码过氧蛋白，在细胞黏附于ECM中起作用	—	小眼球、小角膜、硬化性角膜、发育性青光眼、ASD房间隔缺损
CRYGC	2q33.3	AD	晶状体细胞质结构蛋白	粉状、核性、绕核性	小眼球、小角膜、青光眼、虹膜萎缩、角膜混浊、近视
CRYGB	2q33.3	AD	晶状体细胞质结构蛋白	前极性、绕核性白内障	—
CRYBA2	2q35	AD	晶状体细胞质结构蛋白	多点性	近视、青光眼、瞳孔偏位
FYCO1	3p21.31	AR	自噬体运输	核性	—
BFSP2	3q22.1	AD/AR	与BFSP1联合形成串珠丝结构，形成细胞特异性骨架蛋白，在机械外力作用下保持组织完整性	皮质性、核性、Y-缝性、绕核性	近视
CRYGS	3q27.3	AD	晶状体细胞质结构蛋白	皮质进展性、缝性、绕核性、核性	—
VIM	10p13	AD	中间丝蛋白，将珠丝纤维与晶状体纤维细胞膜连接在一起	粉尘状	—
PITX3	10q25	AD/AR	垂体同源盒基因3，以FOXE3（叉头框转录因子）为靶目标的同源盒转录因子参与晶状体纤维细胞的增殖和分化以及晶状体蛋白表达的调控	渐进性、后极性、后囊下性	ASMD、小眼球、小角膜、角膜硬化、Peter异常

续表

蛋白	基因位点	遗传方式	功能	已报道晶状体形态学改变	并发症
PAX6	11p13	AD	含眼球发育转录因子的配对盒基因,包括晶状体发育分化,晶状体基因表达调节		无虹膜,虹膜与黄斑中心凹发育不良,角膜异常,青光眼
CRYAB	11q23.1	AD	晶状体细胞质结构蛋白,分子伴侣,细胞稳态(视网膜),细胞死亡调节,多跨膜转运蛋白折叠,细胞骨架重塑,Z 盘支撑(骨骼肌)	核性,后极性,绕核性	肌原纤维病变,心肌病
MIP	12q13	AD	晶状体纤维膜通道蛋白,与 LIM2 形成转运复合体	蓝点状,绕核性,点状,缝性,完全性,后极性	近视
GJA3	13q12.11	AD	小分子与离子转运相关的缝隙连接蛋白	核性,粉尘状,后极性,完全性,皮质性,绕核性,珊瑚状,点状	—
OTX2	14q22.3	AD	同源盒转录因子,参与胚胎头部形成,脑发育,晶状体形态和视网膜视杆细胞分化		小眼球,视网膜营养不良
SIX6	14q23.1	AR	同源盒与 SIX 结构域,包含各转录因子,参与脑结构,晶状体诱导,晶状体细胞增殖,分化和发育的调节		小眼球
VSX2	14q24.3	AR	同源框转录因子,在眼部发育过程中参与细胞增殖,和神经视网膜的发育和维持		小眼球,无眼球和虹膜缺损
LTBP2	14q24.3	AR	确切功能未知,但是在小梁网和睫状突中高度表达		先天性青光眼球形晶状体,晶状体异位
MiR184	15q25.1	AD	与角膜的发育系统有关,在晶状体中的作用未知	前极性	角膜内皮营养不良,基质变薄,圆锥角膜,虹膜发育不良
HSF4	16q21	AD/AR	热休克转录因子;在晶状体生长发育的过程中调节成纤维细胞生长因子,γ 晶状体蛋白,珠丝纤维的表达	皮质性,完全性,绕核性,缝性,核性	—

续表

蛋白	基因位点	遗传方式	功能	已报道晶状体形态学改变	并发症
MAF	16q23.2	AD	bZIP-结构域转录因子,参与晶状体纤维细胞分化和晶状体蛋白表达调控	核性,蓝点状,绕核性,粉尘状,后极性	Peter异常,近视,小角膜,虹膜缺损
CRYBA1	17q11.2	AD	晶状体细胞质结构蛋白	核性,绕核性,粉状,缝性,皮质性	—
LIM2	19q13.4	AR	与MIP联合作用在成熟的晶状体纤维细胞中形成紧密连接	皮质性,缝性	—
BFSP1	20p12.1	AD/AR	与BFSP2联合形成串珠丝结构,形成细胞特异性骨架蛋白,为分子伴侣提供蛋白支架,在机械外力作用下保持组织完整性	皮质进展性,核性	—
CRYAA	21q22.3	AD/AR	晶状体细胞质结构蛋白和分子伴侣	核性,后极性,前极性,缝性,盘状膜样	小角膜,虹膜缺损,青光眼,角膜混浊
CRYBB3	22q11.23	AD/AR	晶状体细胞质结构蛋白	核性,皮质性	小角膜
CRYBB2	22q11.23	AD	晶状体细胞质结构蛋白和海马神经元网络功能	后囊膜下性,蓝点状,完全性,核性,盘状膜样,绕核性,多形进展性	青光眼,小角膜
CRYBB1	22q12.1	AD/AR	晶状体细胞质结构蛋白	核性,粉尘性,皮质进展性	青光眼,小角膜
CRYBA4	22q12.1	AD	晶状体细胞质结构蛋白	核性,绕核性	小角膜,小眼球

表 3.3　晶状体的结构组成和透明性的影响因素总结

		功能	关键基因、蛋白和（或）分子
结构组成	纤维细胞	晶状体结构 >95% 由纤维细胞组成，保持晶状体的透明度和完整性	FGF, BMP, Wnt/PCP, TGF 信号通路晶状体蛋白，HSF3, PAX6, PITX3, PROX1, SOX1, SOX2 and C-MAF
	晶状体上皮细胞	次级纤维细胞的增殖，分化和附属物，从房水中吸收营养物质以保持稳态平衡	Wnt / Notch 信号，钙黏蛋白 E, FOXE3, AP2α, PROX1, SOX1, C-MAF, YAP1
	晶状体囊	从房水和玻璃体液中吸收水、离子和营养物质含量，为组织提供结构 / 机械支持	整联蛋白，IV 型胶原蛋白，XVIII 型胶原蛋白，层粘连蛋白，纤连接蛋白，基质金属蛋白酶
	微褶	将邻近的纤维细胞交锁在一起，以保持结构完整性，防止晶状体在调节过程中的损坏	胆固醇
		机制	
透明的特点（结构）	细胞器退化	细胞器的折射率比晶状体细胞的细胞质更高，导致光线散射。细胞器的降解与晶状体纤维终末分化同步，因此在晶状体的中心，形成 OFZ 区，与瞳孔区对应	色氨酸，脱氧核糖核酸酶 IIβ，钙蛋白激酶
	蛋白质聚集	极高浓度晶状体蛋白在晶状体细胞质中央区以高密度、短程立体形式存在，晶状体蛋白浓度在中央区比周边区高，以维持其椭圆体的形态	晶状体蛋白
	珠丝纤维	构建细胞骨架，可能提供蛋白质分子伴侣功能的支架	珠丝结构蛋白 1，珠丝结构蛋白 2，α- 晶状体蛋白，波形蛋白
	分子伴侣	在蛋白质转换缺失、小的热休克蛋白、α- 晶状体蛋白缺乏的情况下，通过识别并结合变性蛋白，防止其进一步变性和聚集	CRYAA, CRYAB（α- 晶状体蛋白）
结构与稳态	油脂和胆固醇	晶状体纤维细胞膜的成分是高度饱和的胆固醇和鞘脂类，维持细胞膜光滑，提高细胞对过度饱和胆固醇在调节过程中的稳定性并维持晶状体纤维的生理、物理功能以及自身稳态	神经鞘磷脂，胆固醇

续表

透明的特点	结构与稳态	黏附连接	黏附连接蛋白在晶状体上皮细胞和纤维细胞膜中表达,可能参与保持晶状体发育过程中纤维结构的稳定性,MIP 和 LIM2 也被认为可以形成复杂的连接,是晶状体的独特功能,在晶状体细胞器的消除和纤维成熟中发挥重要作用	钙黏蛋白 N,钙黏蛋白 E,主要内源性蛋白,LIM2
		晶状体囊	围绕在晶状体周围的基底膜在调节时改变晶状体曲率,促进细胞迁移,分化和存活,保护晶状体不受免疫系统的攻击,并通过被动转运参与代谢产物的交换	同上
		GAP 连接蛋白(缝隙连接蛋白)	相邻细胞中的缝隙连接蛋白相互嵌入形成连接通道,运输晶状体生长发育及维持所需要的离子和小分子物质	GJA8(连接蛋白 50),GJA3(连接蛋白 46),GJA1(连接蛋白 43)
	稳态	水通道	细胞膜膜通道是晶状体水循环所必要的通道	水通道蛋白 1,主要内源性蛋白
		无氧糖解(anaerobic glycolysis)	从房水中吸收葡萄糖由葡萄糖转运蛋白 1 介导,在晶状体上皮细胞高度表达。葡萄糖无氧代谢分解是晶状体生长和维持的主要能量来源	SLC2A1(葡萄糖转运蛋白 1),SLC2A3(葡萄糖转运蛋白 3)

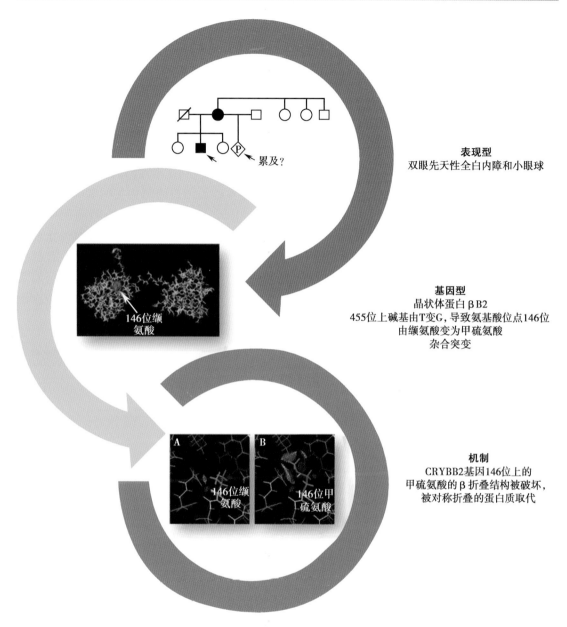

表现型
双眼先天性全白内障和小眼球

基因型
晶状体蛋白 β B2
455 位上碱基由 T 变 G，导致氨基酸位点 146 位
由缬氨酸变为甲硫氨酸
杂合突变

机制
CRYBB2 基因 146 位上的
甲硫氨酸的 β 折叠结构被破坏，
被对称折叠的蛋白质取代

图 3.2　通过蛋白质建模来评估变异的病原学机制：在一个常染色体显性遗传先天性白内障合并小眼球家系发现了一个对 CRYBB2 蛋白结构有高危影响的突变

达国家为 0.01%~0.06%，而发展中国家为 0.05%~0.15%[38]，由此可见先天性白内障是儿童群体中可治愈盲中首要致病原因。儿童白内障的病因包括外伤，孕妇弓形体病（弓形虫、风疹、巨细胞病毒、单纯疱疹和梅毒）感染（占病例 1%），宫内暴露于药物或辐射等。儿童白内障的很大一部分是由于遗传变异或突变引起的，在大多数情况下遵循孟德尔定律。虽然绝大多数单眼白内障病例为特发性白内障，但双眼白内障中约有 25%~50% 的先天性和儿童白内障可以找到遗传学依据[40,41]。这一数据显然是被低估的，因为一部分特发病例可能存在新的显性或隐性突变[42]。遗传性白内障主要分为四种

类型:①独立的或非综合征性白内障。②合并其他晶状体异常的白内障。③系统疾病相关性白内障。④先天性代谢异常导致的白内障。

3.4.2 遗传病因学

遗传性儿童白内障的病因有:染色体重新排列(Jamieson et al.,2007),三体综合征[Down(21 三体综合征即落日综合征),Patau(13 三体综合征),Edwards syndromes(18 三体,即爱德华综合征)],复发性缺失(5p,18q,18p);三核苷酸重复疾病(如强直性肌营养不良症[43]);线粒体疾病(如由 MTCO1 导致的细胞色素 C 氧化酶缺乏[44]),杂合性缺失(如

神经纤维瘤病 2 型[45]),染色体微重复 / 丢失[46,47]。白内障最常见的病因依然是单核苷酸变异。错义突变,单核苷酸碱基突变导致氨基酸序列改变,是导致儿童白内障的主要原因。由于错义突变对于其编辑的蛋白质功能的影响并不是绝对的,在缺乏实验证据的情况下很难确定其致病性[48]。遗传异质性使得先天性和儿童性白内障病因更加复杂化,与各种类型白内障相关的基因突变已超过 100 个。遗传性儿童白内障病例中非综合征性白内障约占 70%[39],目前为止已发现大约 25 个相关基因(表 3.2)。还有部分基因与以白内障为早期表现的综合征有关(表 3.4)[49]。在此,表型不明、重叠和复杂因

表 3.4 全身系统疾病合并先天性白内障

	综合征	临床表现	基因名称
肾/泌尿生殖系统	Peters-plus 综合征	CC	B3GALTL
		角膜混浊	
		房间隔缺损 ASD	
		面裂	
		短指症	
		身材矮小	
		Rhizomelia 征(近端肢体短)	
		尿道下裂	
		肾盂积水	
		肾输尿管重复畸形	
	小头 - 小颌 - 并趾综合征(Smith-Lemli-Opitz syndrome)	白内障	DHCR7
		小头畸形	
		学习困难	
		肌张力减退	
		隐睾症	
		尿道下裂	
		肾脏发育不全	
		肾囊肿	

	综合征	临床表现	基因名称
肾/泌尿生殖系统	眼脑肾综合征（Lowe syndrome）	CC	OCRL1
		小眼球	
		青光眼	
		听觉丧失	
		身材矮小	
		隐睾症	
		近端肾小管酸中毒	
		肾 Fanconi 综合征	
		关节活动过度	
中枢神经系统	Warburg- MICRO 综合征	CC	RAB3GAP1
		小头畸形	RAB3GAP2
		小眼球	RAB18
		小角膜	TBC1D20
		视神经萎缩	
		皮质发育不良	
		重度精神发育迟滞	
		痉挛型双瘫（spastic diplegia）	
		性腺机能减退	
	马尔慈奥夫综合征（Martsolf syndrome）	CC	RAB3GAP2
		小眼球	
		短头畸形/小头畸形	
		重度精神发育迟滞	
		隐睾症	
		身材矮小	
	遗传性共济失调综合征（Marinesco-Sjogren syndrome）	CC	SIL1
		小头畸形	
		身材矮小	
		严重肌病/肌张力减退	
		骨骼畸形	
		肌无力/萎缩	
		心理/精神发育迟滞	
		小脑共济失调	
		痉挛状态	
		小脑萎缩	

	综合征	临床表现	基因名称
中枢神经系统	大脑 - 眼 - 颜面 - 骨骼综合征(cerebro-oculo-facialskeletal，COFS)	白内障	ERCC6
		小眼球	
		小头畸形	
		小颌畸形	
		关节挛缩症	
		脊柱后侧凸	
		挛缩	
		精神发育迟滞	
		运动发育缺失	
		小脑发育不全	
	Hallermann-Streiff 综合征	白内障	GJA1
		小眼畸形	
		虹膜缺损	
		短头畸形	
		小头畸形	
		舟状头	
		高腭穹	
		薄嘴唇	
		牙齿畸形	
		复发性肺部感染	
		隐睾	
		骨骼畸形(颅骨、脊柱、四肢和手)	
		毛细血管扩张	
		少毛症	
		强直 - 阵挛性发作	
下颌骨眼面综合征	Nance Horan 综合征	先天性白内障(男性)	NHS
		轻度缝性混浊(女性)	
		小角膜	
		小眼球	
		大前倾耳廓	
		高挺鼻	
		"螺丝刀"形状的门齿	
		锥形前臼齿和臼齿	
		行为问题	
		自闭症	

续表

	综合征	临床表现	基因名称
下颌骨眼面综合征	Brancio-oculo-facial 综合征（腮眼面畸形）	白内障	TFAP2A
		小眼球	
		虹膜缺损和 / 或视网膜缺损	
		小头畸形	
		小颌畸形	
		外耳畸形	
		面裂	
		肾缺如	
		肾囊肿	
		骨骼异常（颅骨，脊柱，手）	
		皮肤过敏和囊肿	
		精神发育迟滞	
		小脑发育不全	
	科凯恩综合征（Cockayne syndrome）	白内障	ERCC8
		视神经萎缩	ERCC6
		角膜混浊	
		延迟生齿和异常	
		心律失常和高血压	
		肝脾肿大	
		皮肤光过敏	
		精神发育迟滞	
		癫痫	
		大脑萎缩	
		共济失调	
皮肤	指甲 - 髌骨综合征（nail-patella syndrome）	白内障	LMX1B
		小角膜	
		圆锥角膜	
		腭裂	
		胸骨发育不全	
		脊柱侧凸	
		骨骼畸形	
		指甲发育异常 / 缓慢 / 缺失	
		肌肉发育不全	

续表

	综合征	临床表现	基因名称
皮肤	沃纳综合征（Werner syndrome）	白内障	RECQL2
		视网膜变性	
		短/矮壮的身材	
		鹰钩鼻	
		硬皮病样皮肤	
		皮下钙化	
		皮肤溃疡	
		骨肉瘤	
	椎点状骨骺发育不良（rhizomelic chondroplasia punctata）	CC	PEX7
		神经性耳聋	AGPS
		腭裂	GNPAT
		小头畸形	
		椎骨冠状裂	
		脊柱后侧凸	
		挛缩	
		肢根型肢体缩短	
		鱼鳞病	
		癫痫	
		精神发育迟滞	
骨骼	斯蒂克勒综合征（Stickler syndrome）	白内障	COL2A1
		视网膜脱离	COL11A1
		神经性耳聋	
		脊柱侧凸	
		驼背	
		扁椎骨	
		细长指	
		关节病	
	山梨糖醇脱氢酶缺乏症（craniolenticulosutural dysplasia）	白内障	SEC23A
		视神经萎缩	
		巨头畸形伴额叶肿物	
		轻度面部先天畸形	
		出牙延迟	
		隐睾症	

续表

	综合征	临床表现	基因名称
骨骼	山梨糖醇脱氢酶缺乏症（craniolenticulosutural dysplasia）	关节松脱	SEC23A
		骨量减少	
		脊柱侧凸	
		颅骨骨化	
		发质脆 / 粗 / 稀疏	
	高胱氨酸尿症（homocystinuria）	白内障	CBS
		晶状体脱位	
		高上颚	
		多齿	
		心血管疾病	
		脊柱侧后凸	
		细长指	
		色素减少(皮肤和毛发)	
		癫痫	
		精神发育迟滞	
		行为问题	
新陈代谢	半乳糖血症（galactosaemia）	白内障	GALT
		肝(脾)大	
		肝功能减退和肝硬化	
		发育停滞	
		精神发育迟滞(如果未予治疗)	
		溶血性贫血	
	脑腱黄瘤病（cerebrotendinous xanthomatosis）	幼年性白内障	CYP27A1
		小儿慢性腹泻	
		肌腱黄色瘤	
		早熟性动脉粥样硬化	
		神经功能退化	
		周围神经病变	

素会影响疾病诊断和鉴别。

通常根据白内障的形态和位置来预测可能的突变基因。然而并没有一种白内障表型明确与某个特定的基因有关。事实上有研究表明同样的基因突变在不同的家族中可以表现出不同的形态(表型异质性);相反的,也有研究报道同一基因的不同位点突变可以产生相同的形态学改变(基因异质性)[50,51]。白内障的致病突变也可以表现出不同特征(例如具有相同遗传变异的个体呈现出不同严重程度的疾病)[52,53]。而对于一些白内障综合征,特定的白内障形态有助于综合征的诊断。例如,非常罕见的油滴样白内障形态提示与代谢紊乱及半乳糖血症[54]密切相关,而白色的"向日葵"白内障与肝豆状核变性(Wilson病)有关[55]。

3.4.2.1　非综合征性白内障的遗传病因

非综合征型先天性白内障最常见的遗传方式为常染色体显性遗传,具有很高的外显率。常染色体隐性遗传在近亲婚配群体中更为常见,虽然并不仅限于该群体。目前发现的基因多数与晶状体蛋白有关,大多数致病性突变直接导致蛋白质构象、稳定性和(或)溶解性的改变(表 3.2),其他突变影响纤维细胞分化或组织结构,细胞或细胞膜的完整性,或溶质、水和 / 或营养运输。此外,如果一个基因突变严重损害了晶状体的生长和发育,使它可能无法组建为前房的一部分[56]。这样,晶状体发育的中断会导致其他眼部结构的畸形,因此白内障可以伴随着其他的眼部发育缺陷。常染色体显性遗传性白内障通常合并小眼球、小角膜和眼前段间质发育不全(anterior segment mesenchymal dysgenesis, ASMD)[41]。

从历史上看,由于技术和费用的限制,基因突变引起的白内障是逐步在家族性白内障中发现的。因此基因突变频率很难确定。目前认为多达 50% 的儿童白内障是由晶状体蛋白基因突变所致[41],且大多数报道为非同义错义突变,以显性抑制方式表现。在已知的 13 组在人类晶状体中表达的晶状体蛋白基因中,目前已表明有 12 组与白内障相关:CRYAA、CRYAB、CRYBA1、CRYBA2、CRYBA4、CRYBB1、CRYBB2、CRYBB3、CRYGB、CRYGC、CRYGD 以及 CRYGS。变性晶状体蛋白的累积阻碍纤维细胞[32]的分化,进而影响晶状体的生长发育。因此,晶状体蛋白的突变除了引起白内障,还往往与小晶状体,小眼畸形和小角膜有关。CRYAB 也是唯一一种在晶状体外有实质水平表达的晶状体蛋白,目前已经证实它在心脏,视网膜,大脑和横纹肌均有表达。相应地,也有报道 CRYAB 基因突变引起心肌病或肌原纤维变性,伴或不伴白内障[57~60]。目前已发现许多晶状体特异性连接蛋白基因突变,GJA8、GJA3 突变估计是第二大儿童遗传性白内障致病因素。与晶状体蛋白突变一样,连接蛋白突变也被认为是显性抑制方式。由于晶状体微循环系统的丧失,晶状体中心钙的积聚而引起的核性白内障经常与连接蛋白突变有关[61]。目前已知转录因子如 PAX6、FOXE3、PITX3 和 MAF 的突变会导致先天性白内障合并眼前段缺陷,这也表明了基因突变的多样性。

3.4.2.2　综合征性白内障的遗传病因

综合征性白内障是一个以白内障为主要表现的广泛的遗传性多系统疾病的总称(表3.4);每一种都非常罕见但会成为终身的健康负担。儿童白内障患者归属于疾病综合征的总体比例为 11.4%~15% 之间[41,62];唐氏综合征是最常见的原因[39]。与非综合征型白内障相对的,综合征型白内障有一些 X 连锁和大量隐性致病因素。X 连锁相关的白内障包括 Nance Horan 综合征和 Lowe 综合征。在每一个病例中,男性半合子有白内障和眼外表现,而女性携带者仅有 Y 字缝(NHS)或轮辐状(OCRL)晶状体混浊——因为仅一部分晶状体纤维细胞在因 X 染色体活化发生里昂化作用时受到影响[63]。

3.5　遗传性白内障儿童目前的护理途径是什么？

先天性和儿童白内障的诊断和治疗十分重要但依然面临困境。目前由于对手术时机、技术和术后康复的影响有了更深入的了解，以及对白内障患儿的视觉系统和视觉发育的潜伏和敏感期的了解增加，儿童白内障术后可获得更好的视觉效果[64,65]。虽然及时检查发现白内障是护理这些病人的一个重要方面，确定这些孩子晶状体混浊的准确病因也是同样重要的。然而这仍然具有挑战性。而且由于医疗机构缺乏标准化的儿童白内障护理路径，这项工作常常受到阻碍。

首先，需要做一个完整的眼科及全身检查以区分亚型（即非综合征型与综合征型）。标准的儿科检查包括 TORCH 筛查，血液检查（如全血细胞计数、甲状腺和肝功能检测，血钙检测）、通过尿液中还原性物质评价半乳糖和葡萄糖含量，检测染色体畸变和染色体核型分析。众多研究都对这种测试的有效性提出质疑，尤其 TORCH 的筛查一再被证明是不可靠的、重复性差、错误率高，而且价格昂贵、阳性率低[66-70]。以大样本量为基础的研究均证实此方法的诊断率较低；一项对 1 027 名丹麦儿童的研究发现，50% 的双眼白内障病因不明[39]。英国的一项对 248 名白内障儿童的研究，同样发现 61% 的儿童白内障为特发性[37]。

初步的眼科检查，采集详细的家族史以及产前、围产期及产后健康状态，遗传学家可进一步评估[71]。鉴于大量的潜在病因可能导致先天性或儿童白内障[49]，要获得精确诊断除了需要眼科学和遗传学，还需要许多复杂的医学专业的辅助，包括畸形学，神经学，代谢，和骨科等[64]。临床上可以进行大量的诊断研究，以确定生理、血液或代谢原因。除了表型识别，更专业的诊断检测可辅助或证实临床诊断如阵列比较基因组杂交（aCGH）、荧光原位杂交（FISH）、血浆固醇分析或基因的筛选。系统性检查如磁共振成像（MRI）可用于帮助判断解剖特征、神经和骨骼异常，但很难用于确诊。传统的诊断途径如图 3.3 所示。

传统的基因检测可以在临床诊断的基础上作为一种确认诊断的手段[49]。临床研究的结果可用来建立有关潜在疾病的假说，并直接对单个或少数相关基因进行基因检测。然而极端表型异质性和遗传异质性条件下，如婴幼儿白内障，难以采用 Sanger 测序[72]诊断。Sanger 测序在近 30 年一直是遗传病诊断的主流手段。畸形及发展迟缓婴幼儿表型不明确和 / 或复杂性，导致基因与表型相关性较弱，阻碍了疾病的诊断，尤其是对于疑似非综合征性白内障患儿。传统测序的产量低是这种诊断方法发展的一个额外限制，特别是由于实用性和分析缺陷，导致该方法无法普及。

3.6　遗传性的儿童白内障如何使用基因组医学方法诊断？

2005 年出现的新一代 DNA 测序（NGS）具有革命性意义[74,75]，它使整个基因组序列的内容可以在一个单一的实验中分析。随着化学和生物信息学方法的快速发展，意味着 NGS 测序是一个可以产生数以千计的平行测序反应的强大并且相对廉价的技术。实现了在减少核苷酸基础成本价（与标准的 Sanger 排序方法相比）的前提下，准确、快速地筛选大量的 DNA，创建一种用于人类疾病诊断的新模式。这些先进的测序技术对人类遗传的影响不可低估，尤其在证明人类单基因遗传病的诊断方面。无论疾病识别、非典型 / 复

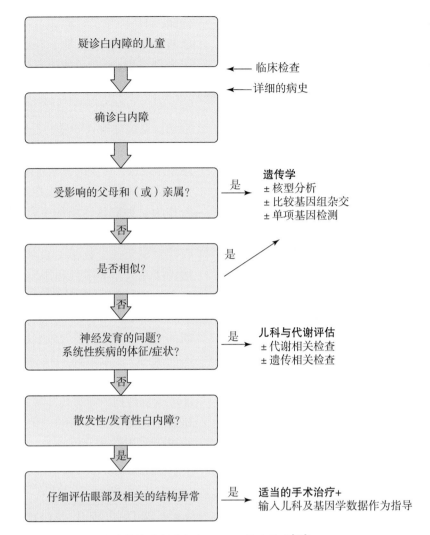

图 3.3　儿童白内障传统诊断途径（Gillespie 等人修改[73]）

杂的表型和可疑的遗传方式,都可以通过这些技术方法诊断,为患者及其家庭提供了遗传检测的机会。根据实验室设置(即临床诊断和研究实验室),遗传检测有以下方法:

(i)"针对性"NGS 策略。

相较最初的全基因组测序的费用,发展选择性捕获感兴趣的基因组区域测序为一种折中的办法;它减少了排序、数据输出、数据存储需求和总成本,是诊断人类疾病的一个更可持续的常规方法[76,77]。这种有针对性的方法包括:

(a)针对疾病的基因芯片:只针对感兴趣的基因组区域,如与特定疾病相关的基因、表型特征或发育通路。测序分析产生疾病的相关信息,极大地方便了数据采集和减少意外发现的危险性。

(b)全基因组外显子测序(WES):蛋白质编码基因约占整个人类基因组的 2%,目前认为这些编码区的基因变异占为遗传性病例的 85%。WES 是诊断遗传疾病和识别新疾病基因的有力手段[78]。WES 可以识别出数万种质量信息过滤后的变异。实验设计和数据过滤的战略方法可以极大地帮助改变优先级[79]。基于家族史、假定的遗传模式和实验室检测的 WES 策略可以减少可预测的变异，在某些情况下可达到 95%[79]。然而，这种全面的分析带有偶然发现的可能性，增加了分析、报告和结果交付的复杂性。将生物信息学分析限制在与患者表型相关的基因的子集上，有可能抵消 WES 分析的缺陷。

（ii）全基因组测序（WGS）。

毫无疑问，这是对人类单基因病的原因最全面和公正的方法。WGS 不同于基于"捕获"的方法，这些容易出现偏差和失误。WGS 的优点是，编码和非编码的变种在同一试验检测。然而对基因组中非编码成分如转录增强子和剪接调控元件的理解[80]，以及它们相对于表型变异对基因表达的影响，仍处于初级阶段。因此，数据的解释仍然具有挑战性，而显著的缺点还是考虑到其费用和数据管理和存储的实用性。使用 WGS 在描绘遗传易感性和非遗传易感性基因座在异质性疾病中扮演的角色[81]及其潜在的临床应用日益明显[82~84]。

婴幼儿白内障的二代测序方法已被证明是非常成功的。有研究使用一种疾病靶向平台方法，聚焦在 115 个基因序列与所有形式的婴幼儿白内障的相关性（非综合征型、症状型和代谢型），实现了约 75% 的总提取率[73]。这项研究表明，以白内障为靶向的 NGS 能够准确有效识别已知的、罕见的、和新的变异相关综合征和非综合征形式的疾病。有趣的是，在许多情况下，基因的发现揭示了意想不到的、罕见的综合征，说明该方法的临床实用性[73]。其他的研究已经使用 WES 的"虚拟面板"的方法与突变的检出率从 36%~50%，差异可能在患者选择标准的变化，在患者队列的大小差异，几乎可以肯定 NGS 分析选定的基因数量和变化[85~87]。无论采用何种方法，基因组学在小儿白内障诊断中的应用已显示出相当大的功率。在早期诊断采用 NGS 可以提高治疗和改善患者预后。通过个性化的基因组学方法来实现分级医疗。在一系列

患者中，白内障定向的 NGS 将阐明潜在的生化缺陷导致的白内障。这部分人可接受预防性治疗（Gillespie et al., 2015）（图 3.4）。

3.7　儿童白内障精确分子诊断的益处是什么？

各项研究预示着眼科基因组学时代的到来。对遗传性眼病突变基础的进一步了解提供了深入的分子机制，简化了临床护理，扩大了遗传检测的机会，并改善了患者的预后。明确婴幼儿白内障的病因并划分各种亚型，因此：

- 精练临床工作的推论。
- 允许对遗传模式进行阐述，允许对家庭成员和未来怀孕进行准确的风险估计。
- 提供更准确的预后，尤其对神经退行性疾病尤其重要，如 Warburg-MICRO 综合征。

定义一个综合征可以指导疾病特异性的监控和管理，并可能对治疗有指导意义，例如马凡氏综合征[88]的氯沙坦治疗。对于特殊类型先天性和儿童期白内障患者，及时识别白内障的确切变异可能更为关键。白内障可能是一些罕见的代谢疾病，早期可接受预防性治疗或饮食管理。这种情况可能与复杂的发育和 / 或多系统特征相联系，这些特征很难定义，或者直到老年以后才能显现出来。例如：在 GLUT1 缺乏患者中[89]避免葡萄糖饮食；半乳糖血症[90]患者避免乳糖饮食；脑腱黄瘤病[91]采用鹅去氧胆酸治疗。NGS 已被证明能高效、准确地诊断疾病，使疾病早期干预成为可能[73]。

精确的遗传突变的鉴定有利于准确的遗传咨询，掌握患者家庭疾病信息并为后续诊断治疗提供支持[92,93]。基因组时代的这种"包罗万象"的测序方法使基因检测适用于更多的病人，并正给被测试者中的大部分人带来积极的结果。值得注意的是，知情协议

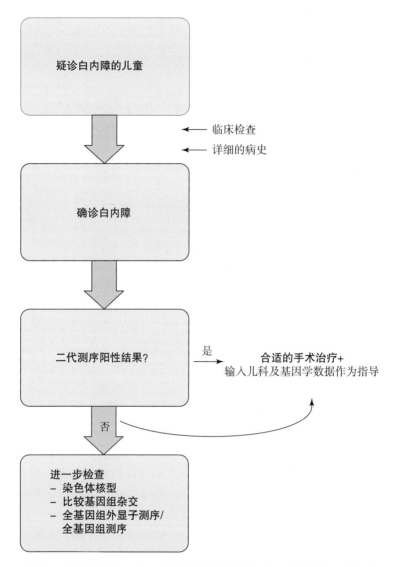

图 3.4 最新提出的小儿白内障诊断流程；结合新一代测序（NGS）作为一线诊断方式，创建一个比传统诊断更加高效的方法（图 3.3）（Gillespie 等人改进[73]）

有一定的变化，有效的测试后咨询非常关键。遗传性儿童白内障患者的分子诊断也具有相当的研究效益，可以更好地了解基因与健康及疾病中的蛋白质的作用。增加已知的破坏性和耐受性基因突变体在白内障基因的频谱有利于划定新的突变为致病性或良性，从而有助于临床数据的解释[48]。增加筛选已知的基因突变患者的数量，可以更好的定义临床表型，更好描述非典型疾病的表现和复杂性。同时可以更深入了解白内障和发育相关的疾病，并促进新的治疗方法的发展[94~96]。

眼科 - 儿童先天性白内障的特殊护理提供了一个强有力的方式阐明有效利用表型数据和基因组信息，解释眼球发育及疾病的分子机制及通路[97,98]。有利于患者个性化护理的疾病分层诊疗促进了该领域的研究，这有助于提高个性化医疗的水平。有目标定向的 NGS 诊断异质性眼疾病的方式迅速被大众所接受,包括儿童白内障,是一个典型的利用基因组信息指导病人护理和治疗的例子[73]。

（赵银莹 译　黄锦海 校）

参考文献

1. Bassnett S, Shi Y, Vrensen GF. Biological glass: structural determinants of eye lens transparency. Philos Trans R Soc Lond B Biol Sci. 2011;366(1568):1250–64. Epub 2011/03/16.
2. Shi Y, Barton K, De Maria A, Petrash JM, Shiels A, Bassnett S. The stratified syncytium of the vertebrate lens. J Cell Sci. 2009;122(Pt 10):1607–15. Epub 2009/04/30.
3. Blankenship T, Bradshaw L, Shibata B, Fitzgerald P. Structural specializations emerging late in mouse lens fiber cell differentiation. Invest Ophthalmol Vis Sci. 2007;48(7):3269–76. Epub 2007/06/27.
4. Danysh BP, Duncan MK. The lens capsule. Exp Eye Res. 2009;88(2):151–64. Epub 2008/09/09.
5. Dahm R, van Marle J, Quinlan RA, Prescott AR, Vrensen GF. Homeostasis in the vertebrate lens: mechanisms of solute exchange. Philos Trans R Soc Lond B Biol Sci. 2011;366(1568):1265–77. Epub 2011/03/16.
6. Lovicu FJ, McAvoy JW. Growth factor regulation of lens development. Dev Biol. 2005;280(1):1–14. Epub 2005/03/16.
7. Bassnett S. On the mechanism of organelle degradation in the vertebrate lens. Exp Eye Res. 2009;88(2):133–9. Epub 2008/10/09.
8. Vrensen GF, Graw J, De Wolf A. Nuclear breakdown during terminal differentiation of primary lens fibres in mice: a transmission electron microscopic study. Exp Eye Res. 1991;52(6):647–59. Epub 1991/06/01.
9. Thut CJ, Rountree RB, Hwa M, Kingsley DM. A large-scale in situ screen provides molecular evidence for the induction of eye anterior segment structures by the developing lens. Dev Biol. 2001;231(1):63–76.
10. Zhao SL, Chen Q, Hung FC, Overbeek PA. BMP signaling is required for development of the ciliary body. Development. 2002;129(19):4435–42.
11. Idrees F, Vaideanu D, Fraser SG, Sowden JC, Khaw PT. A review of anterior segment dysgeneses. Surv Ophthalmol. 2006;51(3):213–31. Epub 2006/04/29.
12. Shiels A, Hejtmancik JF. Genetics of human cataract. Clin Genet. 2013;84(2):120–7. Epub 2013/05/08.
13. Williamson KA, FitzPatrick DR. The genetic architecture of microphthalmia, anophthalmia and coloboma. Eur J Med Genet. 2014;57(8):369–80. Epub 2014/05/27.
14. Delaye M, Tardieu A. Short-range order of crystallin proteins accounts for eye lens transparency. Nature. 1983;302(5907):415–7. Epub 1983/03/06.
15. Horwitz J, Emmons T, Takemoto L. The ability of lens alpha crystallin to protect against heat-induced aggregation is age-dependent. Curr Eye Res. 1992;11(8):817–22. Epub 1992/08/01.
16. Song S, Landsbury A, Dahm R, Liu Y, Zhang Q, Quinlan RA. Functions of the intermediate filament cytoskeleton in the eye lens. J Clin Invest. 2009;119(7):1837–48. Epub 2009/07/10.
17. Kim S, Coulombe PA. Intermediate filament scaffolds fulfill mechanical, organizational, and signaling functions in the cytoplasm. Genes Dev. 2007;21(13):1581–97.
18. Carter JM, Hutcheson AM, Quinlan RA. In vitro studies on the assembly properties of the lens proteins CP49, CP115: coassembly with alpha-crystallin but not with vimentin. Exp Eye Res. 1995;60(2):181–92. Epub 1995/02/01.
19. Mathias RT, Kistler J, Donaldson P. The lens circulation. J Membr Biol. 2007;216(1):1–16. Epub 2007/06/15.
20. Rae JL, Kuszak JR. The electrical coupling of epithelium and fibers in the frog lens. Exp Eye Res. 1983;36(3):317–26. Epub 1983/03/01.
21. Piatigorsky J. Intracellular ions, protein metabolism, and cataract formation. Curr Top Eye Res. 1980;3:1–39. Epub 1980/01/01.
22. Patil RV, Saito I, Yang X, Wax MB. Expression of aquaporins in the rat ocular tissue. Exp Eye Res. 1997;64(2):203–9. Epub 1997/02/01.
23. Varadaraj K, Kushmerick C, Baldo GJ, Bassnett S, Shiels A, Mathias RT. The role of MIP in lens fiber cell membrane transport. J Membr Biol. 1999;170(3):191–203. Epub 1999/08/12.
24. Jacob RF, Cenedella RJ, Mason RP. Direct evidence for immiscible cholesterol domains in human ocular lens fiber cell plasma membranes. J Biol Chem. 1999;274(44):31613–8. Epub 1999/10/26.
25. Plesnar E, Subczynski WK, Pasenkiewicz-Gierula M. Saturation with cholesterol increases vertical order and smoothes the surface of the phosphatidylcholine bilayer: a molecular simulation study. Biochim Biophys Acta. 2012;1818(3):520–9. Epub 2011/11/09.
26. Subczynski WK, Raguz M, Widomska J, Mainali L, Konovalov A. Functions of cholesterol and the cholesterol bilayer domain specific to the fiber-cell plasma membrane of the eye lens. J Membr Biol. 2012;245(1):51–68. Epub 2011/12/31.
27. de Vries AC, Cohen LH. Different effects of the hypolipidemic drugs pravastatin and lovastatin on the cholesterol biosynthesis of the human ocular lens in organ culture and on the cholesterol content of the rat lens in vivo. Biochim Biophys Acta. 1993;1167(1):63–9. Epub 1993/03/17.
28. Bloemendal H, de Jong W, Jaenicke R, Lubsen NH, Slingsby C, Tardieu A. Ageing and vision: structure, stability and function of lens crystallins. Prog Biophys Mol Biol. 2004;86(3):407–85. Epub 2004/08/11.
29. Horwitz J. Alpha-crystallin can function as a molecular chaperone. Proc Natl Acad Sci U S A. 1992;89(21):10449–53. Epub 1992/11/01.

30. Csermely P. A nonconventional role of molecular chaperones: involvement in the cytoarchitecture. News Physiol Sci Int J Physiol Prod Jointly Int Union Physiol Sci Am Physiol Soc. 2001;16:123–6. Epub 2001/07/10.

31. Derham BK, Harding JJ. Alpha-crystallin as a molecular chaperone. Prog Retin Eye Res. 1999;18(4):463–509. Epub 1999/04/27.

32. Sandilands A, Hutcheson AM, Long HA, Prescott AR, Vrensen G, Loster J, et al. Altered aggregation properties of mutant gamma-crystallins cause inherited cataract. EMBO J. 2002;21(22):6005–14. Epub 2002/11/12.

33. Veretout F, Delaye M, Tardieu A. Molecular basis of eye lens transparency. Osmotic pressure and X-ray analysis of alpha-crystallin solutions. J Mol Biol. 1989;205(4):713–28. Epub 1989/02/20.

34. Heon E, Priston M, Schorderet DF, Billingsley GD, Girard PO, Lubsen N, et al. The gamma-crystallins and human cataracts: a puzzle made clearer. Am J Hum Genet. 1999;65(5):1261–7. Epub 1999/10/16.

35. Kmoch S, Brynda J, Asfaw B, Bezouska K, Novak P, Rezacova P, et al. Link between a novel human gammaD-crystallin allele and a unique cataract phenotype explained by protein crystallography. Hum Mol Genet. 2000;9(12):1779–86. Epub 2000/08/01.

36. Moreau KL, King JA. Protein misfolding and aggregation in cataract disease and prospects for prevention. Trends Mol Med. 2012;18(5):273–82. Epub 2012/04/24.

37. Rahi JS, Dezateux C. British Congenital Cataract Interest G. Measuring and interpreting the incidence of congenital ocular anomalies: lessons from a national study of congenital cataract in the UK. Invest Ophthalmol Vis Sci. 2001;42(7):1444–8. Epub 2001/05/31.

38. Apple DJ, Ram J, Foster A, Peng Q. Elimination of cataract blindness: a global perspective entering the new millenium. Surv Ophthalmol. 2000;45 Suppl 1:S1–196. Epub 2001/04/09.

39. Haargaard B, Wohlfahrt J, Fledelius HC, Rosenberg T, Melbye M. A nationwide Danish study of 1027 cases of congenital/infantile cataracts: etiological and clinical classifications. Ophthalmology. 2004;111(12):2292–8. Epub 2004/12/08.

40. Francis PJ, Moore AT. Genetics of childhood cataract. Curr Opin Ophthalmol. 2004;15(1):10–5. Epub 2004/01/27.

41. Hejtmancik JF. Congenital cataracts and their molecular genetics. Semin Cell Dev Biol. 2008;19(2):134–49. Epub 2007/11/24.

42. Wirth MG, Russell-Eggitt IM, Craig JE, Elder JE, Mackey DA. Aetiology of congenital and paediatric cataract in an Australian population. Br J Ophthalmol. 2002;86(7):782–6. Epub 2002/06/27.

43. Voermans NC, Erasmus CE, Ockeloen CW, van Engelen BG, Eggink CA. Primary cataract as a key to recognition of myotonic dystrophy type 1. Eur J Ophthalmol. 2015. Epub 2015/02/07.

44. Debray FG, Seneca S, Gonce M, Vancampenhaut K, Bianchi E, Boemer F, et al. Mitochondrial encephalomyopathy with cytochrome c oxidase deficiency caused by a novel mutation in the MTCO1 gene. Mitochondrion. 2014;17:101–5. Epub 2014/06/24.

45. Evans DG, Huson SM, Donnai D, Neary W, Blair V, Newton V, et al. A genetic study of type 2 neurofibromatosis in the United Kingdom. II. Guidelines for genetic counselling. J Med Genet. 1992;29(12):847–52. Epub 1992/12/01.

46. Cordovez JA, Capasso J, Lingao MD, Sadagopan KA, Spaeth GL, Wasserman BN, et al. Ocular manifestations of 22q11.2 microduplication. Ophthalmology. 2014;121(1):392–8. Epub 2013/08/27.

47. Martinez-Frias ML, Ocejo-Vinyals JG, Arteaga R, Martinez-Fernandez ML, Macdonald A, Perez-Belmonte E, et al. Interstitial deletion 14q22.3-q23.2: genotype-phenotype correlation. Am J Med Genet A. 2014;164A(3):639–47. Epub 2013/12/21.

48. MacArthur DG, Manolio TA, Dimmock DP, Rehm HL, Shendure J, Abecasis GR, et al. Guidelines for investigating causality of sequence variants in human disease. Nature. 2014;508(7497):469–76. Epub 2014/04/25.

49. Trumler AA. Evaluation of pediatric cataracts and systemic disorders. Curr Opin Ophthalmol. 2011;22(5):365–79. Epub 2011/08/13.

50. Ionides A, Francis P, Berry V, Mackay D, Bhattacharya S, Shiels A, et al. Clinical and genetic heterogeneity in autosomal dominant cataract. Br J Ophthalmol. 1999;83(7):802–8. Epub 1999/06/25.

51. Deng H, Yuan LM. Molecular genetics of congenital nuclear cataract. Eur J Med Genet. 2014;57(2–3):113–22.

52. Eiberg H, Lund AM, Warburg M, Rosenberg T. Assignment of congenital cataract Volkmann type (CCV) to chromosome 1p36. Hum Genet. 1995;96(1):33–8. Epub 1995/07/01.

53. Burdon KP, McKay JD, Sale MM, Russell-Eggitt IM, Mackey DA, Wirth MG, et al. Mutations in a novel gene, NHS, cause the pleiotropic effects of Nance-Horan syndrome, including severe congenital cataract, dental anomalies, and mental retardation. Am J Hum Genet. 2003;73(5):1120–30. Epub 2003/10/18.

54. Wijburg MT, Wenniger-Prick LJ, Bosch AM, Visser G, Bams-Mengerink A. Bilateral cataract in childhood years: always an indication for screening on a metabolic disorder. Nederlands tijdschrift voor geneeskunde. 2008;152(11):632–6. Epub 2008/04/16. Bilateraal cataract op de kinderleeftijd: altijd een indicatie voor aanvullend onderzoek naar stofwisselingsziekten.

55. Cairns JE, Williams HP, Walshe JM. "Sunflower cataract" in Wilson's disease. Br Med J. 1969;3(5662):95–6. Epub 1969/07/12.

56. Kuszak JR, Zoltoski RK, Sivertson C. Fibre cell organization in crystalline lenses. Exp Eye Res. 2004;78(3):673–87. Epub 2004/04/27.

57. Vicart P, Caron A, Guicheney P, Li Z, Prevost MC, Faure A, et al. A missense mutation in the alphaB-crystallin chaperone gene causes a desmin-related myopathy. Nat Genet. 1998;20(1):92–5. Epub 1998/09/10.

58. Selcen D, Engel AG. Myofibrillar myopathy caused

by novel dominant negative alpha B-crystallin mutations. Ann Neurol. 2003;54(6):804–10. Epub 2003/12/19.

59. Inagaki N, Hayashi T, Arimura T, Koga Y, Takahashi M, Shibata H, et al. Alpha B-crystallin mutation in dilated cardiomyopathy. Biochem Biophys Res Commun. 2006;342(2):379–86. Epub 2006/02/18.

60. van der Smagt JJ, Vink A, Kirkels JH, Nelen M, ter Heide H, Molenschot MM, et al. Congenital posterior pole cataract and adult onset dilating cardiomyopathy: expanding the phenotype of alphaB-crystallinopathies. Clin Genet. 2014;85(4):381–5. Epub 2013/04/18.

61. Gao J, Sun X, Martinez-Wittinghan FJ, Gong X, White TW, Mathias RT. Connections between connexins, calcium, and cataracts in the lens. J Gen Physiol. 2004;124(4):289–300. Epub 2004/09/29.

62. Lim Z, Rubab S, Chan YH, Levin AV. Pediatric cataract: the Toronto experience-etiology. Am J Ophthalmol. 2010;149(6):887–92. Epub 2010/05/01.

63. Lyon MF. Gene action in the X-chromosome of the mouse (Mus musculus L.). Nature. 1961;190:372–3. Epub 1961/04/22.

64. Lloyd IC, Goss-Sampson M, Jeffrey BG, Kriss A, Russell-Eggitt I, Taylor D. Neonatal cataract: aetiology, pathogenesis and management. Eye. 1992;6(Pt 2):184–96. Epub 1992/01/01.

65. Chan WH, Biswas S, Ashworth JL, Lloyd IC. Congenital and infantile cataract: aetiology and management. Eur J Pediatr. 2012;171(4):625–30. Epub 2012/03/03.

66. Abdel-Fattah SA, Bhat A, Illanes S, Bartha JL, Carrington D. TORCH test for fetal medicine indications: only CMV is necessary in the United Kingdom. Prenat Diagn. 2005;25(11):1028–31. Epub 2005/10/19.

67. Garland SM, Gilbert GL. Investigation of congenital infection–the TORCH screen is not a legitimate test. Paediatric Infectious Diseases Group of the Australasian Society for Infectious Diseases. Med J Aust. 1993;159(5):346–8. Epub 1993/09/06.

68. Khan NA, Kazzi SN. Yield and costs of screening growth-retarded infants for torch infections. Am J Perinatol. 2000;17(3):131–5. Epub 2000/09/30.

69. Yamamoto R, Ishii K, Shimada M, Hayashi S, Hidaka N, Nakayama M, et al. Significance of maternal screening for toxoplasmosis, rubella, cytomegalovirus and herpes simplex virus infection in cases of fetal growth restriction. J Obstet Gynaecol Res. 2013;39(3):653–7. Epub 2012/10/31.

70. van der Weiden S, de Jong EP, Te Pas AB, Middeldorp JM, Vossen AC, Rijken M, et al. Is routine TORCH screening and urine CMV culture warranted in small for gestational age neonates? Early Hum Dev. 2011;87(2):103–7. Epub 2010/12/15.

71. Lloyd IC, Ashworth J, Biswas S, Abadi RV. Advances in the management of congenital and infantile cataract. Eye. 2007;21(10):1301–9. Epub 2007/10/05.

72. Sanger F, Nicklen S, Coulson AR. DNA sequencing with chain-terminating inhibitors. Proc Natl Acad Sci U S A. 1977;74(12):5463–7. Epub 1977/12/01.

73. Gillespie RL, O'Sullivan J, Ashworth J, Bhaskar S, Williams S, Biswas S, et al. Personalized diagnosis and management of congenital cataract by next-generation sequencing. Ophthalmology. 2014;121(11): 2124–37.e1–2. Epub 2014/08/26.

74. Shendure J, Porreca GJ, Reppas NB, Lin X, McCutcheon JP, Rosenbaum AM, et al. Accurate multiplex polony sequencing of an evolved bacterial genome. Science. 2005;309(5741):1728–32. Epub 2005/08/06.

75. Margulies M, Egholm M, Altman WE, Attiya S, Bader JS, Bemben LA, et al. Genome sequencing in microfabricated high-density picolitre reactors. Nature. 2005;437(7057):376–80. Epub 2005/08/02.

76. Rehm HL. Disease-targeted sequencing: a cornerstone in the clinic. Nat Rev Genet. 2013;14(4):295–300.

77. Mamanova L, Coffey AJ, Scott CE, Kozarewa I, Turner EH, Kumar A, et al. Target-enrichment strategies for next-generation sequencing. Nat Methods. 2010;7(2):111–8. Epub 2010/01/30.

78. Bamshad MJ, Ng SB, Bigham AW, Tabor HK, Emond MJ, Nickerson DA, et al. Exome sequencing as a tool for Mendelian disease gene discovery. Nat Rev Genet. 2011;12(11):745–55. Epub 2011/09/29.

79. Gilissen C, Hoischen A, Brunner HG, Veltman JA. Disease gene identification strategies for exome sequencing. Eur J Hum Genet EJHG. 2012;20(5):490–7. Epub 2012/01/20.

80. Patwardhan RP, Hiatt JB, Witten DM, Kim MJ, Smith RP, May D, et al. Massively parallel functional dissection of mammalian enhancers in vivo. Nat Biotechnol. 2012;30(3):265–70. Epub 2012/03/01.

81. Yuen RK, Thiruvahindrapuram B, Merico D, Walker S, Tammimies K, Hoang N, et al. Whole-genome sequencing of quartet families with autism spectrum disorder. Nat Med. 2015;21(2):185–91. Epub 2015/01/27.

82. Feero WG, Guttmacher AE. Genomics, personalized medicine, and pediatrics. Acad Pediatr. 2014;14(1): 14–22. Epub 2013/12/29.

83. Balasubramanian S. Decoding genomes. Biochem Soc Trans. 2015;43(1):1–5. Epub 2015/01/27.

84. Drmanac R, Peters BA, Church GM, Reid CA, Xu X. Accurate whole genome sequencing as the ultimate genetic test. Clin Chem. 2015;61(1):305–6. Epub 2014/12/07.

85. Reis LM, Tyler RC, Muheisen S, Raggio V, Salviati L, Han DP, et al. Whole exome sequencing in dominant cataract identifies a new causative factor, CRYBA2, and a variety of novel alleles in known genes. Hum Genet. 2013;132(7):761–70. Epub 2013/03/20.

86. Mackay DS, Bennett TM, Culican SM, Shiels A. Exome sequencing identifies novel and recurrent mutations in GJA8 and CRYGD associated with inherited cataract. Hum Genomics. 2014;8(1):19. Epub 2014/11/19.

87. Prokudin I, Simons C, Grigg JR, Storen R, Kumar V, Phua ZY, et al. Exome sequencing in developmental eye disease leads to identification of causal variants in GJA8, CRYGC, PAX6 and CYP1B1. Eur J Hum Genet EJHG. 2014;22(7):907–15. Epub 2013/11/28.

88. Lacro RV, Dietz HC, Wruck LM, Bradley TJ, Colan SD, Devereux RB, et al. Rationale and design of a randomized clinical trial of beta-blocker therapy

(atenolol) versus angiotensin II receptor blocker therapy (losartan) in individuals with Marfan syndrome. Am Heart J. 2007;154(4):624–31. Epub 2007/09/26.

89. Klepper J. GLUT1 deficiency syndrome in clinical practice. Epilepsy Res. 2012;100(3):272–7. Epub 2011/03/09.

90. Hudson FP, Ireland JT, Ockenden BG, White-Jones RH. Diagnosis and treatment of galactosaemia. Br Med J. 1954;1(4856):242–5. Epub 1954/01/30.

91. Kuriyama M, Tokimura Y, Fujiyama J, Utatsu Y, Osame M. Treatment of cerebrotendinous xanthomatosis: effects of chenodeoxycholic acid, pravastatin, and combined use. J Neurol Sci. 1994;125(1):22–8. Epub 1994/08/01.

92. Mezer E, Babul-Hirji R, Wise R, Chipman M, DaSilva L, Rowell M, et al. Attitudes regarding predictive testing for retinitis pigmentosa. Ophthalmic Genet. 2007;28(1):9–15. Epub 2007/04/25.

93. Clarke AJ. Managing the ethical challenges of next-generation sequencing in genomic medicine. Br Med Bull. 2014;111(1):17–30. Epub 2014/08/15.

94. Gong B, Zhang LY, Lam DS, Pang CP, Yam GH. Sodium 4-phenylbutyrate ameliorates the effects of cataract-causing mutant gammaD-crystallin in cultured cells. Mol Vis. 2010;16:997–1003. Epub 2010/06/26.

95. Goulet DR, Knee KM, King JA. Inhibition of unfolding and aggregation of lens protein human gamma D crystallin by sodium citrate. Exp Eye Res. 2011;93(4):371–81. Epub 2011/05/24.

96. Knee KM, Goulet DR, Zhang J, Chen B, Chiu W, King JA. The group II chaperonin Mm-Cpn binds and refolds human gammaD crystallin. Protein Sci Publ Protein Soc. 2011;20(1):30–41. Epub 2010/10/29.

97. Gillespie RL, Hall G, Black GC. Genetic testing for inherited ocular disease: delivering on the promise at last? Clin Experiment Ophthalmol. 2014;42(1):65–77. Epub 2013/07/13.

98. Gillespie RL, Lloyd IC, Black GC. The use of autozygosity mapping and next-generation sequencing in understanding anterior segment defects caused by an abnormal development of the lens. Hum Hered. 2014;77(1-4):118–37. Epub 2014/07/26.

第4章 先天性白内障的形态学特征

4

David G. Morrison

4.1 概述

了解白内障的形态和表现有助于先天性白内障的诊断和处理。较小的晶状体混浊对视力的影响不明显,仅需要定期随访,而晶状体完全混浊可能迫切需要手术摘除。晶状体混浊的形态和位置可为全身系统性疾病或代谢紊乱的诊断提供线索,其中一个主要的判定点涉及晶状体病理学变化的单/双侧性。通常情况下,单眼白内障是特发性的,不需要全身系统的诊断检查。双眼白内障通常认为是由遗传、代谢或感染等病因引起;然而,特发性病例相当常见[1]。没有已知遗传谱系的双眼白内障则需要全身系统的评估。

4.2 通过组织胚胎学定义白内障的形态学特征

第3章中已经对晶状体的发育进行了深入的讨论,人类的晶状体大约在妊娠的第三周开始形成,表皮外胚层内陷进入视凹形成晶状体泡,晶状体泡内的细胞增生形成一个球体。随后,前部的上皮细胞不断增殖和伸长形成晶状体纤维,并沉积在胚胎核周围形成胎儿核。这些细胞间的连接形成 Y 字缝用以区分胚胎核的前部和后部。前 Y 字缝面向上,而后 Y 字缝倒置。位于前后 Y 字缝之间的部分在出生后被定义为晶状体核。胎儿出生后,尤其在婴幼儿早期,晶状体上皮继续生长发育,形成晶状体皮质[2,3]。结合晶状体胚胎发育特性的相关知识,有可能估算出白内障形成的时期;然而,晶状体混浊的表现存在很大的变异性。核性混浊多在眼球发育的早期形成,而板层或皮质的改变则多见于后期对晶状体的损害。由于眼球的持续发育依赖于胚胎组织间复杂的交互作用,许多先天性核性白内障患儿的眼球小于正常的眼球[4]。

一些学者提出了不同的分类方法来描述先天性白内障[5-7]。出于本项工作的目的,我们根据晶状体混浊发生的主要部位来定义白内障的形态。这种分类方法将先天性白内障分为全白内障、晶状体前部混浊(前极白内障,前部晶状体圆锥)、扇形/部分性白内障(绕核性白内障,缝性白内障,核性白内障,皮质性白内障包括弥漫性晶状体混浊如斑点状或油滴状白内障)、后部白内障(后极白内障,后囊下白内障,后部晶状体圆锥/球形晶状体)以及永存性胚胎血管(persistent fetal vasculature,PFV)。

4.3　临床检查及晶状体手术时机

婴儿的白内障检查是极具挑战的。对于不足三个月的婴儿,视力检查通常仅限于对光反射或是观察其注视、追随行为。晶状体混浊情况可以使用手持式裂隙灯进行评估,然而对晶状体形态的精确评估通常直到手术时在手术显微镜下才能实现。临床上,常常通过眼底红光反射来判定晶状体混浊的严重程度以及范围。通常认为超过 3mm 的晶状体混浊会对视力造成影响[8]。先天性白内障患者必须要进行散瞳检查,来确定睫状突是否拉伸,或确定是否存在永存性胚胎血管(PFV)、肿物或视网膜脱离。若眼球后段窥不入,则应在手术前行超声检查。最后,先天性白内障常可能伴随眼球前段结构异常,应常规测量眼压。术中的评估可包括角膜直径、角膜厚度,眼轴长度或前房角镜检查。

先天性白内障的手术时机对减少形觉剥夺性弱视至关重要。若没有视觉信息的输入,获取及传递视觉信息的神经通路将迅速恶化。Birch 及其同事研究证实存在视觉发育的关键期,单眼白内障患儿在六周内接受晶状体手术将获得最好的视力预后[9]。然而,若在四周龄前行白内障手术会使青光眼发生率大幅度升高[10]。因此,目前许多医生主张条件允许的情况下在四至六周龄行手术治疗。

4.4　先天性白内障的实验室检查

双眼先天性白内障的实验室检查费用高昂且临床价值有限。询问完整的生育史及家族史通常是决定需要进行何种实验室检查的最佳途径。

4.4.1　遗传评估

虽然许多白内障存在遗传性,但在第 3 章已经详细阐述了特定的基因缺陷与单个确切的晶状体形态学改变的互相关联并不存在。据估计,有 27% 的双眼白内障患儿存在已知的家族史[11]。由于基因外显率变异大,通过对患儿父母进行相关检查可以发现之前未被确诊白内障。也可进行 DNA 微阵列或完整外显子测序,然而,目前这些检查一般仅用于科研目的。

4.4.2　感染性因素

我们应该对先天性白内障的感染性因素进行适当的评估。宫内 TORCH(弓形虫、风疹病毒、巨细胞病毒以及疱疹病毒)感染与白内障的形成呈高度相关[12~14]。产前水痘感染同样与白内障的形成呈高度相关[15]。因此必须进行全面的产妇病史的采集,并详细询问孕期是否有感染或出现皮疹等问题。还需要由儿科医生进行全面的体格检查,以确定是否存在全身系统感染的表现。许多这些婴儿将表现出皮肤损伤、听力损失、视网膜色素病变或其他结构异常。因此,在手术前常需进行相应的诊断评估。

4.4.3　系统性综合征

对伴有系统性综合征的患儿进行评估应包括染色体组型分析或特异性遗传检测。这些检查应由医学遗传学家或儿科医师进行,而不是眼科医生。多种系统性综合征与白内障形成相关。具有已知遗传因素的疾病已在第 3 章进行了概述。常见的相关疾病包括唐氏综合征(Down syndrome)[16]、洛氏综合征(Lowe's syndrome)[17],以及过氧化物酶体紊乱包括根茎性软骨发育不全和泽尔韦格综合征（Zellwegers syndrome）[18]。

4.4.4 代谢紊乱

半乳糖血症是代谢性疾病中导致白内障的常见疾病。这种先天性的代谢异常是由半乳糖激酶、半乳糖 -1- 磷酸尿苷酸转移酶或尿苷二磷酸 1-4 差向异构酶的缺陷引起的。上述酶中任何一种的缺失都可导致半乳糖分解不良，半乳糖醇在晶状体内积聚，水渗透进入晶状体与晶状体纤维发生水合作用，从而降低晶状体的透明度。发病初期可表现为晶状体皮质油滴状混浊，随着疾病的进展，可逐渐发展至完全性晶状体混浊。尽管在婴儿出生时会对其进行相应的检查，但部分患儿可能因为尚未接受足够的含有半乳糖的乳汁喂养而呈现假阴性。除白内障以外，半乳糖血症的患儿还可出现呕吐和腹泻等症状。大多数半乳糖血症患儿可通过控制饮食来预防白内障[19]。

其他可导致婴幼儿白内障的常见代谢异常包括葡萄糖或钙代谢异常。虽然婴幼儿糖尿病十分罕见，但母亲患有糖尿病或患儿严重的系统性疾病可导致剧烈的血糖波动，从而诱发白内障的形成[20,21]。钙或磷代谢异常可能与甲状旁腺功能减退或骨骼疾病如：软骨发育不良有关[22,23]。

对于原因不明确的双眼先天性白内障，我们可以对其进行基础代谢、血糖、过氧化物酶体（极长链脂肪酸 VLCFA+ 植烷酸）、血浆氨基酸、血浆酰基肉碱分布、红细胞半乳糖 -1- 磷酸、尿液还原物质和尿氨基酸等检查。还应进行 TORCH 检测及水痘病毒滴度等感染性因素检查。若怀疑患儿存在三体染色体，应检查核型。此外，应根据患儿的系统性症状或其病史来对每个患儿制定针对性的检查方案（表 4.1）。

表 4.1 不明原因双眼婴幼儿白内障的实验室评估

实验室检查	诊断
基础代谢功能检测组合或血糖	低血糖，糖尿病
过氧化物酶体检测组合（VLCFA，植烷酸）	过氧化物酶体病（软骨发育不全，泽尔韦格综合征，雷夫叙姆病，新生儿肾上腺脑白质营养不良）
血浆氨基酸，酰基肉碱谱尿氨基酸	洛氏综合征
红细胞半乳糖 -1- 磷酸尿还原物质	半乳糖血症
TORCH 滴度，水痘	感染因素
核型	三体性
DNA 微阵列，外显子组测序[a]	遗传因素

[a] 一般用于研究目的

4.5 单眼先天性白内障的形态学表现

在对婴幼儿无晶状体眼治疗的研究（Infant Aphakia Treatment Study，IATS）中，补充了许多对单眼先天性白内障形态学的认识[24]。专家组对 83 名接受治疗的婴幼儿进行手术视频回顾总结后，报告了单眼先天性白内障的形态学特征（表 4.2）。单眼先天性白内障的患儿中，全白内障及后部球形晶状体的比例小于 10%。胎儿核性白内障在单眼白内障中最常见，占所有患眼的 54%。在 90% 以上的核性白内障中，核混浊可延伸到后部皮质。另外，100% 的核性白内障在皮质去除后可见后囊膜斑块（图 4.1）。皮质性白内障则占 25%，其中 76% 同时存在后囊膜斑块。6% 的患眼伴有 PFV，另外 16% 的患眼在存在别的形态的白内障（核性或后皮质混

表 4.2 婴幼儿无晶状体眼治疗的研究中 83 例白内障患者个体诊断类别的定义及发生情况

序号	诊断类别	定义	例数(83 例中的占比)
1	晶状体全白	晶状体均匀的全白色混浊,即使在晶状体的周边也看不到红光反射	3(3.6%)
2	晶状体部分吸收	外观呈现晶状体中央厚度减少,在晶状体中央前后囊之间几乎没有留下皮质	7(8.4%)
3	前囊膜纤维化	致密的、白色纤维状的混浊物粘附于前囊膜	5(6.0%)
4	前和/或后皮质混浊,未累及晶状体核	混浊位于"Y"字缝周围的任一皮质内,保留透明晶状体核	21(25.3%)
5	混浊位于"Y"字缝之间(胎儿核)	晶状体混浊位于前后"Y"字缝之间	45(54.2%)
6	晶状体核混浊延伸到周围皮质层	混浊主要表现为核性,但伴有"触手"向邻近皮质扩散,或者显著的核性混浊伴有核后部皮质性混浊的证据,且混浊向后囊膜延伸,但未干预透明的皮质	41(49.4%)
7	晶状体后囊膜后凸	清晰的后凸的影像证据,如与球形晶状体相关的后囊膜缺损	4(4.8%)
8	后囊膜混浊	在整个皮质经手术吸除后,后囊膜存在混浊	73(88.0%)
9	晶状体后膜,伴或不伴明显血管	晶状体后部的混浊或血管网,与胚胎残余有关,外观上不同于标准后囊膜斑块	12(14.5%)
10	明显的永存玻璃体血管	在永存玻璃体血管内出现血液	9(10.8%)
11	不明显的永存玻璃体血管	在永存玻璃体血管内未见血液	2(2.4%)
12	睫状突拉伸	可见拉伸的睫状突	2(2.4%)

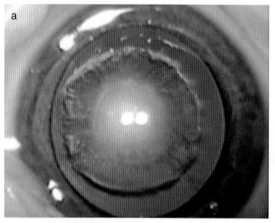 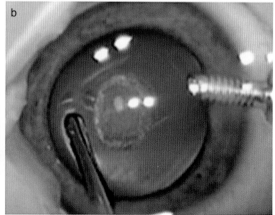

图 4.1 手术前的胎儿核白内障(a)和晶状体摘除后可见后囊膜斑块(b)。后囊膜斑块可反映胎儿遗留物,常见于单眼先天性白内障

浊性)的基础上,同时合并永存玻璃体动脉。

4.5.1　最小的胚胎残留物

最小胚胎残留物的概念最早由 Müllner-Eidenböck 提出[25]。据推测,所有的单眼白内障均由某种类型的永存性胚胎血管导致。在 Müllner-Eidenböck 的研究中,对 31 名单眼白内障患儿进行评估,评估内容不仅包括永存性胚胎残留物(无血流或有血流性玻璃体动脉残留物),还包括晶状体后部细微的变化,如后囊膜斑块、晶状体后膜、晶状体后囊膜锥形后突等。据报道,所有患有单眼先天性白内障的患儿都存在与典型 PFV 或最小胚胎残留物相一致的变化。以上结果与 IATS 的数据均提示 PFV 的体征可表现为一系列不同的严重程度。严重的病例表现为明显的玻璃体动脉残留、睫状突拉伸、小眼球以及视网膜脱离。在相对轻微的类型中,单眼先天性白内障伴有后囊膜斑块可能是原始玻璃体延迟退化的唯一证据。许多单眼白内障可能由轻度类型的 PFV 引起的理论尚未被基础临床科学证实。然而,已有人对双眼先天性白内障的后囊膜斑块进行了研究,正如预期那样,双眼白内障病例中后囊膜斑块的发生率明显低于单侧白内障,仅21%[26]。

4.6　双眼先天性白内障的形态学表现

全白内障(图 4.2)表现为晶状体完全混浊,呈白色,除了晶状体囊膜外各层结构均难以区分。目前已经明确了全白内障的几种遗传原因。如果治疗不及时,许多其他类型的先天性白内障可进展为全晶状体混浊。此类患者的视轴完全被晶状体混浊所遮挡,因此必须进行积极的手术干预来恢复患者的视力。

4.6.1　前部白内障

前极性白内障(图 4.3)的晶状体混浊位于前囊,其混浊范围通常小于 1mm。此类白内障如果是双眼的,通常是遗传性的,也可偶发于单眼先天性白内障中。锥型白内障是前极性白内障中较严重的类型,表现为晶状体混浊向角膜方向延伸至前房内。这些标本的病理学研究表明,混浊处病灶是由晶状体上皮纤维化生组成(图 4.4、图 4.5)[27]。该类型晶状体混浊的发展可能是由于胚胎发育过程中晶状体囊泡不完全脱位所导致的。由于前极性白内障的位置靠前,人们往往通过肉眼

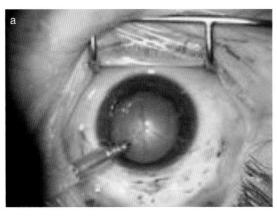
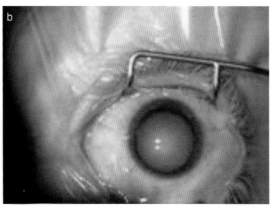

图 4.2　两名全白内障的患儿

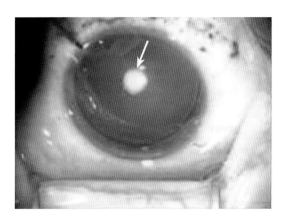

图 4.3 前极性白内障

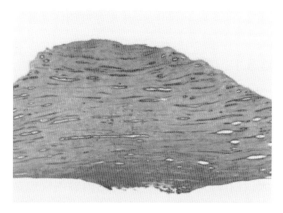

图 4.5 光学显微镜下的锥型白内障(高碘酸 - 希夫,原始放大倍数 ×200),显微照片示可能的晶状体上皮纤维化生

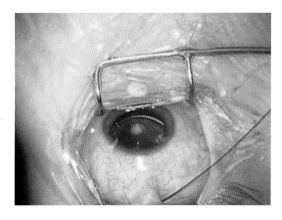

图 4.4 锥型白内障

就能够发现,并且通常最先被父母注意到。前极性白内障通常不会造成显著的视力下降,但可引起屈光不正与弱视。如果需要施行手术,由于晶状体前囊被病变组织牵拉,撕囊将

十分具有挑战性。因此,与其他类型婴儿白内障相比,囊膜向周边撕裂的可能性更大[1]。

前部晶状体圆锥是由前囊膜膨隆或薄弱所形成的,这种类型的白内障相当罕见,当临床上碰到时,应检查患儿是否合并有阿尔波特综合征(Alport's syndrome)或洛氏综合征(Lowe's syndrome)。

其他前部白内障还包括前部斑块性白内障(图 4.6),通常继发于晶状体发育的其他结构异常。前部斑块性白内障将在 PFV 章节中进一步讨论。瞳孔残膜等眼前段异常可引起虹膜粘连处小范围的晶状体混浊。上述晶状体混浊并不显著,然而与前极性白内障类似,常合并屈光不正和弱视。

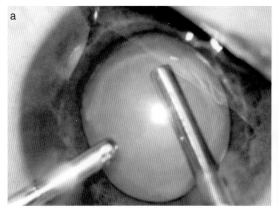

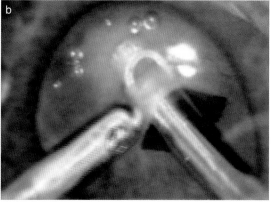

图 4.6 全白内障(a)伴前囊膜斑块(b),前囊膜切开时最明显

4.6.2　部分性白内障

　　绕核性白内障表现为围绕在胎儿核周围的细小雾状混浊。绕核性白内障在出生时可能不会对视力造成影响,但随着疾病的进展也可能显著影响视力。这些通常发生在胎儿发育的后期。通常认为,短暂性的损伤影响晶状体,从而在胎儿核与周围皮质组织分界处出现混浊(图 4.7)。该类型白内障常为常染色体显性遗传。仔细检查患儿的主要亲属可以减少进行大量的实验室检查的需要。

　　缝性白内障发生于胎儿核前部或后部 Y 字缝内。单纯的缝性白内障通常对患儿的视力无明显影响,但可合并有其他对视力有显著影响的白内障类型,如:绕核性白内障。

　　先天性核性白内障是单眼先天性白内障中最常见的类型,双眼核性白内障也同样常见。其混浊发生在前后 Y 字缝之间,混浊范围常为 3~4mm(大致与胎儿核的大小相符)。核性白内障的混浊常累及晶状体核周围的皮质,当存在这种情况时,称之为"皮质骑跨"(图 4.8)。遗传谱系报道了多种遗传模式,其中,常染色体显性遗传是常见遗传方式之一。先天性核性白内障几乎均会显著影响视力,因此必须进行手术治疗。

　　皮质性白内障(图 4.9)通常发生在胚胎发育后期或出生后,其类型包括孤立的晶状

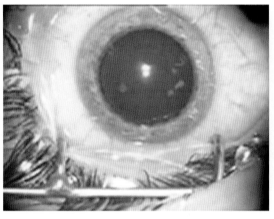
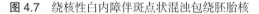
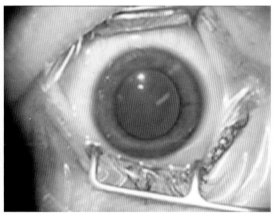

图 4.7　绕核性白内障伴斑点状混浊包绕胚胎核

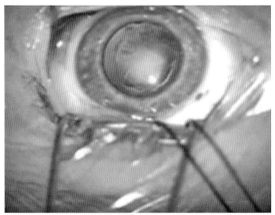
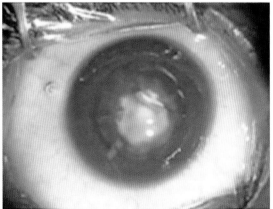

图 4.8　核性白内障伴皮质骑跨

体异常和弥漫性晶状体改变,如:油滴状或斑点状白内障等。虽然报道了多种遗传模式,但这些体征也常与系统性综合征有关,如:斑点状白内障常与唐氏综合征等系统性综合征有关。半乳糖血症患儿由于半乳糖分解代谢困难,常与油滴状白内障的发生有关。而与代谢性疾病相关的皮质性白内障通常不会在出生时造成显著的视力影响。轻型的皮质性白内障应定期随访。

后囊下白内障(Posterior subcapsular cataract,PSC)常见于应用皮质类固醇类药物的儿童,但也可发生于婴儿。报道有常染色体显性和常染色体隐性遗传(图4.10)。神经纤维瘤病Ⅱ型等系统性综合征也与 PSC 的形成有关。

晶状体后极部混浊为晶状体后部皮质以及后囊膜的混浊。这些混浊很有可能与后部球形晶状体属于同一范畴。Wilson 将发病初期不合并后囊膜后凸的晶状体后部混浊定义为后极性白内障。这与球形晶状体不同,其晶状体异常最初表现为晶状体后囊膜缺损,而不是混浊[21]。尽管需要结合混浊的大小来决定是否手术,这种情况由于晶状体混浊的部位靠后,通常会显著影响视力(图4.11)。

后部晶状体圆锥/球形晶状体是指后囊膜薄弱所导致的囊膜向后凸入玻璃体腔(图4.11)。若出生时发生囊袋异常,则晶状体本身最初可保持透明。但通常认为,后囊膜最终会出现破裂,房水渗透进入晶状体,从而导

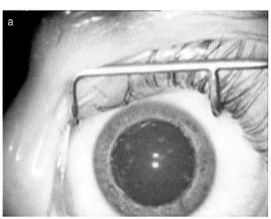
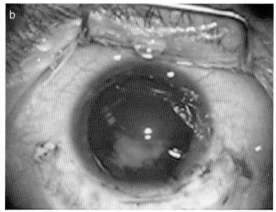

图4.9 皮质性白内障表现为弥漫斑点状混浊(a)及扇形晶状体改变(b)

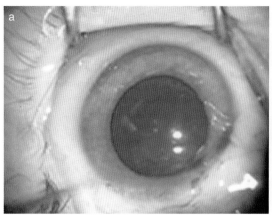
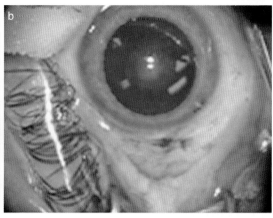

图4.10 婴儿后囊膜下白内障

致晶状体混浊。该类型白内障在出生时可对视力无显著影响,但可在短期内发生晶状体混浊。故即使患儿年龄较大,也应尝试手术治疗。球形晶状体患者存在常染色体显性遗传,但也可出现散发或单眼的病例。

永存性胚胎血管(PFV)是由玻璃体动脉残留附着在晶状体后表面所导致的。在胎儿发育期间,玻璃体动脉供养眼前段。在前睫状体循环发育完成后,玻璃体动脉逐渐退化。若玻璃体动脉持续存在,该残留物可分为有灌注或无灌注。PFV 与晶状体前囊膜或后囊膜斑块、中央核性白内障或后皮质白内障以

及类似虹膜新生血管形成的异常前段血管相关。伴有 PFV 的晶状体在囊膜后方还可能存在晶状体后膜,该膜常发生血管化而变得致密,手术去除具有挑战性(图 4.12)。据估计,小于 10% 的病例是双眼的。目前仅报道了 2 例 PFV 的遗传家系,其中一例发生在一对韩国的双胞胎中,而另一例发生在一个埃及家族的多位成员中[28,29]。

4.6.3　特殊病例

某些其他眼部综合征可表现为先天性

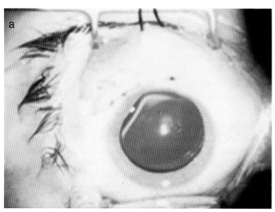
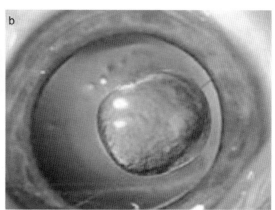

图 4.11　后囊膜下白内障(a)。注意高光照下存在的后囊的皱褶。后部球形晶状体可见白内障以及右侧玻璃体动脉残留(b)

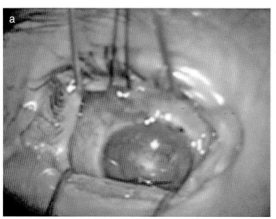
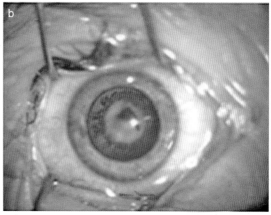

图 4.12　PFV 白内障示晶状体后血管膜,伴相对透明的晶状体(a),中央核性以及后皮质性混浊,伴显著的玻璃体动脉残留引起的晶状体内出血(b)

白内障合并眼部结构异常。晶状体缺损由晶状体皮质及悬韧带在特定区域的发育异常所导致。与此种异常相关的白内障可为先天性的,但往往是发育性的。在这种情况下,应注意是否有足够的悬韧带来稳定支撑人工晶状体。当悬韧带发育完全缺失时,可形成球形晶状体,其晶状体小而圆,可脱位于前房导致瞳孔阻滞[21]。晶状体及瞳孔异位是指瞳孔异位合并晶状体异位,虽然曾有过一个常染色体显性遗传家系的报道[30],但一般认为其属于常染色体隐性遗传。虹膜房角发育不全是指与青光眼、白内障以及晶状体变化相关的虹膜、角膜异常(图4.13)。现在还不清楚这种情况的发生究竟是属于一种新的遗传性诊断还是某些已知异常如 Axenfeld-Reiger 综合征和 Peters 异常等的一种更严重的临床表现。眼前节发育不全综合征与 PAX6、PITX2 和 FOXC1 基因引起的神经嵴细胞迁移异常有关[31]。

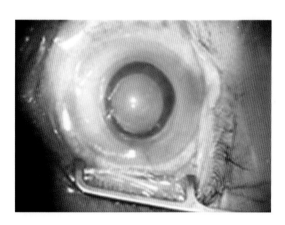

图 4.13　虹膜房角发育不全综合征。先天性青光眼导致的牛眼征,虹膜发育不良。晶状体小,脱位于前房

（俞阿勇　译　黄锦海　校）

参考文献

1. Amaya L, Taylor D, Russell-Eggitt I, et al. The morphology and natural history of childhood cataracts. Surv Ophthalmol. 2003;48:125–44.
2. Zwann J. Fine structure of the developing lens. Int Ophthalmol Clin. 1975;15:39–52.
3. Ozanics V, Jacobiec FA. Prenatal development of the eye and its adnexa. In: Tasman W, editor. Biomedical foundations of ophthalmology. Philadelphia: JB Lippincott & Co; 1993. p. 1–86.
4. Johnson DA, Parks MM. Cataracts in childhood: prognosis and complications. Semin Ophthalmol. 1991;6:201–11.
5. Clapp C. Cataract: its aetiology and treatment. London: Henry Kimpton Press; 1934.
6. Duke-Elder S. The eye. London: Henry Kimpton Press; 1964. p. 715–59.
7. Lambert SR, Drack AV. Infantile cataracts. Surv Ophthalmol. 1996;40(6):427–58.
8. Wright K, Matsumoto E, Edelmann P. Binocular fusion and stereopsis associated with early for monocular congenital cataracts. Am J Ophthalmol. 1992; 114:409–15.
9. Birch EE, Steger DR. The critical period for surgical treatment of dense congenital unilateral cataract. Invest Ophthalmol Vis Sci. 1996;37:1532–8.
10. Vishwanath M, Cheong-Leen R, Taylor D, et al. Is early surgery for congenital cataract a risk factor for glaucoma? Br J Ophthalmol. 2004;88(7):905–10.
11. Rahi JS, Dezateux C. Congenital and infantile cataract in the United Kingdom: underlying or associated factors. Invest Ophthalmol Vis Sci. 2000;41:2108–14.
12. Stagno S, Reynolds DW, Amos CS, et al. Auditory and visual defects resulting from symptomatic and subclinical cytomegalovirus and toxoplasma infections. Pediatrics. 1977;59:669–78.
13. Cotlier E. Congenital rubella cataracts. In: Cotlier E, Lambert SR, Taylor D, editors. Congenital cataracts. Boca Raton: R.G. Landes/CRC; 1994. p. 65–76.
14. Nahmias AJ, Visintine A, Caldwell DR, et al. Eye infections with herpes simplex viruses in neonates. Surv Ophthalmol. 1976;21:100–5.
15. Lambert SR, Taylor D, Kriss A, et al. Ocular manifestations of the congenital Varicella syndrome. Arch Ophthalmol. 1989;107:52–6.
16. Catalano RA. Down syndrome. Surv Ophthalmol. 1990;24:56–63.
17. Tripathi RC, Cibis GW, Tripathi BJ. Pathogenesis of cataracts in patients with Lowe's syndrome. Ophthalmology. 1986;93:1046–51.
18. Kohlschutter A, Bley A, Brockmann K, et al. Leukodystrophies and other genetic metabolic leukodystrophies in children and adults. Brain Dev. 2010; 32(2):82–9.
19. Stambolian D. Galactose and cataract. Surv Ophthalmol. 1988;32:333–49.
20. Merin S, Crawford JS. Hypoglycemia and infantile cataracts. Can J Ophthalmol. 1971;6:495–8.
21. Wilson ME, Trivedi RH, Pandey SK, Johnson JJ. Etiology and morphology of pediatric cataracts. In: Wilson ME, Trivedi RH, editors. Pediatric cataract surgery. Philadelphia: Lippincott Williams & Wilkins; 2014. p. 9–21.
22. Gass JD. The syndrome of keratoconjunctivitis, superficial moniliasis, idiopathic hypoparathyropidism and Addison's disease. Am J Ophthalmol. 1962;54:660.

23. Jones KL. Smith's recognizable patterns of human malformation. Philadelphia: WB Saunders Co; 1976. p. 340.
24. Wilson ME, Trivedi RH, Morrison DG, et al. The Infant Aphakia Treatment Study: evaluation of cataract morphology in eyes with monocular cataracts. J AAPOS. 2011;15:421–6.
25. Mullner-Eidenbock A, Amon M, Moser E, et al. Persistent fetal vasculature and minimal fetal vascular remnants. Ophthalmology. 2004;111:906–13.
26. Morrison DG, Lambert SR, Wilson ME. Posterior capsular plaque in bilateral congenital cataracts. J AAPOS. 2012;16:17–20.
27. Chang TC, Reyes MC, Morrison DG, Albert DM. Anterior polar cataract: a clinical pathological correlation. JAMA Ophthalmol. 2013;131:22.
28. Yu YS, Chang BL. Persistent hyperplastic primary vitreous in male twins. Korean J Ophthalmol. 1997; 11:123–5.
29. Galal AH, Kotoury AI, Azzab AA. Bilateral persistent hyperplastic primary vitreous: an Egyptian family supporting a rare autosomal dominant inheritance. Genet Couns. 2006;17:441–7.
30. Cruysberg JR, Pinckers A. Ectopia lentis et pupillae syndrome in three generations. Br J Ophthalmol. 1995;79(2):135–8.
31. Ito YA, Walter MA. Genomics and anterior segment dysgenesis: a review. Clin Experiment Ophthalmol. 2014;42(1):13–24.

5 第5章 视觉效果的基线预测

E. Eugenie Hartmann

近 50 年,白内障手术技术获得了极大的进展,婴儿白内障摘除术大多数都获得了技术上的成功[1]。然而,对于这类患者,特别是单眼先天性白内障(unilateral congenital cataract,UCC)患者,临床医师和患者家属都需要知道术后的后续治疗。这些孩子需要常规随访来正确矫正屈光不正,尤其是在眼部发育最关键的早期,非术眼必须进行每天的部分时间遮盖来使术眼建立神经连接,以获得较好的视功能。因此,对于 UCC 患儿的家庭,任何能阐明患儿潜在视觉预后的基线预测都能为家人严格完成术后的治疗提供动力。本章节的目的是经验性地说明,患儿的哪些基线特性能用于预测其 4.5 岁的认知视力。

5.1 基线特性

我们定义了以下三类基线特性[数据来自婴儿无晶状体眼治疗研究(Infant Aphakia Treatment Study,IATS)][2]:

1. 白内障眼的生理特性;
2. 婴儿的生理特性;
3. 家庭的社会特性。

三类具体的变量以及每个变量来自 IATS 的总结数据均见表 5.1。治疗眼的特性包括白内障的种类(轻度/可能发育性或其

他)、角膜直径(白到白)、中央角膜平均曲率(K_m)、眼轴、眼压和瞳孔直径;婴儿的生理特性包括手术年龄、出生胎龄、出生体重、性别、种族(白种人或其他),是否是西班牙裔;家庭的社会特性包括是否有购买私人保险,患儿手术期间监护人的年龄,父母的最高教育水平。

表 5.1　基线特性的数据总结

基线特性	# 患儿数	总结数据[a]
治疗眼的特性		
白内障类型(轻型/可能发育性)	114	14(12%)
正视眼(是)	108	80(74%)
角膜直径(mm)	114	10.5 ± 0.7,9.0~12.5
平均角膜中央曲率(D)	114	46.4 ± 2.7,40.1~53.8
眼轴(mm)	101	18.0 ± 1.3,15.6~21.9
眼压(mmHg)	114	12.2 ± 4.9,3.0~24.0
瞳孔直径(mm)	101	3.3 ± 1.0,1.0~6.0
无晶状体眼治疗(IOL)	114	57(50%)
婴儿的生理特性		
手术年龄(月份)	114	1.8(1.2~3.2),0.9~6.8
手术年龄的分组(49~210 天)	114	64(56%)
出生胎龄(周数)	102	38.8 ± 1.3,36~42

续表

基线特性	# 患儿数	总结数据 [a]
出生体重(g)	112	3 457 ± 489,2 041~5 087
性别(女)	114	60(53%)
种族(白种人)	114	97(85%)
西班牙裔(是)	114	19(17%)
家庭的社会特性		
私人医疗保险(是)	114	70(61%) [b]
监护人年龄(岁)	111	29.2 ± 5.7,16.8~41.7
父或母的最高教育水平		
高中及以下	111	24(22%)
高职		40(36%)
本科		27(24%)
研究生		20(18%)

[a] 总结数据依照以下形式:n(%);均值 ± 标准差,范围;中位数(四分位数间距),范围

[b] 44 名没有私人医疗保险的患儿有以下保险:医疗辅助:38 名;自费:2 名;其他:4 名

以 IATS 的纳入和排除标准来选择治疗眼。排除标准:①角膜直径 <9mm 或眼压≥25mmHg;②患眼若有永存性胚胎血管(persistent fetal vasculature,PFV)造成睫状突的拉长或牵拉性视网膜脱离;③限制视功能潜力的疾病,例如活动性葡萄膜炎,葡萄膜炎前期表现,视网膜疾病以及视神经疾病。以上都是预后差的因素,不是本章所要讨论的内容。

以每个基线特性为单个变量,探究其与 4.5 岁的认知视力的相关性,结果见表 5.2(连续变量的统计学分析)和表 5.3(分类变量的统计学分析)。结果表明,仅手术年龄和医疗保险的类型与视力有统计学相关。下文先讨论白内障类型的相关信息。

表 5.2 连续性基线变量与 4.5 岁视力的相关性

基线特性	# 患儿数	与视力的Spearman 相关系数(P 值)
术眼的特性		
角膜直径	112	0.11(0.27)
平均角膜中央曲率	112	0.03(0.79)
眼轴	99	0.15(0.14)
眼压	112	0.07(0.48)
瞳孔直径	99	0.05(0.60)
婴儿的生理特性		
手术年龄	112	0.19(0.041)
胎龄	100	−0.03(0.78)
出生体重	110	−0.04(0.65)
家庭的社会特性		
监护人年龄	109	−0.02(0.87)

表 5.3 分类变量与 4.5 岁视力的相关性

基线特性	# 患儿数	视力(logMAR)中位数(IQR[a])	P 值 [b]
术眼的特性			
白内障类型			
轻度	14	1.15(0.30~1.60)	0.72
其他	98	0.80(0.30~1.70)	
正位眼			
否	27	1.20(0.70~1.92)	0.17
是	79	0.70(0.30~1.70)	
弱视治疗			
CL	57	0.90(0.30~1.60)	0.54
IOL	55	0.90(0.40~1.73)	
婴儿的生理特性			
手术年龄			
28~48 天	48	0.50(0.20~1.55)	0.046
49~210 天	64	1.10(0.50~1.71)	
性别			
女性	59	0.70(0.30~1.40)	0.60
男性	53	1.10(0.30~1.82)	

续表

基线特性	# 患儿数	视力（logMAR）中位数（IQR[a]）	P 值[b]
种族			
白种人	95	1.00（0.30~1.70）	0.82
非白种人	17	0.70（0.40~1.40）	
西班牙裔			
否	94	0.85（0.30~1.73）	0.89
是	18	0.95（0.30~1.70）	
家庭的社会特性			
私人医疗保险			
否	43	1.40（0.60~2.22）	0.000 4
是	69	0.60（0.30~1.20）	
父或母的最高教育水平			
高中及以下	23	1.10（0.50~1.20）	0.19
高职	40	0.90（0.30~2.17）	
本科	27	0.70（0.30~1.20）	
研究生	19	0.50（0.30~1.20）	

[a]IQR 四分位间距

[b]Wilcoxon 分级检验比较两组的中位数或 Kruskall-Wallis 检验比较多于两组的中位数

5.2 白内障的类型

大多数白内障眼（83 只眼）通过手术录像进行分类[3]，其余 31 只眼是手术时由手术医师分类，只有 14 位 IATS 患儿的白内障是轻度或为后天获得性，但是两组的视力范围几乎等同。轻度或获得性白内障组的样本量小，并且两组数量不相等可能是缺乏统计学差异的原因。

5.3 手术年龄

把手术年龄作为连续变量和分类变量分别进行分析，均发现 4.5 岁视力与手术时的年龄呈弱相关：年龄作为连续变量时，

Spearman 分级相关系数是 0.19，P=0.041；年龄作为分类变量时，手术年龄早的患儿视力中位数明显优于手术年龄晚的患儿（≤48 天为 0.50logMAR；≥49 天为 1.10logMAR，P=0.046）。

Birch 等的研究表明 UCC 初次手术的理想时间是在 4~6 周龄，与本研究结果相符[4]。然而，在 48 天以后做手术的部分患儿其治疗眼也可能获得较好的视力（图 5.1），这并非建议推迟初次手术的时间，而是提示即使患儿在 6 周龄以后做初次手术，也可能获得较好的效果。

5.4 医疗保险的类型

家庭提供的医疗保险也与 4.5 岁认知视力相关，有私人医疗保险家庭的患儿 4.5 岁时的中位数 logMAR 视力明显更好（0.6 vs. 0.14，P=0.000 4）。

5.5 多变量分析

进一步用所有的基线变量做多重回归分析，结果仅家庭医疗保险的类型这一变量与视力的关联有显著统计学意义（P=0.002），但其贡献量仅 12%，表明还有很多影响视觉效果的因素并不清楚。

医疗保险的类型在本人群中很可能是社会经济地位（socio-economic status，SES）的替代变量。在先前的报道中，我们提出术后前 3 个月对于遮盖治疗的依从性与是否有私人医疗保险有关[5]且医疗保险的类型与其他基线变量都有关联，有私人医疗保险的家庭相应会有更高程度的教育水平，监护人的年龄也更大（表 5.4）。

有报道指出贫穷和较差的健康水平密切相关[6]，美国国家层面已注意到并致力于缓

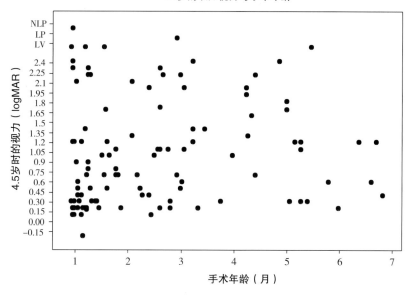

图 5.1 4.5 岁的认知视力与手术年龄

表 5.4 私人医疗保险与其他基线特性的关系

特性	私人医疗保险		P 值 [a]
	否（n=44）	是（n=70）	
术眼的特性			
白内障类型（轻型 / 可能进展型）	4（9%）	10（14%）	0.56
正位眼	(n=41)28（68%）	(n=67)52（78%）	0.37
角膜直径（mm）	10.4 ± 0.7	10.5 ± 0.8	0.79
平均角膜中央曲率（D）	45.9 ± 2.5	46.7 ± 2.8	0.15
眼轴（mm）	(n=42)18.0 ± 1.3	(n=59)17.9 ± 1.3	0.70
眼压（mmHg）	12.2 ± 5.1	12.2 ± 4.8	0.99
瞳孔直径（mm）	(n=43)3.0 ± 0.8	(n=58)3.5 ± 1.0	0.016
弱视治疗（IOL）	24（55%）	33（47%）	0.56
婴儿的生理特性			
手术年龄（月份）	2.1（1.2~3.1）	1.8（1.2~3.2）	0.88
手术年龄的分层（49~210 天）	26（59%）	38（54%）	0.70
胎龄（周数）	(n=41)38.9 ± 1.5	(n=61)38.8 ± 1.1	0.68
出生体重（g）	(n=43)3 492 ± 501	(n=69)3 435 ± 484	0.55
性别（男）	19（43%）	41（59%）	0.13
种族（白种人）	36（81%）	61（87%）	0.43
西班牙裔（是）	12（27%）	7（10%）	0.021

续表

特性	私人医疗保险		P 值 [a]
	否（n=44）	是（n=70）	
家庭的社会特性			
监护人年龄（岁）	（n=41）26.3 ± 6.3	30.9 ± 4.6	<0.000 1
父或母的最高教育水平	（n=42）	（n=69）	<0.000 1
高中及以下	19（45%）	5（7%）	
高职	16（38%）	24（35%）	
本科	8（14%）	21（30%）	
研究生	1（2%）	19（28%）	

总结数据依照以下形式:n(%);均值 ± 标准差,范围;中位数(四分位数间距),范围

[a] 有或无私人医疗保险的患儿比较的 P 值,包括百分比(fisher 实际检验),均值(独立样本 t 检验),或中位数(Wilcoxon 分级总数检验)

[b] 父或母的最高教育水平

解健康不平衡的现象,因此,家庭医疗保险的类型与 IATS 患儿的视力预后有显著的关联。据我们所知,在此之前,家庭的 SES 与 UCC 患儿的视力预后的关系尚未经报道。

5.6　讨论

虽然医疗保险的类型与认知视力的关系有统计学意义(P=0.000 2),但其只占 12%,意味着手术时有许多尚不清楚的因素决定了最终的视觉效果。然而,临床医师可以注意到这个证据,并且认识到在美国,没有私人医疗保险的家庭可能更需要额外的支持来确保患儿达到理想的视觉效果。这些帮助,例如报告儿童行为方面的问题和弱视的遮盖治疗,可以由经过训练的社会服务人员来提供。其他家庭成员的态度也很可能会影响家长对于遮盖方案的接受程度(例如看着小婴儿戴着眼镜或是遮盖片会表现出惊恐情绪);然而那些接受过教育的家长能理解孩子在幼儿期严格遵守遮盖训练能保证

其以后做更多的事情(例如打棒球、开车)。此外,在治疗早期提供额外的帮助是很明智的。

良好视觉效果是对 UCC 患儿做强化康复的证据支持,对于单眼明显弱视的儿童,"正常"视力眼在他们长大以后存在失明的很大风险[7]。因此,使治疗眼获得较满意的视功能,可以为他们提供一只"备用眼",并且帮助他们避免视觉损伤进展。

（黄锦海 译　赵云娥 校）

参考文献

1. Vasavada AR, Praveen MR, Tassignon MJ, Shah SK, Vasavada VA, Vasavada VA, Looveren JV, De Veuster I, Trivedi RH. Posterior capsule management in congenital cataract surgery. J Cataract Refract Surg. 2011;37(1):173–93.

2. Hartmann EE, Lynn MJ, Lambert SR, Infant Aphakia Treatment Study Group. Baseline characteristics of the Infant Aphakia Treatment Study: predicting recognition acuity at 45 years of age. Invest Ophthalmol Vis Sci. 2015;56:388–95.

3. Wilson ME, Trivedi RH, Morrison DG, et al. The

Infant Aphakia Treatment Study: evaluation of cataract morphology in eyes with monocular cataracts. J AAPOS. 2011;15:421–6.

4. Birch EE, Stager DR. The critical period for surgical treatment of dense congenital unilateral cataract. Invest Ophthalmol Vis Sci. 1996;37:1532–8.

5. Drews-Botsch CD, Hartmann EE, Celano M, Infant Aphakia Treatment Study Group. Predictors of adherence to occlusion therapy three months after cataract extraction in the Infant Aphakia Treatment Study.

J AAPOS. 2012;16(2):150–5.

6. Fiscella K, Williams DR. Health disparities based on socioeconomic inequities: implications for urban health care. Acad Med. 2004;79:1139–47.

7. Rahi JS, Logan S, Timms C, Russell-Eggitt I, Taylor D. Risk, causes, and outcomes of visual impairment after loss of vision in the non-amblyopic eye: a population-based study. Lancet. 2002;360(9333): 597–602.

第三部分

手术技巧

6 第6章 前囊膜切开术

Ken K. Nischal

6.1 小儿囊膜特点

新生儿晶状体囊膜与婴儿、幼儿、年龄>4岁的人群均有所不同。这种区别主要表现在囊膜的弹性方面,除非眼科医师意识到囊膜弹性差别的存在,否则很难控制手工撕囊的形状和方向。有证据表明,前囊口的直径略小于植入眼内人工晶状体的光学直径,可以明显降低后发性白内障的发病率[1]。这一点在成人白内障中比较重要,然而在小儿白内障手术中的重要性并不是降低后发性白内障的发病率,因为小儿白内障手术往往会进行后囊膜切除。它真正的重要性在于减少人工晶状体虹膜夹持。因为术后,儿童可能会使劲揉眼,导致前房波动,如果前囊口大于人工晶状体的光学区,会导致前后囊膜粘连,从而不可避免地出现人工晶状体虹膜夹持(图6.1)。因此,稳定的、可重复的、大小合适的前囊膜切开术非常重要,越小的儿童,这种技术越显得重要。

6.2 前囊膜切开技术

目前有几种方法用于小儿前囊膜切开

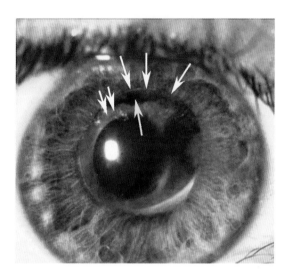

图6.1 显示人工晶状体上方虹膜夹持(白色长箭头),这是因为撕囊直径大于人工晶状体光学面。在这些情况下,前囊膜边缘和后囊膜粘连融合(白色短箭头)进而推挤人工晶状体向前。当患儿揉眼睛时,前房出现波动,人工晶状体向前并可以引起虹膜夹持(黄色长箭头显示虹膜夹持在光学面后缘)。人工晶状体睫状沟植入时也可能发生这种情况

术,它们主要包括:

- 玻璃体切割头前囊膜切除术
- 射频透热撕囊术
- 等离子刀切囊术
- 传统手工撕囊术
- 可折叠模板环撕囊术
- 双切口推拉(TIPP)撕囊术
- 飞秒激光切囊术

6.2.1　玻璃体切割头前囊膜切除术

此技术采用低负压高切速来完成前囊口制作。玻璃体切割头开口朝下先切开前囊膜，然后开口朝下或者朝上环形平滑地完成前囊膜切除。玻璃体切割头开口朝下还是朝上，手术医生有自己的看法。文丘里泵最适合此技术。蠕动泵负压的建立有赖于开口的堵塞，而前囊膜很薄，堵塞时间短，建立的负压是短暂的。因为与传统手工撕囊相比，此方法制作的前囊口坚韧性要弱一些。不植入人工晶状体时，倾向于选择此方法(图 6.2)。体外研究比较了这种方法及手工环形撕囊的前囊口坚韧性(年龄 4 天 ~16 岁的 18 对尸眼)，每对尸眼一眼采用前囊膜切除术，另一眼采用手工撕囊术，前囊膜切除术出现 1 例放射状裂开(16 岁尸眼)，而手工环形撕囊则没有出现裂开。

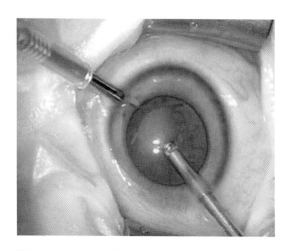

图 6.2　显示玻璃体切割头切囊技术。在前房维持器灌注下，玻璃体切割头切破前囊膜后，孔转朝上，在前囊膜下前行，然后环形切割形成一个圆形囊口

然而，在年龄小于 5 岁的 6 眼中，手工撕囊未能成功完成[3]。

因此，一项比较小儿白内障术中采用玻璃体切割头切囊和手工撕囊的研究表明：入组 339 眼中 19 眼(5.6%)出现前囊膜撕裂，其中玻璃体切割头切囊组 226 眼有 12 眼(5.3%)，而手工撕囊组则有 7 眼(6.2%)。其结论是：年龄小于 6 岁的患者，玻璃体切割头切囊是更为适合的方式[4]。该作者的经验是：年龄越小(尤其是年龄小于 1 岁的患儿)，玻璃体切割头切囊的边缘就越坚韧，植入人工晶状体时也越稳定。如果不植入人工晶状体，这是首选方式。

近来，有作者描述了使用 23G 玻璃体切割系统进行前囊膜切除术[5]，他们一共在 9 眼中植入人工晶状体，没有发生前囊膜破裂。理论上，切割头越小，产生的边缘越坚韧，但是目前尚没有研究对使用 23G 切割头切割的前囊口的坚韧性进行观察。

6.2.2　射频透热撕囊术

射频透热撕囊术最早是在 1984[6] 年 Kloti 的文章中首次介绍，1988[7] 年 Gassmann 等人进一步研究。Comer 等[8] 报道将此方法用于小儿白内障前囊膜和后囊膜撕囊，没有并发症。由于透热撕囊容易出现撕囊不全和撕裂，现在使用越来越少，越来越不受欢迎。此种方法是通过电凝头刺破前囊膜然后取出中间的膜片。此种方法的主要问题是：当取出前囊膜后，常常存在残留囊膜不完整，前囊口的边缘不如手工撕囊坚韧。

6.2.3　等离子刀切囊术

等离子刀片(也称为 Fugo 刀片)，使用其头端产生的等离子体脉冲进行切割、烧灼组织。此法产生的边缘看上去是坚韧的[9]。该技术的优势是可通过切割纤维组织进行前囊膜切开，可以用在外伤性白内障或其他前囊膜机化的情况，而这些情况下传统手工撕囊可能无法完成。然而，等离子刀在儿童眼科手术中的经验还比较少。

6.2.4　传统手工撕囊

　　传统的手工撕囊是当今最受欢迎的撕囊方式,主要原因是全球大部分儿童的白内障手术是由成人白内障的手术医师完成的[10,11]。显然,从成人撕囊到儿童撕囊有一个学习曲线。与使用撕囊镊相比,撕囊针虽具有可行性,但是难度大大增加。患者的年龄越小,囊膜的弹性就越大,前囊膜的弯曲度就越大。为了解决这两个问题,使用高内聚性黏弹剂充满前房,尽可能压平前囊膜(图 6.3a)。以这种方式,虽然前囊膜仍然弹性很大,医生不必再担心前囊膜向周边裂开(图 6.3a~c)。另一个小技巧是,撕囊从中心开始,撕一个小口,然后抓住囊瓣的根部撕囊,反复换手,以达到最好的控制。最好是螺旋式撕囊以达到理想的大小。如图 6.3d 所示,从中心开始撕囊(1 处),然后 2 处重抓囊膜瓣根部,在 3、4 和 5 处重复,每一段都以螺旋的方式进行,直到达到所需的囊口大小,在 6 处完成。每次重新抓住囊膜瓣时,务必要拉向中央,借助前

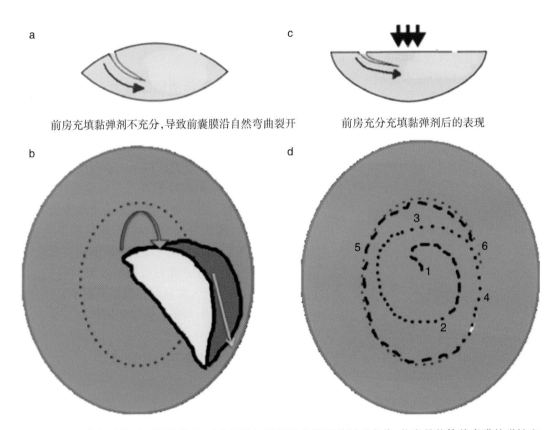

图 6.3　图示儿童眼的手工撕囊技术。(a) 显示如果前房充填黏弹剂不充分,儿童晶状体前囊膜的弹性和弯曲度会引起撕囊瓣裂向赤道部(黑色长弯箭头)。(b) 显示一样的结果:虚线是目标撕囊口,粉红弯箭头代表撕囊开始的地方(在前囊膜中央),黄色阴影区域是囊膜瓣,深绿色是暴露的晶状体皮质,直箭头代表囊膜瓣裂向赤道部(因为出现 a 的情况)。当前房充分充填黏弹剂(c),撕囊方向的控制就容易多了(黑色长弯箭头显示囊膜瓣不会裂向赤道部)。然而依然要谨慎对付囊膜的高弹性,解决方法是用螺旋式技术(d):撕囊从中央开始(1),然后从 2 处重抓囊瓣根部,在 3、4 和 5 处重复,每一处都螺旋式扩大直到形成预想的直径,在 6 处完成撕囊。每一次抓住瓣的根部,务必拉向中央,借助囊膜的高弹性形成一个环形的撕囊缘

囊膜的高弹性,最终会得到所需的囊口大小。如果没有这样做,囊口会越来越大,甚至裂向周边。这种技术的缺点是,需要一些时间练习和适应才能撕成大小基本一致的囊口。

在全白的白内障术中使用台盼蓝对前囊膜进行染色,同时发现台盼蓝染色可以立即降低小儿前囊膜的弹性,使之变脆[12]。

6.2.5 可折叠模板环撕囊术

确保撕囊口大小精准的一种方法,是Tassignon 医师提出的,她使用"IOL 嵌夹囊袋"(Bag-in-the-Lens IOL)的植入技术,需要前囊口和后囊口大小非常准确。充分注入黏弹剂加深前房,放入可压缩的模板环置于前

囊膜上[13,14]。然后,如上所述,从中间开始撕囊,现在有模板环的存在,防止了囊口被越撕越大。待撕囊完成后,取出环。

6.2.6 双切口推拉撕囊术(TIPP 撕囊术)

Nischal 在 2002 年首次提出了这项技术[15]。该技术需要两把 MVR 刀。前房充填黏弹剂但是不要过多,因为实际上晶状体前表面曲率促使形成圆滑的撕囊口。并且该项技术根据孩子年龄的不同而有所差异。在婴儿手术中,两个前囊膜穿刺口的距离相当于撕囊的大小(图 6.4 和图 6.5)。可以在角膜上以卡尺标记,引导医生确定最初穿刺口的位置(图

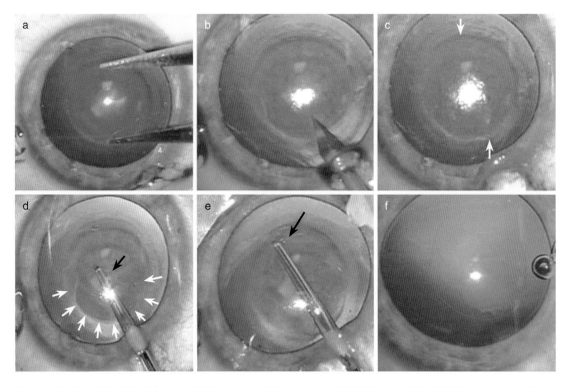

图 6.4 这是一组婴儿眼术中 TIPP 撕囊术的术中图片。(a)显示使用卡尺在角膜上作印记,引导 MVR 刀制作穿刺口的位置。(b,c)显示穿刺口的制作和完成(c 一对白色箭头代表穿刺口位置),务必要记住 MVR 先制作近端前囊膜穿刺口,从晶状体内撤出刀头并依然保留在前房,然后前行制作远端穿刺口。切记不能有任何的向后矢量力,否则会形成"V"形穿刺口。使用显微撕囊镊夹住近端穿刺口的远端前囊瓣并推移向中央(d 黑色箭头),一个半环形撕囊口形成了(白色箭头表示撕囊口的轮廓)。抓住远端穿刺口的近端瓣,往中间拉(e 黑色箭头),完成撕囊(f)。请看图 6.5 和图 6.6,了解进一步的技巧

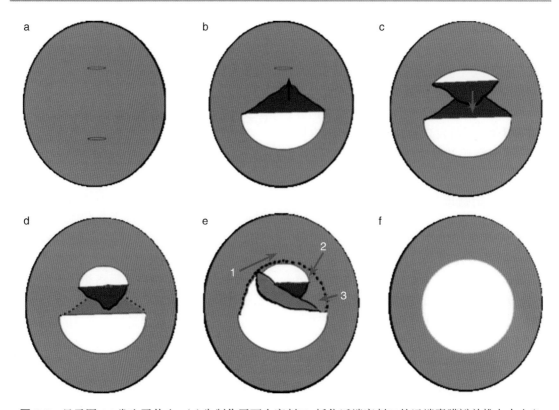

图 6.5 显示图 6.4 发生了什么。(a) 先制作了两个穿刺口,抓住近端穿刺口的远端囊膜瓣并推向中央(b 黑色箭头)。因为推力指向前囊膜中央,借助矢量力和囊膜的高弹性,形成了一个半圆。抓住远端穿刺口的近端囊膜瓣并拉向中央(c 蓝色箭头)。在婴儿眼,这两个半圆通常大小一致,可以慢慢撕成一个完整的环形(f)。然而,有些时候,远端撕囊口小于近端撕囊口(d)(少数时候可能发生近端撕囊口小于远端撕囊口)。这种情况下,抓住近端撕囊口的远端瓣(d 和 e 灰色阴影区域),向外推(1 蓝色箭头),然后再拉向中间(2 和 3 蓝色箭头),以便包住远端穿刺口,完成撕囊(f)

6.4)。该作者使用 6mm 人工晶状体,需要直径约 5mm 的前囊口。卡尺设置为约 4.5mm,需要时允许适当扩大。抓住近端瓣的远端边缘,并将瓣推向中央。一旦撕到囊口大小一半时(图 6.4 和图 6.5),松开瓣,抓住远端瓣的近端边缘,并拉向中央(图 6.4 和图 6.5)。在这个过程中,会有两种情况发生,其一是:牵拉远端囊膜向中央时,形成的囊口大小与近端囊口大小相似,两端的接口会慢慢地重合形成一个完整前囊口(图 6.4 和图 6.5);其二是:牵拉远端囊膜形成的囊口小于近端囊口大小(图 6.5)。当这种情况发生时,抓住初始瓣继续完成撕囊,注意包绕住远端的前囊膜穿刺口。

对于大一点的孩子,完成两个穿刺口后,当抓取近端瓣的远端时,显然会导致囊口过小。在这种情况下,最好采用螺旋式技术,抓住前囊膜向左或右(任意选择),然后轻轻地向外推,再次抓取前囊瓣,拉向中心。重复这个动作,直到撕囊口包绕近端穿刺口。重复这一过程,完成远端囊膜瓣的制作(图 6.6)。

此技术在 2006 年报道过[16]。平均手术年龄 70.21 个月(4 周 ~18 岁)。所有眼前囊膜撕囊均采用 TIPP 撕囊术,41 眼后囊膜采用 TIPP 撕囊术。虽然在 TIPP 撕囊过程顺利,然而有 4 例前囊撕裂,1 例发生在灌注抽吸时,3 例发生在人工晶状体植入过程中。无后期并发症的报道。所有眼睛前囊膜撕囊口

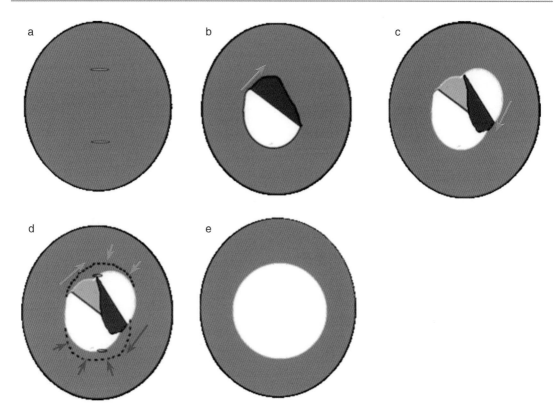

图 6.6　在较大一点的孩子中,前囊膜弹性降低,在制作完两个穿刺口(a)后,开始制作近端撕囊口,这时可能会出现撕囊口太小的情况。在这种情况下,抓住囊膜瓣轻轻推向左侧(b 蓝色箭头代表用力方向),形成合适的囊膜瓣(深红色区域)。抓住远端穿刺口的囊膜瓣轻轻拉向右侧(c 灰色代表近端囊膜瓣,远端囊膜瓣以深红色表示,蓝色箭头代表制作深红色囊膜瓣的拉力方向)。用这种方法,可以沿着初始囊膜瓣包绕住远端穿刺口(d 亮蓝色箭头),远端囊膜瓣可以往回拉包绕住近端穿刺口(深蓝色箭头),然后完成撕囊(e)

直径均略小于人工晶状体光学面直径。

其他作者描述了当存在大的前囊膜机化斑块时也可以用这种技术[17],并且还描述了使用 4 四个穿刺口的改良技术[9]。TIPP 撕囊术也可以用于撕后囊膜。

6.2.7　飞秒激光切囊

飞秒激光切囊的优点是儿童晶状体囊膜的弹性不再是问题,并且能够精确控制前囊口大小。目前有两种商业化飞秒系统,一种是利用光学相干断层扫描,另一种是使用离轴摄影技术观察囊膜,后一系统可以更好地同步后囊膜的变化[18]。Dick 等[19,20]广泛运

用此技术,他们发现在小孩子手术中,前囊口与预期直径的偏差较大,对此,他们运用了一个年龄相关的修正公式,形成了一个线性回归方程。他们的研究发现,通过这样的调整,前囊口和后囊口均能够很好地制作完成。目前,该技术被用于一些婴儿中,并且安全无并发症[20]。

目前,机器的成本限制了它的可用性。

6.2.8　特殊情况

经常会遇到特殊情况,手术医师不得不想尽办法方能为患儿提供最好的手术效果。文献中也提供了充足的经验来讨论这些特殊

情况。如：角膜混浊时白内障手术能见度下降，在这种情况下，作者们建议使用置于前房的眼内照明[21]。此时显微镜灯和房间照明灯应关掉，术野才会更清晰。

在这种情况下，如果条件允许，可以使用眼内窥镜[22]，但是作者认为眼内照明就足够了。

最近有一篇关于角膜晶状体粘连（2 型 Peter 异常）的白内障手术病例报告，使用了打开前囊膜的技术，使晶状体减压，然后施行玻璃体切割头切囊术，以避免撕脱粘连在内皮面上的前囊膜，从而阻止进一步的角膜混浊[23]。

（赵云娥 译　瞿佳 校）

参考文献

1. Langwińska-Wośko E, Broniek-Kowalik K, Szulborski K. The impact of capsulorhexis diameter, localization and shape on posterior capsule opacification. Med Sci Monit. 2011;17(10):CR577–82.
2. Trivedi RH, Wilson Jr ME, Bartholomew LR. Extensibility and scanning electron microscopy evaluation of 5 pediatric anterior capsulotomy techniques in a porcine model. J Cataract Refract Surg. 2006;32(7):1206–13.
3. Andreo LK, Wilson ME, Apple DJ. Elastic properties and scanning electron microscopic appearance of manual continuous curvilinear capsulorhexis and vitrectorhexis in an animal model of pediatric cataract. J Cataract Refract Surg. 1999;25(4):534–9.
4. Wilson Jr ME, Trivedi RH, Bartholomew LR, Pershing S. Comparison of anterior vitrectorhexis and continuous curvilinear capsulorhexis in pediatric cataract and intraocular lens implantation surgery: a 10-year analysis. J AAPOS. 2007;11(5):443–6.
5. Li SY, Zhang ZP, Ji SJ, Liu HY, Si MY, Fan KS. Application of minimally invasive 23G vitrectomy via corneal approach for the treatment of pediatric cataract. Eur Rev Med Pharmacol Sci. 2014;18(17):2413–8.
6. Kloti R. Bipolar-Nassfeld-Diathermie in der Mikrochirugie. Klin Monatsbl Augenheilkd. 1984;442:184.6.
7. Gassmann F, Schimmelpfennig B, Kloti R. Anterior capsulotomy by means of bipolar radio-frequency endodiathermy. J Cataract Refract Surg. 1988;14:673.
8. Comer RM, Abdulla N, O'Keefe M. Radiofrequency diathermy capsulorhexis of the anterior and posterior capsules in pediatric cataract surgery: preliminary results. J Cataract Refract Surg. 1997;23 Suppl 1:641–4.
9. Mohammadpour M, Erfanian R, Karimi N. Capsulorhexis: pearls and pitfalls. Saudi J Ophthalmol. 2012;26(1):33–40.
10. Bartholomew LR, Wilson Jr ME, Trivedi RH. Pediatric anterior capsulotomy preferences of cataract surgeons worldwide: comparison of 1993, 2001, and 2003 surveys. J Cataract Refract Surg. 2007;33(5):893–900.
11. Wilson Jr ME. Anterior lens capsule management in pediatric cataract surgery. Trans Am Ophthalmol Soc. 2004;102:391–422.
12. Dick HB, Aliyeva SE, Hengerer F. Effect of trypan blue on the elasticity of the human anterior lens capsule. J Cataract Refract Surg. 2008;34(8):1367–73.
13. Tassignon MJ, Taal M, Ni Dhubhghaill SS. On devices for creating a continuous curvilinear capsulorhexis. J Cataract Refract Surg. 2014;40(10):1754–5.
14. Tassignon MJ, Gobin L, Mathysen D, Van Looveren J, De Groot V. Clinical outcomes of cataract surgery after bag-in-the-lens intraocular lens implantation following ISO standard 11979–7:2006. J Cataract Refract Surg. 2011;37(12):2120–9.
15. Nischal KK. Two-incision push-pull capsulorhexis for pediatric cataract surgery. J Cataract Refract Surg. 2002;28(4):593–5.
16. Hamada S, Low S, Walters BC, Nischal KK. Five-year experience of the 2-incision push-pull technique for anterior and posterior capsulorrhexis in pediatric cataract surgery. Ophthalmology. 2006;113(8):1309–14.
17. Kesarwani SS, Sahu SK. Push-pull technique of capsulorhexis for fibrous plaques on anterior capsules in pediatric cataract surgery. J AAPOS. 2011;15(5):493–4.
18. Naranjo-Tackman R. How a femtosecond laser increases safety and precision in cataract surgery? Curr Opin Ophthalmol. 2011;22(1):53–7.
19. Dick HB, Schelenz D, Schultz T. Femtosecond laser-assisted pediatric cataract surgery: Bochum formula. J Cataract Refract Surg. 2015;41(4):821–6.
20. Dick HB, Schultz T. Femtosecond laser-assisted cataract surgery in infants. J Cataract Refract Surg. 2013;39(5):665–8.
21. Oshima Y, Shima C, Maeda N, Tano Y. Chandelier retroillumination-assisted torsional oscillation for cataract surgery in patients with severe corneal opacity. J Cataract Refract Surg. 2007;33(12):2018–22.
22. Moore JE, Herath GD, Sharma A. Continuous curvilinear capsulorhexis with use of an endoscope. J Cataract Refract Surg. 2004;30(5):960–3.
23. Medsinge A, Nischal KK. Cataract surgery in children with congenital keratolenticular adhesion (peters anomaly type 2). J AAPOS. 2015;19(1):24–8.

第 7 章 晶状体切除并前段玻璃体切除术

7

M. Edward Wilson, Katherine S. Wood, Rupal H. Trivedi

7.1 前言

晶状体切除术通常是指在不准备一期植入人工晶状体(intraocular lens, IOL)的婴幼儿眼用机械性切割灌注抽吸的方法,清除晶状体。晶状体切除术已有几十年的发展史。最初的自动机械化晶状体切除/玻璃体切除技术旨在尽可能多地切除晶状体囊膜来防止继发性视轴区混浊(visual axis opacification, VAO)。然而这将导致将来二期植入 IOL 时,由于没有足够的囊袋支撑,手术医生只能将 IOL 植入前房,或者用缝线或巩膜隧道将 IOL 固定在睫状沟。如今的晶状体切除和前段玻璃体切除技术,首先要保留足够的周边囊膜以便二期 IOL 植入,同时还要预防 VAO。

因此,我们将介绍不准备一期植入 IOL 的晶状体和前段玻璃体切除术。晶状体切除术,包括前囊膜中央切除、晶状体皮质吸除、后囊膜中央切开,以及前段玻璃体切除。在婴儿眼手术中,需要制作大小形状匹配的前后囊口,利于残余囊袋的封闭,将仍处于活跃期的残存晶状体上皮细胞快速增生的皮质限制在残存的周边囊袋内。

7.2 不准备植入 IOL 时施行晶状体切除术的优缺点

婴儿通常采用晶状体和前段玻璃体切除术。这个年龄阶段一般一期不植入 IOL。优点如下:

1. 损伤更小:不植入 IOL 时,只需作两个 23G 或 25G 的角膜穿刺口,而且不会出现由于 IOL 植入导致的炎症。由于没有植入 IOL 所需的大切口,也不必使用保护眼罩。手术结束时可予长戴型硅凝胶隐形眼镜并在术后 1 个月内不取出,使患儿家长获得"术后即有视力"的心理安慰,并且术后即可开始使用眼药水。

2. VAO 的风险降低:不植入 IOL,残余的周边前后囊膜更易贴附并形成 soemmerring 环,不易阻挡视轴区。植入 IOL 使前后囊膜边缘不易贴合,皮质从 soemmerring 环溢出的概率增加,从而增加 VAO 的风险。

3. 更精准的视觉矫正:无晶状体眼配戴隐形眼镜可以随着眼球的生长更换,以提高视觉矫正的精确性。比起框架眼镜,家长通常更喜欢给他们的小婴儿佩戴隐形眼镜。进入儿童期,佩戴框架眼镜则更为容易。

然而婴儿无晶状体眼使用隐形眼镜矫正视力具有双重缺点。如果隐形眼镜遗失或照顾者停止给孩子用隐形眼镜，将导致无晶状体屈光状态得不到矫正，加重弱视。隐形眼镜价格昂贵，虽然病情需要，但可能不纳入各类医疗保险和政府医保中。另外一个缺点是长期佩戴隐形眼镜可能导致角膜溃疡。

一项随机对照临床试验，婴儿无晶状体眼治疗研究(the Infant Aphakia Treatment Study,IATS)，比较一期植入 IOL 和一期术后无晶状体眼用隐形眼镜矫正的临床结果，发现 IOL 组和隐形眼镜矫正无晶状体组的视力中位数没有显著性差异[1]。然而，IOL 组增加了额外的手术操作，不良事件发生率明显较高。IATS 研究者建议，给 7 个月内的单眼白内障婴儿手术时一期最好不植入 IOL，手术时保留足够周边囊袋，以备二期手术时囊袋内或者睫状沟植入 IOL。

7.3 术中注意事项

7.3.1 术中散瞳

将不含防腐剂的肾上腺素和平衡盐溶液(BSS；爱尔康公司，沃思堡，得克萨斯州)以 1：500 000 的浓度混合，以避免术中瞳孔缩小及儿童术中虹膜松弛综合征(pediatric intraoperative floppy iris syndrome,PIFIS)。尽管这不是肾上腺素的适应证，我们仍应该使用。笔者曾报道一例双眼白内障患儿，术中一眼使用肾上腺素，另一眼疏忽忘记使用肾上腺素，尽管双眼术前均接受充分散瞳，结果发现没有加入肾上腺素的眼发生了 PIFIS[2]。近来，一种苯肾上腺素 / 酮咯酸的混合制剂(Omidria，奥梅罗斯，西雅图，华盛顿州)逐渐被用来维持白内障术中的瞳孔散大状态。它像肾上腺素一样被混入 BSS 灌注液中，然而它是专为眼科手术设计的。美国 FDA 已通过 Omidria 在成人的应用，婴幼儿和儿童的试验正在进行中，让我们拭目以待。如果手

术开始时瞳孔仍未充分散大，我们可以一边抽吸瞳孔区的皮质，一边等待灌注液中的肾上腺素进一步散大瞳孔。必要时可以使用瞳孔扩张器(如：虹膜拉勾、瞳孔扩张环)来确保彻底清除皮质[2]。

7.3.2 机器自动吸除和手工吸除晶状体皮质的比较

儿童白内障吸除既可以用机器自动方法，也可以用人工方法。当选择自动吸除时，可以使用蠕动泵或文丘里泵，并选择灌注 / 抽吸(irrigation/aspiration,I/A)模式。自从 1970 年 Machemer 等人[3,4]发明玻璃体切割仪，之后逐步发展，主要是为了切除玻璃体和玻璃体增生膜。用玻璃体切割头，关闭切割模式，可以吸除儿童白内障。比起双手抽吸手柄，它的优势在于，可以进行多重模式操作(随时开启或关闭玻切模式)，而不需要从眼内撤出，减少术源性创伤。它包括玻璃体切割头切除前囊膜，I/A，切除中央后囊膜以及玻璃体。我们目前使用文丘里泵驱动的机器 Constellation(爱尔康)，该设备最初是为成人玻璃体手术设计的。建议每位医生手术之前，要参考操作说明学习机器的具体特性。

7.3.3 双手操作方法

晶状体皮质可以通过单切口或双切口双手操作的方法吸除。使用单切口时很难彻底吸除皮质，尤其是切口下方的处理更为困难[5]。不同于单切口使用一个灌注 / 抽吸手柄，双手操作方法，分别作两个切口，一个用于灌注，一个用于抽吸，吸除皮质更加容易。灌注和抽吸系统分别有独立的针管，J型针管更易吸除切口下方的皮质[6]。为了维持稳定的前房，灌注系统的液流阻力必须低于抽吸系统，这可以通过缩短套管长度并加大管径来实现[7]。因婴幼儿的巩膜更柔软，

双手操作方式在婴幼儿眼中更有优势。双手操作灌注与抽吸更有利于减少前房涌动,维持前房稳定。它能减少前房波动引起的虹膜"跃动",从而减少由此而引发的炎症。精准合适的穿刺器械对维持前房形态也至关重要。

7.3.4　角膜缘入路与睫状体平坦部入路的比较

晶状体切除术有两种主要入路:角膜缘入路,以及睫状体平坦部入路[8~15]。

7.3.5　角膜缘入路

角膜缘入路的优点是对于眼前节手术医生来说更为熟悉,不干扰结膜,而且更容易做成一个适当大小的前囊口,为将来的二期IOL植入留有适当大小的囊袋环。缺点是切割头在前房的操作有损伤虹膜的风险。操作中必须时刻保持切割头远离虹膜来避免损伤,否则在切割模式下突然的浅前房可能导致虹膜接触切割头而受损。

全身麻醉后,通常在 10 点及 2 点位作两个角膜穿刺口(图 7.1)。切口位于角膜缘血管网终末端的透明角膜内,如果在角膜缘后太远,可能会出现术中液体灌流至结膜下引起结膜水肿。如前所述,一个切口用于连接 BSS 液的灌注,另一个切口用于抽吸 / 切割手柄操作。用侧切口刀或小的 MVR 刀作切口时,尽量使管径大小与切口匹配,以免液体渗漏影响前房稳定性。制作穿刺口时,用刀向下进入角膜,然后平行于虹膜面作长约 1mm 的隧道,最后进入前房。此时要注意,由于婴儿眼组织更柔软,用相同手法制作的隧道切口容易偏长。进入前房的切口太长会比预计的靠近视轴区,出现"船桨现象",加大操作难度。移出手术刀时应沿着原路退出,避免"侧切割"导致液体渗漏,前房不稳。

作切口时应先作非主切口,如右手优势的医生应先做左手的切口。作好非主切口后可置入灌注管来保持前房稳定,再做第二个切口。否则可能不得不注入黏弹剂来维持前房,而如果不计划植入 IOL 时,本来可以不用黏弹剂。

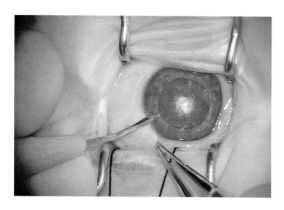

图 7.1　三月龄双眼核性白内障婴儿眼做侧切口

手术医生更愿意使用 23 号或 25 号弯曲的斜面钝头灌注管(Lewicky,博士伦)来维持前房,并且我们强烈推荐文丘里泵正压灌注装置。主动泵比起调整瓶高的重力灌注,可以设置更理想的液流系统,也能更好地维持婴儿眼的前房稳定性。灌注装置进入眼内前应先设置模式为"持续性灌注"。使用 Constellation 机器时,最好设置初始值为 50,然后根据切口周围漏出的液体和需要抽吸的核及皮质的量来调节高低。

我们常用 23G 或 25G 手柄(Constellation,爱尔康)切割和抽吸。近来我们更喜欢用 25G,即使在切割高密度纤维膜和吸除黏稠皮质的时候它也非常高效。必要时,可在手术台上准备和双手操作灌注管道匹配的抽吸手柄来去除皮质,但用切割头完成切割和抽吸则减少了器械出入眼内的次数。另外,需要注意的是器械的尺寸应该大小一致或接近,目前双手 I/A 手柄最小的管径为 23G。因此我们使用 23G 灌注管和 25G 切割头来操作(图 7.2)。如前所述,可以通过双手转换

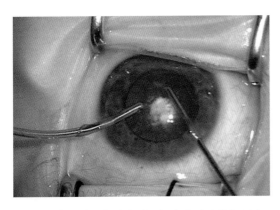

图 7.2　灌注管和作前囊膜环切术的玻璃体切割头

器械的方法来吸除切口下的皮质。有一种替代方法，是用灌注管分离致密皮质并把其推入瞳孔区吸除。医生的个人喜好不同，也有医生喜欢使用 25G 或 23G 的前房维持器（Lewicky，博士伦）。

术者先用非优势手持灌注管，将针头沿切口平面穿入，可轻柔旋转以便进入前房。同理可旋转插入切割头，注意避免损伤扩大切口。

首先处理前囊膜，除非一期植入 IOL，我们一般使用玻璃体切割头切囊。手工撕囊更适合植入 IOL，但在做晶状体切除和前段玻璃体切除时用切割头切囊更合适。文丘里泵比蠕动泵驱动的切割头更容易切除前囊膜。现在我们多选用 25G 切割头，转速为每分钟7 500 次，切割孔朝下对准前囊膜，调整脚踏达到适当负压带动前囊膜进入切割口，切出

一个大概 4.5mm 的居中前囊口。

之后用脚踏开关将切割头的切割模式关闭，不需将器械移出眼外，此时切割头仅仅用来抽吸皮质。双手抽吸晶体核及皮质完成后（图 7.3a，b），用脚踏开启切割模式（图 7.4），做一个大小合适的后囊膜切囊口，然后切除中央前段玻璃体，我们建议切除约 1/3 的玻璃体容量。

手术结束时常用 10-0 的薇乔缝线关闭穿刺口（图 7.5），并滴入 5% 的聚维碘酮、阿托品和皮质类固醇 / 抗生素眼药水。给患儿戴上合适的无晶状体眼角膜接触镜（图 7.6），等待麻醉复苏。

7.4　睫状体平坦部入路

在一期植入 IOL 病例，许多医生喜欢通过睫状体平坦部入路来切除晶体状后囊膜。但不植入 IOL 时，通常不选择平坦部入路，只有在需要处理玻璃体视网膜病变时才会采用。儿童眼底病医生偏好这种方法，但儿童眼前节医生更喜欢角膜缘入路。睫状体平坦部入路的优点在于：前房内的操作减少，因而降低了损伤虹膜和角膜的几率。但是缺点在于：更容易切除过大的囊膜，导致无法进行囊袋内或睫状沟植入 IOL。

睫状体平坦部入路的晶状体切割术，

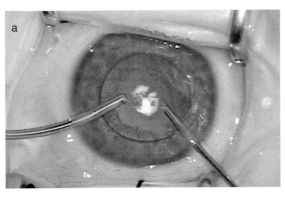
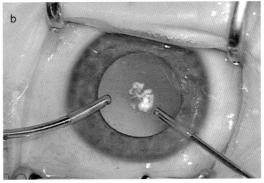

图 7.3　(a，b)双手抽吸晶体核及皮质，注意后囊膜机化

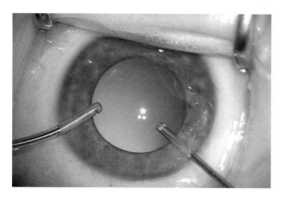

图 7.4　后囊膜切开及玻璃体切除术

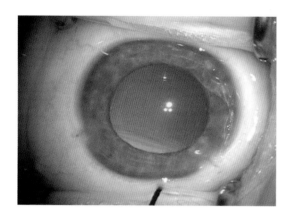

图 7.5　10-0 微乔缝线关闭两个切口

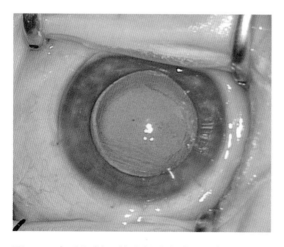

图 7.6　术后即刻配戴硅凝胶角膜接触镜(26D,基弧 7.5mm)

可以使用前面所说的相同手柄来完成。首先,在睫状体平坦部作两个结膜切口,充分暴露巩膜:一个切口于 10 点位,另一个切口为 2 点位。其次,用显微玻璃体视网膜穿刺刀(MVR)或者小剑刀(DORC,荷兰)在睫状体平坦部作两个巩膜穿刺口,一个用于放灌注管,另一个用于放玻璃体切割头,刀的大小要和后面采用的器械型号匹配。在婴儿,穿刺口应该位于角巩膜缘后 2mm。完成晶状体和前段玻璃体切除后,保留晶状体的周边囊袋,包括前后囊及赤道部。保留周边囊袋非常重要,为二期后房型 IOL 植入提供支持。睫状体平坦部切口常用 8-0,9-0 或 10-0 的人造可吸收缝线闭合。虽然有儿童睫状体巩膜切口不做缝合的报道,但我们仍建议缝合[16]。结膜切口也做同样缝合。

7.5　角膜接触镜的选择

晶状体切除后,需要使用眼镜或角膜接触镜来矫正患儿的无晶状体眼状态。对婴儿来说,眼镜太重且有负担感,因此我们常选择角膜接触镜,特别是单眼无晶状体眼的患儿。透氧的硬镜和弹性硅凝胶软镜是两种主要的选择。大多眼科医生术后一周内给婴儿戴角膜接触镜。术后随访时给患儿试戴,待确定度数后予以过矫处方。我们偏向于使用可延长佩戴时间的硅凝胶隐形眼镜(SilSoft,博士伦,罗切斯特,纽约),也希望找到一种手术结束时就能确定眼镜的方法。由于给所有婴儿使用 +32D 角膜接触镜的矫正结果并不理想[17,18],Trivedi 等人证实术前眼轴等生物参数的测量有助于选择隐形眼镜的度数[17,18]。现今我们发明了一种可以使用现代 IOL 度数计算公式的 SilSoft 硅凝胶隐形眼镜的计算常数。婴儿应该适当过矫(+2D)以提供近点矫正。我们发现 7.5 基弧的镜片适合较小的婴儿,于是我们基于计算结果给予他们相应度数的镜片（+20~+32D，以 3D 递增）。单纯眼轴也可用来计算度数，当术前眼轴小于 17mm 时建议使用 +32D，当眼轴为 17~18.5mm 时使用 +29D；18.5~19.5mm 时使用 +26D；19.5~20mm 时使用 +23D；20~21mm 时使用 +20D[17]。

7.6 总结

在婴儿期，选择晶状体切除术治疗先天性白内障是创伤最小的方法，处理得当的情况下只需要作一个切口就能简单快速地完成手术。维持前房稳定，不触碰虹膜，可显著降低术后炎症反应程度。前囊中央和后囊中央切除直径约 4.5mm，利于若干年后二期植入 IOL。器械的设计改善和驱动泵的升级，保障了不损失效率的前提下使用更小的器械，将来甚至还可能用上更精细的器械。术后立即戴上隐形眼镜有利于加快视力的恢复，有利于局部眼药水的立即使用，这也使得我们不必进行术终的结膜下注射。顺利完成晶状体切除术后若干年，可以安全容易地进行二期囊袋内植入 IOL。

（赵云娥 译　瞿佳 校）

参考文献

1. Infant Aphakia Treatment Study G, Lambert SR, Lynn MJ, Hartmann EE, DuBois L, Drews-Botsch C, Freedman SF, Plager DA, Buckley EG, Wilson ME. Comparison of contact lens and intraocular lens correction of monocular aphakia during infancy: a randomized clinical trial of HOTV optotype acuity at age 4.5 years and clinical findings at age 5 years. JAMA Ophthalmol. 2014;132(6):676–82. doi:10.1001/jamaophthalmol.2014.531.
2. Wilson Jr ME, Trivedi RH, Mistr S. Pediatric intraoperative floppy-iris syndrome. J Cataract Refract Surg. 2007;33(7):1325–7. doi:10.1016/j.jcrs.2007.03.025.
3. Machemer R, Buettner H, Norton EW, Parel JM. Vitrectomy: a pars plana approach. Trans Am Acad Ophthalmol Otolaryngol. 1971;75(4):813–20.
4. Machemer R, Parel JM, Norton EW. Vitrectomy: a pars plana approach. Technical improvements and further results. Trans Am Acad Ophthalmol Otolaryngol. 1972;76(2):462–6.
5. Brauweiler P. Bimanual irrigation/aspiration. J Cataract Refract Surg. 1996;22(8):1013–6.
6. Dewey SH. Cortical removal simplified by J-cannula irrigation. J Cataract Refract Surg. 2002;28(1):11–4. S0886335001011683 [pii].
7. Jeng BH, Huang D. Anterior chamber stability during bimanual irrigation and aspiration. Theoretical and experimental analysis. J Cataract Refract Surg. 2001;27(10):1670–8. S0886-3350(01)00860-4 [pii].
8. Pandey SK, Wilson ME, Trivedi RH, Izak AM, Macky TA, Werner L, Apple DJ. Pediatric cataract surgery and intraocular lens implantation: current techniques, complications, and management. Int Ophthalmol Clin. 2001;41(3):175–96.
9. Ram J, Pandey SK. Infantile cataract surgery: current techniques, complications and their management. In: Dutta LC, editor. Modern ophthalmology. New Delhi: Jaypee Brothers Medical Publications(P) Ltd; 2000. p. 378–84.
10. Wilson ME, Pandey SK, Thakur J. Pediatric cataract surgery in the developing world. Br J Ophthalmol. 2003;87:14–9.
11. Basti S, Ravishankar U, Gupta S. Results of a prospective evaluation of three methods of management of pediatric cataracts. Ophthalmology. 1996;103(5):713–20.
12. Parks MM. Posterior lens capsulectomy during primary cataract surgery in children. Ophthalmology. 1983;90(4):344–5.
13. Taylor D. Choice of surgical technique in the management of congenital cataract. Trans Ophthalmol Soc U K. 1981;101(1):114–7.
14. Meier P, Sterker I, Wiedemann P. Pars plana lentectomy for treatment of congenital cataract. Graefes Arch Clin Exp Ophthalmol. 2001;239:649–55.
15. Ahmadieh H, Javadi MA, Ahmady M, et al. Primary capsulectomy, anterior vitrectomy, lensectomy, and posterior chamber lens implantation in children: limbal versus pars plana. J Cataract Refract Surg. 1999;25:768–75.
16. Lam DS, Chua JK, Leung AT, Fan DS, Ng JS, Rao SK. Sutureless pars plana anterior vitrectomy through self-sealing sclerotomies in children. Arch Ophthalmol. 2000;118(6):850–1.
17. Trivedi RH, Wilson ME. Selection of an initial contact lens power for infantile cataract surgery without primary intraocular lens implantation. Ophthalmology. 2013;120(10):1973–6. doi:10.1016/j.ophtha.2013.03.013.
18. Trivedi RH, Lambert SR, Lynn MJ, Wilson ME, Infant Aphakia Treatment Study G. The role of preoperative biometry in selecting initial contact lens power in the Infant Aphakia Treatment Study. J AAPOS Off Publ Am Assoc Pediatr Ophthalmol Strabismus Am Assoc Pediatr Ophthalmol Strabismus. 2014;18(3):251–4. doi:10.1016/j.jaapos.2014.01.012.

第 8 章　人工晶状体度数选择

8

Deborah K. VanderVeen

　　无晶状体眼的理想屈光矫正对先天性白内障手术非常关键，方法包括角膜接触镜、框架眼镜和一期人工晶状体（IOL）植入。方法的选择需要考虑到年龄、白内障的单眼或双眼发病以及患儿、家属对不同矫正方式的适应性。小角膜（<9mm）、小眼球、白内障继发青光眼或葡萄膜炎患者不适合 IOL 植入。患儿及其家属对角膜接触镜、框架眼镜的依从性同样是需要考虑的因素。所有矫正方式对双眼发病的婴幼儿都可获得较好的疗效，而单眼发病患儿双眼间的竞争性抑制往往会给术后康复带来困难。各种矫正方式常常可联合应用，例如早期手术治疗的婴幼儿，在无晶状体眼状态时，可通过角膜接触镜或框架眼镜矫正，后期再行二期 IOL 植入；而年龄较大的接受手术的婴幼儿或儿童可一期植入 IOL。

　　植入 IOL 的术前规划主要需考虑患儿手术时植入 IOL 的最适度数、眼球生长引起近视漂移后最终的屈光状态、影响生物学测量和 IOL 度数计算的因素。

8.1　眼球大小和生长

　　婴儿期的眼球较成人存在眼前段占比较大、角膜曲率较陡、前房较浅、晶状体相对较厚、巩膜较软及眼轴较短等特点。先天性白

内障患眼还可能合并其他结构异常，如小角膜、眼前段发育不良、永存性胚胎血管，这些异常都可能影响眼生物学测量的精确性及能否在囊袋内植入 IOL。

　　Gordon 和 Donzis 进行的横断面研究描述了从 30 周龄（早产儿）至 36 岁期间无白内障眼的屈光发育规律[1]。尽管婴儿期角膜曲率较陡，但 6 月龄时角膜曲率便与成人无异。眼轴增长符合三相特征，早期在 2 岁前增长最快，2~6 岁间增长速率减慢，在接下来的几年增长约 1mm 从而达到成人状态。因此，2 岁时，一般小儿的眼轴长度已增长至成人的 90%。晶状体屈光力随眼球生长而下降，以抵消因眼轴增长带来的近视漂移。

8.2　白内障婴幼儿的眼球大小和发育

　　婴幼儿白内障眼的角膜曲率和眼轴长度测量存在巨大差异[2,3]。

8.2.1　婴儿无晶状体眼治疗研究 IATS

　　IATS 对出生 28 天至 7 个月的单眼白内障患儿术后无晶状体眼状态，随机给予角膜接触镜或一期 IOL 植入进行矫正，分析对比两种矫正方式的差异[4]。小眼球（<9mm）和

合并永存性胚胎血管者被排除。研究报道了患眼和健眼的基本特征[5]。相较于健眼,患眼的角膜曲率更陡(46.4±2.7D(diopters) vs. 45.5±1.8D),角膜直径更小(10.5±0.7mm vs. 10.8±0.6mm),眼轴更短(18.0±1.3mm vs. 18.6±0.9mm)。患眼在1月龄时眼轴长度平均为17.2mm,在6月龄时平均19.9mm,提示在此期间眼轴平均增长率为0.5mm/月。

IATS的资料显示了1岁以内眼轴增长的情况[5]。1岁之前,排除年龄因素,一期IOL植入的术眼眼轴增长率为0.24mm/月,大于接触镜矫正的术眼(0.17mm/月)。健眼的眼轴增长速率表现为年龄相关,1月龄时平均为0.28mm/月,6月龄时为0.14mm/月。因此,对于1月龄时手术者,无晶状体眼于1岁时眼轴平均为19.0mm,IOL眼平均为19.5mm;对于6月龄时手术者,无晶状体眼于1岁时眼轴平均为20.6mm,IOL眼平均为21.1mm。健眼于1岁时眼轴平均为20.7±0.6mm。5年内,接受一期IOL植入眼表现出平均-2.25D的中度屈光不正,然而范围跨度较大(5.00D至-19.00D)[6]。

8.2.2 眼轴增长率

在各个年龄段接受手术的单眼或双眼白内障患儿早期的眼轴生长已有研究。所有的研究都报道了平均眼轴增长和近视漂移在2岁内改变较大,术后6个月内最大[7]。Vasavada等人对一组婴幼儿进行了时长近5年的前瞻性研究,发现1岁以内手术的患儿眼轴增长率(4.04mm,23.5%)较1至3岁(1.07mm,4.8%)及4~10岁(0.97mm,4.3%)更快。在1岁内手术的单眼白内障患者,患眼眼轴增长较健眼更快,且较双眼发病者更快,但无统计学意义。在其他报道中[2,7,9-12],单眼白内障、双眼白内障或发育性白内障术后眼轴增长率与正常眼或健眼类似。这些研究的报道中均没有分析弱视对眼轴增长率的影响。

8.2.3 近视漂移

用屈光状态来评价小儿术后的近视漂移受到手术年龄和随访时长的影响。然而所有报道均显示2岁以内手术的患儿会有平均6D的近视漂移(表8.1)。IOL眼的屈光度增长速度较无晶状体眼慢[13,14],但有效近视漂移会更多,主要原因是IOL的有效位置改变,即在生长的眼球中,IOL向远离视网膜的方向移动。

即使是接受晚期手术的患儿也存在近视漂移,但这与眼轴的持续增长无关。对3岁至9岁患儿平均3.2年的随访研究发现平均近视改变为-0.99±0.22D[23]。对5岁至15岁单眼发病的患儿研究发现,患眼术后的眼轴、角膜曲率和近视漂移与健眼相似[24]。近视漂移在10岁之后仍然在进行,研究显示在10岁至20岁之间近视漂移平均为-0.30±0.38D(最后一次随访时的平均改变为-1.13±1.36D)。

8.2.4 影响眼轴增长和近视漂移的其他因素

先天性白内障儿童术后青光眼并不少见,其长期发生率约30%[6,25]。婴幼儿期的眼压升高通常会引起角膜曲率等的结构改变或导致眼轴增长和近视漂移,因此很多关于眼球生长的研究会排除高眼压或青光眼患者。

有研究证实了眼轴增长与形觉剥夺性弱视或视力的关系。在单眼发病的患儿中,较短的术前眼轴预示着更好的术后视力(意味着形觉剥夺引起的眼轴增长较小)[26]。有研究证实,单眼白内障患儿在1岁前接受手术治疗,术后较高的屈光度增长和最终较差的视力存在相关性[27]。对2~6岁单眼手术的患儿,目标屈光度为正视或保留远视(≥2D)在最终视力或者近视漂移方面,两者

表 8.1　白内障术后婴幼儿 IOL 眼的近视漂移

研究	手术年龄(均值)	眼数	平均随访时间	近视漂移度数(D)	评论
Dahan and Drusedau (1997)[15]	<18 个月 (9.36 ± 6.12 个月) 共 99 名儿童 156 眼 (<8 岁)	68	6.93 ± 3.42 年	−6.39 ± 3.68D	年龄越小近视漂移越大
Griener et al.(1999)[9]	2~4 个月	11 全部单眼	5.6 年	−6.12D (−3.75~−12.75D)	
Lambert et al.(1999)[16]	<6 个月 (10 ± 6 周)	11 全部单眼	1 年	−5.49D(2~14D)	两名青光眼患者的近视漂移率最高
McClatchey et al.(2000)[13]	<6 个月 (0.30 岁) 6~12 个月 (0.60 岁) 共 83 名 IOL 眼患儿 (<10 岁)	22 (14 单眼) 22 (12 单眼)	8 年 7.76 年	−6.68D −7.82D	<6 个月单眼发病患儿视力好者较少;>6 个月,单眼发病较双眼发病近视漂移少
O'Keefe et al.(2001)[17]	<12 月 (4 个月)	27 (13 单眼)	3.42 年	−6.0D	大多数近视漂移发生在最初的 24 个月
Crouch et al.(2002)[18]	1~2 岁 共 42 名患儿,52 眼 (<18 岁)	10	6.35 年	−5.96D (−3.06~−8.87)	1 到 3 岁之间增长最快,之后呈线性增长
Fan et al. (2006)[7]	<1 年 (6.7 ± 3.9 个月)	34 (6 单眼)	3 年	−7.11 ± 3.17D (−47~−10.69D)	术后 6 个月变化最大
Gouws et al. (2006)[19]	<1 年(15 周)	28 (8 单眼)	7.92 年	手术后 36 个月 −3.44D(+2.00~ −15.00D)	单眼发病患儿的近视漂移均值更大 (−5.53 vs. −2.77D)
Ashworth et al.(2007)[20]	<1 年(18.9 ± 16.2 周)	33 (17 单眼)	3.70 ± 2.55 年	术后一年 −5.43 ± 3.7D	手术年龄 <10 周的患者在术后第一年漂移最大 (−6.26 ± 2.91)
Astle et al. (2007)[21]	<24 个月	34 (18 单眼)	2.94 年	−5.43D (−11.88~+0.50D)	<12 个月的婴幼儿,近视漂移约 −5.33D
Hoevenaars et al.(2011)[22]	<1 岁 共 46 名患者,70 眼 (<18 岁)	10 (6 单眼)	3 年	−5.26(0~−8.13D)	单眼患儿的近视漂移更大

没有差别[27]。

8.3 儿童的眼生物学测量

小儿较差的配合度、白内障的混浊程度都使得角膜曲率和眼轴的测量十分困难。可以在术中全麻下使用便携式仪器进行超声生物学测量。使用接触式和浸润式超声测量眼轴,在预测术后屈光度方面的精准性相似[28,29],而在两者测量结果有差异时,浸润式超声测量的预测性更好[30]。

8.4 不同 IOL 度数计算公式对小儿的预测性和误差

理解经典的 IOL 计算公式对儿童白内障非常重要。预测误差,即预测值和实际术后屈光度(术后数周内测量)的差值,用于比较公式和早期屈光结果的准确性。常用的公式包括 Sanders-Retzlaff-Kraff(SRK)Ⅱ 的回归公式、SRK 理论公式(SRK/T)、Holladay 1、Hoffer Q 和 Haigis 公式。在大龄儿童和成人中眼轴及角膜曲率相对正常,故 IOL 计算公式的准确性较高。但是在婴儿眼中,眼轴及角膜曲率差异性较大、眼球结构的异常导致有效 IOL 位置的改变,从而影响 IOL 计算公式的准确性[31,32]。虽然一些研究发现对于婴幼儿眼,SRK Ⅱ 公式和理论公式的效果一样[29,33~36],但也有一些研究发现理论公式更准确[37,38]。一些针对短眼轴的公式似乎在婴幼儿眼睛中的应用结果并不一致,因此没有明确的证据证明它们更为优越[38,39]。

总之,与成人研究相比,儿童中使用任何一种公式的预测误差值都偏高,平均绝对预测误差通常在 0.7~1.5D 之间[29,30,34,35,37,40]。在角膜曲率更陡[22,29]、手术年龄更小[29]、眼轴更短[37,39,40]的患者中,预测误差会更高。

眼轴测量的误差可能导致所有公式的较大预测误差[41]。两个关于两岁以下儿童的大样本研究显示 SRK Ⅱ 公式可能误差最小[34],并且其预测性不受眼轴的影响[36]。对婴幼儿眼采用 SRK/T 公式计算,测量误差较合理、平均(1.63D),但是需要注意的是误差跨度范围较大[20]。IATS 使用了 Holladay 1 公式,平均预测误差在 1.7 ± 1.3D(中值,1.2D)[3],但是在平均值和中值预测误差的比较研究中显示 SRK/T 和 T2 公式具有同样的准确性,甚至较 Holladay 1 更精确[38,42]。一些婴儿眼中发现较高的预测误差和手术时眼轴长度 <18.0mm 有关。在另一组眼轴长度 <20mm 的婴儿眼中,SRK Ⅱ 计算得最准确,其平均绝对误差值为 1.84 ± 3.55D[43]。

8.5 IOL 度数选择的方案

考虑到每个 IOL 植入的婴儿眼都会有眼球的生长和近视漂移,手术医生可采用多种目标屈光度的制订方案,使得单眼白内障患儿的屈光不正一方面早期得到较好的矫正,另一方面不会在短期或长期内导致严重的屈光参差,并且在眼球发育完成时不会产生严重的屈光误差。

目前 IOL 度数选择有多个指南可以参考(表 8.2)。大多数的指南建议依据手术年龄选择理想的术后屈光状态;最近的研究多倾向于残留更多的远视。其他指南建议根据正视状态下屈光度数的一定比例或手术时的眼轴长度,适当减少植入 IOL 的度数。所有的这些方案都将导致婴幼儿眼睛在术后出现显著的远视,预测幼儿期近视漂移至少 6D,并在成人时达到低中度的近视状态。除了这些指导方针,Hoevenaars 等提出在婴幼儿 3 个月大手术时预留 7~8D 的远视,在单眼白内障患儿中可预留更高度数。IATS 提出 4~6 周婴儿术后预留 +8.0D 的远视,>6 周的婴幼

儿预留 +6.0D 的远视[4]。

另一种选择屈光度数的工具是 McClatchey 儿童 IOL 计算器[46]。McClatchey 和 Parks[47] 研究了大量 10 岁内手术患儿在无晶状体眼时的屈光情况，从而计算在预期给予正视状态下 IOL 植入后，最终得到的术后屈光状态。这些计算预测了 IOL 眼最终平均屈光状态约 −6.6D（范围从 −36.3D 至 +2.9D），尤其是 2 岁内手术的儿童。根据这些，McClatchey 使用生物测量、手术年龄和手术时 IOL 植入度数等数据，开发一个程序来预测最终的屈光状态。其他人也使用这个程序与经典的 IOL 计算公式比较，来明确该程序的早期可预测性[43]。

表 8.2　低龄儿童残余远视的术后屈光度数表

手术年龄（年）	Dahan 1997[15] % 欠矫[a]	Enyedi 1998[44]	Crouch 2002[18]	Plager 2002[45]
<1	20%			
1	20%	+6	+4.0D	
2	10%	+5	+3.5D	
3	10%	+4	+2.5D	+5
4	10%	+3	+2.5D	+4
5	10%	+2	+2.0D	+3
6	10%	+1	+2.0D	+2.25
7	10%	平光[b]	+1.0D	+1.5
8	10%		+1.0D	+1.0
10	平光[b]	平光[b]	+.5[b]	+.5%

D 屈光度

[a] 平均值使用生物学测量为基础计算出的正视状态时屈光度数的 80%~90%。此外，Dahan 和同事建议 IOL 度数的选择是依据眼轴的长度 mm（IOL 度数）:17mm（28D），18mm（27D），19mm（26D），20mm（24D），21mm（22D）

[b] 在此年龄后出现正视或轻度近视

8.6　其他情况

8.6.1　二期 IOL 植入

许多婴幼儿不能行一期 IOL 植入，可以先使用角膜接触镜或框架眼镜行无晶状体眼的矫正，后期再行二期 IOL 植入[48]。二期 IOL 植入手术的方法和结果在第 10 章中进行详细描述[49~52]。

IOL 度数选择的方式同样适用于二期 IOL 植入手术。然而，由于二期 IOL 植入术的患儿年龄更大，术眼的潜力、弱视及其程度、对侧眼的屈光状态和视力都需要评估，这些因素均可能影响术后目标屈光值。计算时需要考虑囊袋内植入和睫状沟内植入的有效 IOL 位置的差别。IOL 计算公式的屈光度和可预测性与一期 IOL 植入相同，平均绝对预测误差范围在 0.9 ± 0.9D 至 2.15 ± 1.68D[52-55] 之间。手术年龄较小[54]和眼轴较短[52]的患儿预测误差越高。

以无晶状体眼屈光状态来计算二期手术 IOL 度数，学者们提出了一些其他方案[56,57]，然而这些都是估算方法，不如以生物学测量为基础的 IOL 计算公式精确[55]。

8.6.2　背驮式 IOL

另一种用来矫正婴幼儿高度远视的技术是背驮式 IOL 植入，其是指一枚 IOL 植入于囊袋内，另一枚 IOL 植入于睫状沟[58]。这也被称为暂时性的多 IOL[59]。随着眼轴增长导致过多近视，植入睫状沟内的 IOL 将被取出。患儿 IOL 度数植入术后最初的屈光状态是正视眼，前部 IOL 占总 IOL 度数的 20% 为佳。儿童背驮式 IOL 计算器是基于 Excel 文档的电子表格，它可以估算背驮式 IOL 在使用期内的屈光范围，帮助医生估计移除前部

IOL[60]的时间和屈光效果。

8.7 总结

- 在 IOL 植入及 IOL 度数选择之前，必须仔细考虑眼部的基线特征、单/双眼、患儿年龄、早期青光眼的风险、长期的视觉康复计划等因素。
- 由于显著眼轴增长和近视漂移，接受手术的婴幼儿至少预留 +6D 屈光度数，并且术后屈光状态变异度较大。最大的近视漂移发生在术后的前 6 个月和 2 岁之前，在这之后呈现持续但是缓慢线性的变化。
- 由于生物学测量的复杂性，婴幼儿的术后目标屈光度预测误差较大。
- 部分研究发现 SRK Ⅱ 公式欠准确，可使用 SRK/T 和 Holladay 公式逐渐被使用。

（卢奕 译 赵云娥 校）

参考文献

1. Gordon RA, Donzis PB. Refractive development of the human eye. Arch Ophthalmol. 1985;103(6):785–9.
2. Flitcroft DI, Knight-Nanan D, Bowell R, Lanigan B, O'Keefe M. Intraocular lenses in children: changes in axial length, corneal curvature, and refraction. Br J Ophthalmol. 1999;83(3):265–9.
3. VanderVeen DK, Nizam A, Lynn MJ, Bothun ED, McClatchey SK, Weakley DR, DuBois LG, Lambert SR, Infant Aphakia Treatment Study Group. Predictability of intraocular lens calculation and early refractive status: the Infant Aphakia Treatment Study. Arch Ophthalmol. 2012;130(3):293–9. doi:10.1001/archophthalmol.2011.358.
4. The Infant Aphakia Treatment Study Group. Design and clinical measures at enrollment. Arch Ophthalmol. 2010;128(1):21–7.
5. Lambert SR, Lynn MJ, DuBois LG, Cotsonis GA, Hartmann EE, Wilson ME, Infant Aphakia Treatment Study Group. Axial elongation following cataract surgery during the first year of life in the Infant Aphakia Treatment Study. Invest Ophthalmol Vis Sci. 2012;53(12):7539–45. doi:10.1167/iovs.12-10285.
6. Lambert SR, Lynn MJ, Hartmann EE, DuBois L, Drews-Botsch C, Freedman SF, Plager DA, Buckley EG, Wilson ME, Group IATS. Comparison of contact lens and intraocular lens correction of monocular aphakia during infancy: a randomized clinical trial of HOTV optotype acuity at age 4.5 years and clinical findings at age 5 years. JAMA Ophthalmol. 2014;132(6):676–82. doi:10.1001/jamaophthalmol.2014.531.
7. Fan DS, Rao SK, Yu CB, Wong CY, Lam DS. Changes in refraction and ocular dimensions after cataract surgery and primary intraocular lens implantation in infants. J Cataract Refract Surg. 2006;32((7):1104–8.
8. Vasavada AR, Raj SM, Nihalani B. Rate of axial growth after congenital cataract surgery. Am J Ophthalmol. 2004;138(6):915–24. doi:10.1016/j.ajo.2004.06.068.
9. Griener ED, Dahan E, Lambert SR. Effect of age at time of cataract surgery on subsequent axial length growth in infant eyes. Cataract Refract Surg. 1999;25(9):1209–13.
10. Hutchinson AK, Wilson ME, Saunders RA. Outcomes and ocular growth rates after intraocular lens implantation in the first 2 years of life. J Cataract Refract Surg. 1998;24(6):846–52.
11. Hussin HM, Markham R. Changes in axial length growth after congenital cataract surgery and intraocular lens implantation in children younger than 5 years. J Cataract Refract Surg. 2009;35(7):1223–8. doi:10.1016/j.jcrs.2009.03.015.
12. Sminia ML, de Faber JT, Doelwijt DJ, Wubbels RJ, Tjon-Fo-Sang M. Axial eye length growth and final refractive outcome after unilateral paediatric cataract surgery. Br J Ophthalmol. 2010;94(5):547–50. doi:10.1136/bjo.2009.160192.
13. McClatchey SK, Dahan E, Maselli E, Gimbel HV, Wilson ME, Lambert SR, Buckley EG, Freedman SF, Plager DA, Parks MM. A comparison of the rate of refractive growth in pediatric aphakic and pseudophakic eyes. Ophthalmology. 2000;107(1):118–22.
14. Superstein R, Archer SM, Del Monte MA. Minimal myopic shift in pseudophakic versus aphakic pediatric cataract patients. J AAPOS. 2002;6:271–6.
15. Dahan E, Drusedau MU. Choice of lens and dioptric power in pediatric pseudophakia. J Cataract Refract Surg. 1997;23 Suppl 1:618–23.
16. Lambert SR, Buckley EG, Plager DA, Medow NB, Wilson ME. Unilateral intraocular lens implantation during the first six months of life. J AAPOS. 1999;3(6):344–9.
17. O'Keefe M, Fenton S, Lanigan B. Visual outcomes and complications of posterior chamber intraocular lens implantation in the first year of life. J Cataract Refract Surg. 2001;27(12):2006–11.
18. Crouch ER, Pressman SH. Prospective analysis of pediatric pseudophakia: myopic shift and postoperative outcomes. J AAPOS. 2002;6(5):277–82.
19. Gouws P, Hussin HM, Markham RH. Long term results of primary posterior chamber intraocular lens implantation for congenital cataract in the first year of life. Br J Ophthalmol. 2006;90(8):975–8. doi:10.1136/bjo.2006.094656.
20. Ashworth JL, Maino AP, Biswas S, Lloyd IC. Refractive outcomes after primary intraocular lens implantation in

infants. Br J Ophthalmol. 2007;91(5):596–9. doi:10.1136/bjo.2006.108571.

21. Astle WF, Ingram AD, Isaza GM, Echeverri P. Paediatric pseudophakia: analysis of intraocular lens power and myopic shift. Clin Experiment Ophthalmol. 2007;35(3):244–51. doi:10.1111/j.1442-9071.2006.01446.x.

22. Hoevenaars NE, Polling JR, Wolfs RC. Prediction error and myopic shift after intraocular lens implantation in paediatric cataract patients. Br J Ophthalmol. 2011;95(8):1082–5. doi:10.1136/bjo.2010.183566.

23. Hutchinson AK, Drews-Botsch C, Lambert SR. Myopic shift after intraocular lens implantation during childhood. Ophthalmology. 1997;104 (11):1752–7.

24. Inatomi M, Kora Y, Kinohira Y, Yaguchi S. Long-term follow-up of eye growth in pediatric patients after unilateral cataract surgery with intraocular lens implantation. J AAPOS. 2004;8(1):50–5. doi:10.1016/S1091853103002544.

25. Chen TC, Walton DS, Bhatia LS. Aphakic glaucoma after congenital cataract surgery. Arch Ophthalmol. 2004;122(12):1819–25. doi:10.1001/archopht.122.12.1819.

26. Gochnauer AC, Trivedi RH, Hill EG, Wilson ME. Interocular axial length difference as a predictor of postoperative visual acuity after unilateral pediatric cataract extraction with primary IOL implantation. J AAPOS. 2010;14(1):20–4. doi:10.1016/j.jaapos.2009.10.015.

27. Lambert SR, Archer SM, Wilson ME, Trivedi RH, del Monte MA, Lynn M. Long-term outcomes of undercorrection versus full correction after unilateral intraocular lens implantation in children. Am J Ophthalmol. 2012;153(4):602–608, 608.e601. doi:10.1016/j.ajo.2011.08.046.

28. Ben-Zion I, Neely DE, Plager DA, Ofner S, Sprunger DT, Roberts GJ. Accuracy of IOL calculations in children: a comparison of immersion versus contact A-scan biometry. J AAPOS. 2008;12(5):440–4. doi:10.1016/j.jaapos.2008.03.016.

29. Moore DB, Ben Zion I, Neely DE, Plager DA, Ofner S, Sprunger DT, Roberts GJ. Accuracy of biometry in pediatric cataract extraction with primary intraocular lens implantation. J Cataract Refract Surg. 2008;34(11):1940–7. doi:10.1016/j.jcrs.2008.07.019.

30. Trivedi RH, Wilson ME. Prediction error after pediatric cataract surgery with intraocular lens implantation: contact versus immersion A-scan biometry. J Cataract Refract Surg. 2011;37(3):501–5. doi:10.1016/j.jcrs.2010.09.023.

31. Mezer E, Rootman DS, Abdolell M, Levin AV. Early postoperative refractive outcomes of pediatric intraocular lens implantation. J Cataract Refract Surg. 2004;30(3):603–10. doi:10.1016/j.jcrs.2003.07.002.

32. Eibschitz-Tsimhoni M, Tsimhoni O, Archer SM, Del Monte MA. Discrepancies between intraocular lens implant power prediction formulas in pediatric patients. Ophthalmology. 2007;114(2):383–6. doi:10.1016/j.ophtha.2006.06.063.

33. Narvaez J, Zimmerman G, Stulting RD, Chang DH. Accuracy of intraocular lens power prediction using the Hoffer Q, Holladay 1, Holladay 2, and SRK/T formulas. J Cataract Refract Surg. 2006;32(12):2050–3. doi:10.1016/j.jcrs.2006.09.009.

34. Neely DE, Plager DA, Borger SM, Golub RL. Accuracy of intraocular lens calculations in infants and children undergoing cataract surgery. J AAPOS. 2005;9(2):160–5. doi:10.1016/j.jaapos.2004.12.010.

35. Andreo LK, Wilson ME, Saunders RA. Predictive value of regression and theoretical IOL formulas in pediatric intraocular lens implantation. J Pediatr Ophthalmol Strabismus. 1997;34(4):240–3.

36. Kekunnaya R, Gupta A, Sachdeva V, Rao HL, Vaddavalli PK, Om Prakash V. Accuracy of intraocular lens power calculation formulae in children less than two years. Am J Ophthalmol. 2012;154(1):13–19.e12. doi:10.1016/j.ajo.2011.11.031.

37. Nihalani BR, VanderVeen DK. Comparison of intraocular lens power calculation formulae in pediatric eyes. Ophthalmology. 2010;117(8):1493–9. doi:10.1016/j.ophtha.2009.12.031.

38. VanderVeen DK, Trivedi RH, Nizam A, Lynn MJ, Lambert SR, Infant Aphakia Treatment Study Group. Predictability of intraocular lens power calculation formulae in infantile eyes with unilateral congenital cataract: results from the Infant Aphakia Treatment Study. Am J Ophthalmol. 2013;156(6):1252–1260.e1252. doi:10.1016/j.ajo.2013.07.014.

39. Trivedi RH, Wilson ME, Reardon W. Accuracy of the Holladay 2 intraocular lens formula for pediatric eyes in the absence of preoperative refraction. J Cataract Refract Surg. 2011;37(7):1239–43. doi:10.1016/j.jcrs.2011.01.021.

40. Tromans C, Haigh PM, Biswas S, Lloyd IC. Accuracy of intraocular lens power calculation in paediatric cataract surgery. Br J Ophthalmol. 2001;85(8):939–41.

41. Eibschitz-Tsimhoni M, Tsimhoni O, Archer SM, Del Monte MA. Effect of axial length and keratometry measurement error on intraocular lens implant power prediction formulas in pediatric patients. J AAPOS. 2008;12(2):173–6. doi:10.1016/j.jaapos.2007.10.012.

42. VanderVeen DK, Trivedi RH, Nizam A, Lynn MJ, Lambert SR, for the Infant Aphakia Treatment Study Group. Response to letter to the editor re: predictability of intraocular lens power calculation formulae in infantile eyes with unilateral congenital cataract: results from the Infant Aphakia Treatment Study. Am J Ophthalmol. 2014;157:1333.

43. Joshi P, Mehta R, Ganesh S. Accuracy of intraocular lens power calculation in pediatric cataracts with less than a 20 mm axial length of the eye. Nepal J Ophthalmol. 2014;6(11):56–64. doi:10.3126/nepjoph.v6i1.10773.

44. Enyedi 1 B, Peterseim MW, Freedman SF, Buckley EG. Refractive changes after pediatric intraocular lens implantation. Am J Ophthalmol. 1998;126(6):772–81.

45. Plager DA, Kipfer H, Sprunger DT, Sondhi N, Neely DE. Refractive change in pediatric pseudophakia: a 6-year follow-up. J Cataract Refract Surg. 2002;28 (5):810–5.

46. McClatchey SK. Intraocular lens calculator for childhood cataract. J Cataract Refract Surg. 1998;24(8):1125–9.

47. McClatchey SK, Parks MM. Theoretic refractive changes after lens implantation in childhood. Ophthalmology. 1997;104(11):1744–51.

48. Kim DH, Kim JH, Kim SJ, Yu YS. Long-term results of bilateral congenital cataract treated with early cataract surgery, aphakic glasses and secondary IOL implantation. Acta Ophthalmol. 2012;90(3):231–6. doi:10.1111/j.1755-3768.2010.01872.x.

49. Wilson ME, Englert JA, Greenwald MJ. In-the-bag secondary intraocular lens implantation in children. J AAPOS. 1999;3(6):350–5.

50. Wilson ME, Hafez GA, Trivedi RH. Secondary in-the-bag intraocular lens implantation in children who have been aphakic since early infancy. J AAPOS. 2011;15(2):162–6. doi:10.1016/j.jaapos.2010.12.008.

51. Buckley EG. Scleral fixated (sutured) posterior chamber intraocular lens implantation in children. J AAPOS. 1999;3(5):289–94.

52. Nihalani BR, VanderVeen DK. Secondary intraocular lens implantation after pediatric aphakia. J AAPOS. 2011;15(5):435–40. doi:10.1016/j.jaapos.2011.05.019.

53. Moore DB, Ben Zion I, Neely DE, Roberts GJ, Sprunger DT, Plager DA. Refractive outcomes with secondary intraocular lens implantation in children. J AAPOS. 2009;13(6):551–4. doi:10.1016/j.jaapos.2009.09.012.

54. Shenoy BH, Mittal V, Gupta A, Sachdeva V, Kekunnaya R. Refractive outcomes and prediction error following secondary intraocular lens implantation in children: a decade-long analysis. Br J Ophthalmol. 2013;97(12):1516–9. doi:10.1136/bjophthalmol-2012-302775.

55. Abdel-Hafez G. Comparison of aphakic refraction formulas for secondary in-the-bag intraocular lens power estimation in children. J AAPOS. 2011;15(5):432–4. doi:10.1016/j.jaapos.2011.05.021.

56. Hug T. Use of the aphakic refraction in intraocular lens (IOL) power calculations for secondary IOLs in pediatric patients. J Pediatr Ophthalmol Strabismus. 2004;41(4):209–11.

57. Khan AO, AlGaeed A. Paediatric secondary intraocular lens estimation from the aphakic refraction alone: comparison with a standard biometric technique. Br J Ophthalmol. 2006;90(12):1458–60. doi:10.1136/bjo.2006.100834.

58. Gayton JL, Sanders VN. Implanting two posterior chamber intraocular lenses in a case of microphthalmos. J Cataract Refract Surg. 1993;19(6):776–7.

59. Wilson ME, Peterseim MW, Englert JA, Lall-Trail JK, Elliott LA. Pseudophakia and polypseudophakia in the first year of life. J AAPOS. 2001;5(4):238–45. doi:10.1067/mpa.2001.116867.

60. Boisvert C, Beverly DT, McClatchey SK. Theoretical strategy for choosing piggyback intraocular lens powers in young children. J AAPOS. 2009;13(6):555–7. doi:10.1016/j.jaapos.2009.10.001.

第9章 人工晶状体囊袋内植入和后囊膜切开的技术要领

Jane L. Ashworth and Ian Christopher Lloyd

儿童白内障手术中人工晶状体(Intraocular Lens,IOL)植入及后囊膜处理技术是维持视轴清晰、实现最佳视觉效果的关键因素。若在婴幼儿 IOL 植入术中保留完整后囊膜,视轴区混浊(visual axis opacification,VAO)是术后最常见的并发症[1,2]。囊袋内 IOL 植入可以使术后并发症的风险最小化,如晶状体脱位和术后炎症反应等。而后囊膜切开术和前段玻璃体切除术可以降低白内障手术后 VAO 的风险。本章将讨论儿童白内障术中 IOL 植入的安全性,适用的 IOL 类型、植入方式及固定技术,后囊膜切开术和前段玻璃体切除术的时间及手术技术要领。

9.1 儿童白内障手术植入人工晶状体的时机

对于年龄较大的儿童,IOL 植入安全、预测性好,目前白内障手术医生对 2 岁以上的儿童在白内障术中常规植入 IOL。而近期有两项研究为儿童白内障术中 IOL 植入的疗效和安全性提供了证据,婴儿无晶状体眼治疗研究(infant aphakic treatment study,IATS)和 IOLu2 研究(IOLunder2 cohort study)都明确强调相比无晶状体眼,较小年龄植入 IOL 发生围手术期、术后相关并发症的频率较高[3-5]。

IATS 的随机对照试验随访 4.5 年的结果表明,对比单眼儿童白内障患儿(手术年龄为 6 个月或以下)植入 IOL 与无晶状体眼佩戴隐形眼镜,两者在视力方面无明显差异[6]。此外,IATS 发现 IOL 植入术后不良反应较多,特别是 VAO,瞳孔区渗出膜形成和瞳孔偏位。作者还报道了婴幼儿植入 IOL 的二次手术率较高(隐形眼镜组 21%,IOL 组 72%)。IOLu2 是一项英国和爱尔兰的大队列研究,研究对象为 2 岁以下的单眼和双眼先天性白内障儿童。研究结果显示,较无晶状体眼,双眼 IOL 植入 1 年后有更好的视觉效果,但同 IATS 的研究结果一样,IOL 组有更高的再手术率[5]。

所以我们建议 6 个月以内的单眼先天性白内障进行 IOL 植入要慎重(除非无晶体眼矫正困难)。而对于双眼白内障患儿,应向其父母或照顾者概述目前 IOL 应用与否的证据,讨论适当的手术治疗方案;对已知视力提高非常有限的双眼白内障手术必须要同时考虑术后并发症增加的风险,若需要进一步手术,经历多次全身麻醉,可能对婴幼儿大脑发育造成伤害,导致认知及神经发育缺陷。

应该注意的是很多先天性白内障眼是小眼球或存在很多眼前段异常。如果问题严重,应避免白内障手术时植入 IOL。

9.2　人工晶状体类型的选择

疏水性丙烯酸酯材料的 IOL 是大多数手术医生进行儿童白内障手术的首选[7]。IATS 中手术医生使用 Acrysof SN60AT IOL（单襻疏水丙烯酸酯 IOL，Alcon 实验室，沃思堡，得克萨斯州）植入囊袋或 Acrysof MA60AT 3（三片式疏水丙烯酸酯 IOL，Alcon 实验室）植入睫状沟。Acrysof MA30AT IOL 光学面只有 5.5mm，比较容易植入 1 岁以下的婴儿囊袋内（图 9.1）。对白内障手术年龄小于 12 个月的患儿研究发现术中植入 4 种不同疏水丙烯酸酯 IOL（Acrysof MA60AC，SA60AT，SN60AT，SN60WF），术后 VAO 发生率没有区别[8]。其他可以考虑用于儿童的疏水丙烯酸酯 IOL 包括 Bausch & Lomb 的 enVista 和 Hoya 的 iSert。Bausch & Lomb IOL 声称不会出现"闪辉"现象，"闪辉"现象有时出现在一些疏水性丙烯酸酯材料。但以作者的经验，即使出现闪辉，通常也没有症状。

研究已证实使用聚甲基丙烯酸甲酯（PMMA）IOL 会发生更多的并发症如前囊膜

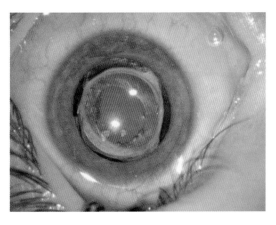

图 9.1　4 岁的儿童，LEC 增殖迁移接近视轴。患儿在婴儿期接受前囊膜连续环形撕囊（continuous circular capsulorhexis，CCC）+ 晶状体切除 + 后囊膜 CCC+ 前段玻璃体切除术 + 囊袋内植入三片式 MA30 丙烯酸 IOL

撕裂、虹膜脱出、IOL 移位、IOL 光学面瞳孔夹持及纤维蛋白性葡萄膜炎。这些可能与植入 IOL 需要较大的切口[9]，及术中、术后相关并发症有关（如：葡萄膜炎、色素沉积、虹膜前粘连和后粘连等）。然而儿童白内障术中植入 IOL 的类型（PMMA 或丙烯酸酯）似乎不会显著影响后囊膜混浊（posterior capsule opacification，PCO）的发病率[9]，但从长远来看，疏水性丙烯酸酯 IOL 的使用，可能会使 PCO 有所减少[10-13]。

9.3　人工晶状体植入的技巧

作者更喜欢角膜切口而不是角膜缘或巩膜切口。用角膜刀制作上方切口是晶状体切除术最开始的步骤，注入黏弹剂，完成撕囊后，需要暂时缝合切口。这种缝合可保持前房的稳定性，有利于随后的晶状体切除。用穿刺刀（MVR 刀）在 3 点和 9 点处做两个侧切口，用于放置玻璃体切割头和灌注针头。晶状体切除术具体操作详见第 7 章。另一种替代技术是制作两个穿刺口，使用玻璃体切割头完成前囊膜切除，并在晶状体切除后，扩大其中一个穿刺口，植入 IOL（而不是使用 3 个切口）。不管使用哪种方法，在植入 IOL 之前，必须保证角膜切口大小约 3.0mm，囊袋内充满黏弹剂，分离前后囊膜，确保有足够的空间植入 IOL，一片注入式 IOL（例如：Acrysof SN60AT）也可以在后囊膜切开术后植入[14]。但是植入时需要十分小心，因前襻易绊住脆弱或有缺陷的后囊，导致进一步的囊膜撕裂和晶状体脱离进入玻璃体腔，故在后圆锥晶状体患儿中应慎用（图 9.2）。一片式 SA60 IOL 借助黏弹剂折叠于推注器内，自扩大的角膜切口推注于前囊膜平面，然后轻轻地将 IOL 推注至囊袋内。注意避免 IOL 穿过后囊或破坏囊袋。

三片式 IOL（例如：Acrysof MA30AT 或 MA60AT）可以较为可控的方式直接放入囊

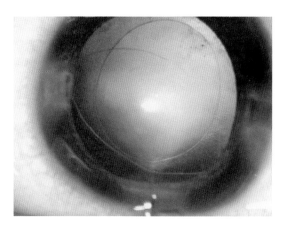

图 9.2 后圆锥晶状体患儿在前囊膜 CCC 及晶状体切除后(IOL 植入前)可见明显的大椭圆形后囊膜缺损

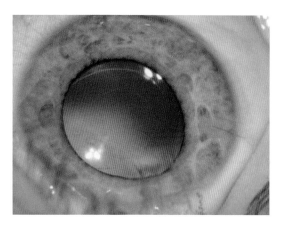

图 9.3 两岁儿童,术后当时照片,前囊 CCC、晶状体切除、后囊 CCC 联合前段玻璃体切除术,一片式 SA60 丙烯酸 IOL 植入于囊袋内

袋内,对于后囊膜切开术后的婴幼儿可能技术难度小一点。三片式的 Acrysof MA60AT 和 MA30AT 的 IOL 手动折叠后用植入镊直接植入。首先将前襻置于囊袋赤道部平面,注意不要干扰或损坏后囊膜开口。将光学面推送至前囊平面慢慢展开。然后用平台镊夹住后襻,旋转手腕,转入囊袋内。随后第二个器械(如:IOL 调位钩)自侧切口进入前房,轻压光学面,轻轻释放后可确保襻随光学面进入到囊袋内,此方法需要 IOL 的调位是最小。

9.4 人工晶状体植入的位置

对于 IOL 植入的位置手术医生有几种选择。

IOL 可以置于囊袋内,也就是在前囊和后囊之间(类似成人的囊外白内障手术)(图 9.3)。但在后囊异常、撕裂或不稳定时,IOL 可使用前囊口夹持的方式,将襻置于睫状沟,IOL 夹持于前囊膜后。其他技术包括把襻置于睫状沟中,IOL 夹持于前后囊膜后方(光学面位于后囊口后方)。或者襻位于囊袋内,而 IOL 光学面如纽扣式置于后囊口后方[1,2,15,16]。襻的初始位置确定后,再调整光

学面的位置(在足够的黏弹剂维持前房状态下),用器械轻轻施压于 IOL 光学面,使其通过撕囊口(图 9.5)。

与睫状沟植入 IOL 相比,囊袋内的 IOL 植入更加稳定,术后炎症风险低。然而,IOL 光学面后囊口夹持可能有更长久的稳定性和居中性,防止玻璃体溢出[15],并可能降低或延迟 VAO 的发生[17,18]。

有一种被称为"IOL 中的囊袋"的 IOL 植入技术,已广泛应用于欧洲[19]。首先制作一个相同尺寸的前囊口及后囊口(5.0 毫米),接着植入 IOL,囊口的边缘固定于 IOL 周边的凹槽中。这有利于把晶状体上皮细胞(Lens epithelial cells,LEC)挡在囊袋内,根除了 LEC 增生迁移的可能性。

9.5 后囊膜切开术和前段玻璃体切除术的时机

保留完整的后囊膜,术后短期将会发生视轴区混浊(VAO),年龄越小,晶状体上皮细胞(LEC)增殖能力越强[1,2],VAO 发生越快。后囊膜连续环形撕囊术(posterior continuous capsularhexis,PCC)和前段玻璃体切除术可

以降低或延迟 VAO 的发生[13,16,18,20,21]（图9.4）。行 PCC 和前段玻璃体切除术的确切年龄还不能确定，这与随访的依从性和 Nd：YAG 激光囊膜切开术的配合程度有关。据报道在八岁及以下手术的患儿 VAO 发病率明显更高[22]。其他作者建议 6 岁以下患儿行 PCC 可有效预防 VAO[23]。

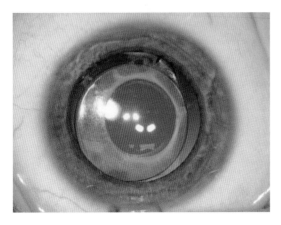

图 9.4　5 岁患儿，CCC+ 晶状体切除术 + 后囊膜 CCC+ 前段玻璃体切除术 + 囊袋内植入一片式 SA60 丙烯酸酯 IOL 术后 2 个月

在延迟或预防 VAO 方面，单独行 PCC 比 PCC 联合前段玻璃体切除术效果差[18,24]，因为玻璃体前界膜可作为支架，为 LEC 提供增殖移行的结构基础，从而发生 VAO。在未开展前部玻璃体切除之前，PCC 联合光学面后囊口夹持被建议作为预防 VAO 的方法[17]，但后来证明 PCC 联合前段玻璃体切除术更有效[18]。另有研究提示 7 岁以下患儿行 PCC 联合前段玻璃体切除术是白内障术后保持视轴清晰的重要步骤[25]。作者们倾向于对 5 岁及以下患儿全部行 PCC 联合前段玻璃体切除术。

9.6　后囊膜切开术的技术要领

后囊膜切开术有几种手术方式，选择取

决于每个患儿的临床特征、手术医生的经验偏好以及设备。经常使用的技术包括手法连续环形撕囊术（CCC），"双切口推拉撕囊术"及经平坦部玻璃体切割头切除术。儿童白内障手术医生可选择适合自己的技术进行 PCC。后囊膜切开术还可以应用于如先天性后囊膜缺损或后囊膜斑块等情况。

后囊膜切开术和前段玻璃体切除术可在 IOL 植入之前进行；也可在 IOL 植入后（可从前部入路将玻璃体切割头伸入 IOL 后方，或通过平坦部入路进入进行后囊膜切开或通过手法后囊 CCC，后进行前段玻璃体切除术）。在 IOL 植入之前进行 PCC，必要时可使用 0.06% 的台盼蓝以清晰观察后囊膜[26]，在充满黏弹剂后注入，随后用平衡盐溶液置换前房黏弹剂。

后囊膜切开术也可在植入 IOL 之前进行，使用玻璃体切割头切除后囊膜。理想的后囊膜切开口直径（约 4 毫米）应小于前囊口，并且为了保持视轴清晰应为圆形居中。如果后囊膜有斑块［例如永存胚胎血管（persistent fetal vasculature，PFV）］，此操作可能会有点困难，必要时可用眼内镊或囊膜剪处理。存在晶状体后圆锥时，后囊膜异常薄且易碎，更适合运用这种技术。如果术前存在后囊膜缺损，有必要使用玻璃体切割头适当的扩大或修剪缺损区。

一些手术医生喜欢手工后囊膜 CCC，首先用针打开后囊，然后注入黏弹剂充满囊袋，再用撕囊镊完成后囊膜 CCC[27]。后囊膜 CCC 应该比前囊口更小更居中。需要注意的是后囊膜中央穿刺后过量黏弹剂的注入可能增加后囊膜 CCC 向赤道部裂开的风险。

据报道，"双切口推拉撕囊术"[29]也是完成后囊膜切开的可靠方法之一。在前房充满黏弹剂的情况下用针头在后囊制作两个平行切口，然后用撕囊镊向中央延伸这两个切口以完成后囊撕除。Hamada 等报道应用此技术行后囊切开的 41 例患者没有出现一例玻璃体

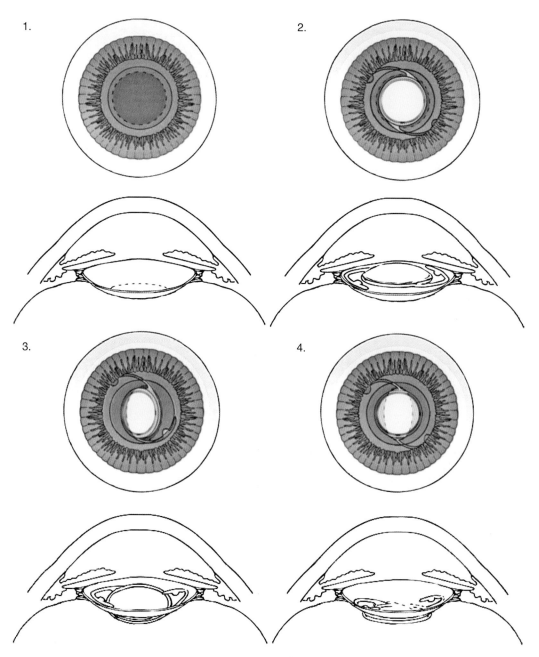

图 9.5 这一系列图片展示了三片式 IOL 从 "囊袋内" 植入后,光学面穿过后囊口,置于后囊膜后方(图片由 C. Kilduff 博士提供)

溢出。由于采用此方法制作的后囊口呈椭圆形,随后有学者又发明了一种四切口的技术来改善后囊口的形态(Mohammadpour JCRS)[30]。

经平坦部后囊膜切开术和前段玻璃体切除术也可以在 IOL 植入后进行。在 PCC

之前植入 IOL 更容易操作,也可减少玻璃体溢出的风险。在此技术中,需在颞上方或鼻上方制作平坦部巩膜切口。在不足 12 个月的患儿,该切口应位于角膜缘后 2mm 处,在 12~48 个月患儿制作于角膜缘后 2.5mm,

4~10 岁的患儿可增加到 3mm,10 岁以上为 3.5mm。制作方法:用结膜剪剪开结膜、分离球结膜下筋膜以暴露巩膜,用穿刺刀制作巩膜切口。灌注经角膜穿刺口固定于前房,玻璃体切割头穿过巩膜切口位于囊袋和晶状体后方,进行后囊膜切开以及前段玻璃体切除术。结束后仔细检查巩膜切口并清除玻璃体,然后用 7.0 或 8.0 可吸收缝线缝合巩膜切口,以及覆盖其上的筋膜和结膜。

后囊膜的手工撕囊术也可以在植入 IOL 后经平坦部用撕囊镊进行[1]。

其他后囊膜切开技术包括使用射频透热撕囊术(radiofrequency diathermy)[32]和 Fugo 刀片辅助的等离子刀切囊术(Fugo blade assisted plasma ablation)[33]。

9.7 前段玻璃体切除术的技术要领

前段玻璃体切除术一般在后囊膜切开术之后立刻进行,可以在 IOL 植入前也可以在植入后。前段玻璃体切除术可以在黏弹剂充满时,无灌注环境下进行,这样可减少玻璃体水化并进入前房的风险。进行前段玻璃体切除术主要是切除后囊膜后方约三分之一的玻璃体。前房内可注入无防腐剂醋酸曲安奈德,使前部玻璃体可视化[34,35],也可用于玻璃体切割术及 IOL 植入术后以便彻底清除残余玻璃体。但前房内使用类固醇可引起继发性高眼压或青光眼,然而有研究对 43 眼白内障手术儿童中使用曲安奈德,随访 12 个月并没有发现眼压升高[35]。

9.8 后囊膜异常的处理

15 岁以下行白内障手术的患儿有 13%存在后囊膜斑块[36],并且通常与永存胚胎血管相关。小的斑块可以通过手动 PCC 撕除,然而大的斑块可能需要通过玻璃体切除术去除,有时需要眼内剪去除,这可能导致后囊孔容易撕裂,因此植入 IOL 时一定要谨慎。

在晶状体切除过程中可能出现后囊膜破裂,或者术前存在的后囊膜缺损(比如:晶状体后圆锥)会更加明显。在这些情况下,可能需要用玻璃体切割头修边以确保植入 IOL 之前后囊口是居中、稳定的,并且前段玻璃体切除术应在 IOL 植入之前进行,必须考虑给予 IOL 与囊袋相对位置最稳定的状态。IOL 襻置于睫状沟并且将光学面向后夹持(夹持于前囊口后或前后囊口后),往往是这种情况下最佳的选择。

9.9 人工晶状体植入的并发症

IOL 植入术中并发症包括 IOL 通过后囊口脱位,需要重新调位甚至取出;后囊膜破裂,后囊口过大,虹膜嵌顿于切口。IOL 植入和 PCCC 术后并发症包括 LEC 增殖、瞳孔区渗出膜、VAO、玻璃体溢出、葡萄膜炎、瞳孔异位、色素沉积、虹膜后粘连、虹膜前粘连。在过去的 30 年中,IOL 植入技术颠覆了儿童白内障手术,尤其是对于 2 岁以上的儿童。

9.10 总结

IOL 植入在过去的 30 年中颠覆了儿童白内障手术,尤其是 2 岁以上儿童。目前的证据表明,对于婴儿白内障手术,宜选择合适病例谨慎实行 IOL 植入术。对后囊膜及前段玻璃体进行适当的处理可以很好的减少视轴区混浊(VAO)。儿童白内障手术医生应学习、掌握各种手术技巧,以便所有患者获得最佳的视觉效果。

(罗怡 译 赵云娥 校)

参考文献

1. Vasavada AR, Praveen MR, Tassignon MJ, Shah SK, Vasavada VA, Van Looveren J, De Veuster I, Trivedi RH. Posterior capsule management in congenital cataract surgery. J Cataract Refract Surg. 2011;37(1):173–93.

2. Vasavada AR, Shah SK, Praveen MR, Vasavada VA, Trivedi RH, Karve SJ. Pars plicata posterior continuous curvilinear capsulorhexis. J Cataract Refract Surg. 2011;37(2):221–3.

3. Plager DA, Lynn MJ, Buckley EG, Wilson ME, Lambert SR. Complications, adverse events and additional intraocular surgery one year after cataract surgery in the Infant Aphakia Treatment Study. Ophthalmology. 2011;118(12):2330–4.

4. Plager DA, Lynn MJ, Buckley EG, Wilson ME, Lambert SR, Infant Aphakia Treatment Study Group. Complications in the first 5 years following cataract surgery in infants with and without intraocular lens implantation in the Infant Aphakia Treatment Study. Am J Ophthalmol. 2014;158(5):892–8.

5. Solebo AL, Russell-Eggitt I, Cumberland PM, Rahi JS, British Isles Congenital Cataract Interest Group. Risks and outcomes associated with primary intraocular lens implantation in children under 2 years of age: the IoLunder2 cohort study. Br J Ophthalmol. 2015;99(11):1471–6.

6. Infant Aphakia Treatment Study Group, Lambert SR, Lynn MJ, Hartmann EE, DuBois L, Drews-Botsch C, Freedman SF, Plager DA, Buckley EG, Wilson ME. Comparison of contact lens and intraocular lens correction of monocular aphakia during infancy: a randomized clinical trial of HOTV optotype acuity at age 4.5 years and clinical findings at age 5 years. JAMA Ophthalmol. 2014;132(6):676–82.

7. Medsinge A, Nischal KK. Pediatric cataract: challenges and future directions. Clin Ophthalmol. 2015;9:77–90.

8. Trivedi RH, Wilson ME, Vasavada AR, Shah SK, Vasavada V, Vasavada VA. Visual axis opacification after cataract surgery and hydrophobic acrylic intraocular lens implantation in the first year of life. J Cataract Refract Surg. 2011;37(1):83–7.

9. Rowe NA, Biswas S, Lloyd IC. Primary IOL implantation in children: a risk analysis of foldable acrylic v PMMA lenses. Br J Ophthalmol. 2004;88(4):481–5.

10. Küchle M, Lausen B, Gusek-Schneider GC. Results and complications of hydrophobic acrylic vs PMMA posterior chamber lenses in children under 17 years of age. Graefes Arch Clin Exp Ophthalmol. 2003;241(8):637–41.

11. Wilson Jr ME, Trivedi RH, Buckley EG, Granet DB, Lambert SR, Plager DA, Sinskey RM, Vasavada AR. ASCRS white paper. Hydrophobic acrylic intraocular lenses in children. J Cataract Refract Surg.

2007;33(11):1966–73.

12. Panahi-Bazaz MR, Zamani M, Abazar B. Hydrophilic Acrylic versus PMMA Intraocular Lens Implantation in Pediatric Cataract Surgery. J Ophthalmic Vis Res. 2009;4(4):201–7.

13. Ram J, Brar GS, Kaushik S, Gupta A, Gupta A. Role of posterior capsulotomy with vitrectomy and intraocular lens design and material in reducing posterior capsule opacification after pediatric cataract surgery. J Cataract Refract Surg. 2003;29(8):1579–84.

14. Trivedi RH, Wilson Jr ME. Single-piece acrylic intraocular lens implantation in children. J Cataract Refract Surg. 2003;29(9):1738–43.

15. Gimbel HV, DeBroff BM. Intraocular lens optic capture. J Cataract Refract Surg. 2004;30(1):200–6.

16. Dada T, Dada VK, Sharma N, Vajpayee RB. Primary posterior capsulorhexis with optic capture and intracameral heparin in paediatric cataract surgery. Clin Exp Ophthalmol. 2000;28(5):361–3.

17. Raina UK, Gupta V, Arora R, Mehta DK. Posterior continuous curvilinear capsulorhexis with and without optic capture of the posterior chamber intraocular lens in the absence of vitrectomy. J Pediatr Ophthalmol Strabismus. 2002;39(5):278–87.

18. Koch DD, Kohnen T. A retrospective comparison of techniques to prevent secondary cataract formation following posterior chamber intraocular lens implantation in infants and children. Trans Am Ophthalmol Soc. 1997;95:351–60.

19. Tassignon M, De Veuster I, Godts D, Kosec D, Van den Dooren K, Gobin L. Bag-in-the-lens intraocular lens implantation in the pediatric eye. J Cataract Refract Surg. 2007;33:611–7.

20. Guo S, Wagner RS, Caputo A. Management of the anterior and posterior lens capsules and vitreous in pediatric cataract surgery. J Pediatr Ophthalmol Strabismus. 2004;41(6):330–7.

21. Er H, Doganay S, Evereklioglu C, Erten A, Cumurcu T, Bayramlar H. Retrospective comparison of surgical techniques to prevent secondary opacification in pediatric cataracts. J Pediatr Ophthalmol Strabismus. 2000;37(5):294–8.

22. Vasavada AR, Trivedi RH, Nath VC. Visual axis opacification after AcrySof intraocular lens implantation in children. J Cataract Refract Surg. 2004;30(5):1073–81.

23. Jensen AA, Basti S, Greenwald MJ, Mets MB. When may the posterior capsule be preserved in pediatric intraocular lens surgery? Ophthalmology. 2002;109(2):324–7.

24. Vasavada A, Desai J. Primary posterior capsulorhexis with and without anterior vitrectomy in congenital cataracts. J Cataract Refract Surg. 1997;23(1):645–51.

25. Kugelberg M, Zetterström C. Pediatric cataract surgery with or without anterior vitrectomy. J Cataract Refract Surg. 2002;28(10):1770–3.

26. Sharma N, Balasubramanya R, Dada VK, Vajpayee RB. Efficacy of trypan blue in posterior capsulorhexis with optic capture in pediatric cataracts. BMC Ophthalmol. 2006;6:12.

27. Dholakia SA, Praveen MR, Vasavada AR, Nihalani

B. Completion rate of primary posterior continuous curvilinear capsulorhexis and vitreous disturbance during congenital cataract surgery. J AAPOS. 2006;10(4):351–6.

28. Hamada S, Low S, Walters BC, Nischal KK. Five-year experience of the 2-incision push-pull technique for anterior and posterior capsulorrhexis in pediatric cataract surgery. Ophthalmology. 2006;113(8):1309–14.

29. Nischal K. Two-incision push-pull capsularhexis for pedicatric cataract surgery. J Cataract Refract Surg. 2002;28(4):593–5.

30. Mohammadpour M. Four-incision capsularhexis in pediatric cataract surgery. J Cataract Refract Surg. 2007;33(7):1155–7.

31. Alexandrakis G, Peterseim MM, Wilson ME. Clinical outcomes of pars plana capsulotomy with anterior vitrectomy in pediatric cataract surgery. J AAPOS. 2002;6(3):163–7.

32. Comer RM, Abdulla N, O'Keefe M. Radiofrequency diathermy capsulorhexis of the anterior and posterior capsules in pediatric cataract surgery: preliminary results. J Cataract Refract Surg. 1997;23:641–4.

33. Sinha R, Bali SJ, Kumar C, Shekhar H, Sharma N, Titiyal JS, Vajpayee RB. Results of cataract surgery and plasma ablation posterior capsulotomy in anterior persistent hyperplastic primary vitreous. Middle East Afr J Ophthalmol. 2013;20(3):217–20.

34. Shah SK, Vasavada V, Praveen MR, Vasavada AR, Trivedi RH, Dixit NV. Triamcinolone-assisted vitrectomy in pediatric cataract surgery. J Cataract Refract Surg. 2009;35(2):230–2.

35. Praveen MR, Shah SK, Vasavada VA, Dixit NV, Vasavada AR, Garg VS, Trivedi RH. Triamcinolone-assisted vitrectomy in pediatric cataract surgery: intraoperative effectiveness and postoperative outcome. J AAPOS. 2010;14(4):340–4.

36. Praveen MR, Shah SK, Vasavada AR, Vasavada VA, Asnani PK, Anwar I, Trivedi RH. Incidence, management, and postoperative outcomes in pediatric eyes with coexisting posterior capsule plaque and cataract. J Cataract Refract Surg. 2010;36(12):2094–9.

第 10 章　儿童二期人工晶状体植入

Jan Tjeerd de Faber

人工晶状体（IOL）植入已经成为矫正白内障摘除术后无晶状体眼的标准方法。理想的状态是将 IOL 植入到囊袋内，这样就可以使其稳定地固定在最靠近节点的位置上。然而，在非常小的婴幼儿患者中植入 IOL 仍然是有争议的，因为这组患者中报告的不良事件发生率一直在增加。因此，临床上通常用角膜接触镜或框架眼镜来矫正术后无晶状体和远视屈光不正。这使得手术医生倾向于在眼睛的屈光状态（正视化）稳定或者不能耐受接触镜的较大儿童或成人时期再进行 IOL 植入术。

在以下这些情况下，二期植入 IOL 是一个很好的选择。不同的情况可采取不同的手术方式。

A. 足够的残余囊袋支撑的患者：

1. 将 IOL 放置在后房（睫状沟），位于残存的前后囊膜（Soemmerring 环）前部。

2. 将 IOL 放置在手术重新打开的囊袋内（除去残余晶状体皮质后）

B. 少量或无囊袋支撑的患者：

1. 巩膜固定型 IOL

2. IOL 缝合于虹膜后表面

3. 虹膜夹型 IOL 置于后房

4. 前房型 IOL

5. 虹膜夹型 IOL 置于前房

在存在完整居中的（非半脱位）囊袋及足够区域支撑的情况下，IOL 最稳定和最符合生理的位置是在囊袋内。大多数 IOL 的设计都是用于囊袋内植入的，并且具有较高的生物相容性。然而在某些情况下，如由于解剖学异常、或由于外伤后囊膜缺损严重或早已存在晶状体异位（例如：Marfan 综合征），这种手术方式是不可行的。

本章节概述了已开展的所有二期 IOL 植入的方法，无论是否有足够的囊袋支撑，这包括前房和虹膜夹型 IOL，以及虹膜夹型 IOL 置于后房和巩膜固定型 IOL，同时描述了特殊的 IOL 和手术方式，包括可能发生的并发症[1~4]。

10.1　有囊袋支撑的二期 IOL 植入

当残存的前后囊膜及 Soemmerring 环足以支撑 IOL 时，可以植入到睫状沟。手术医生可以通过穿刺刀（MVR 刀）等手术器械打开 Soemmerring 环并修剪它的尺寸，然后除去像"甜甜圈"一样的增生皮质。这使得二期植入时，IOL 能够置于前后囊膜之间[5]（图 10.1）。当这一方法不可行时，IOL 可以放在 Soemmerring 环的前面。然而手术医生应该注意到，随着儿童不断成长，Soemmerring 环的厚度不断增加，可能将光学区和襻向前推移，从而导致前房变浅。这又可能导致周边虹膜前粘连（PAS）和继发性青光眼的形成。

直到 20 世纪 90 年代末，出现了硬性

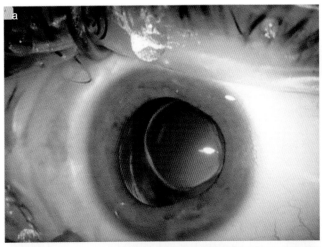
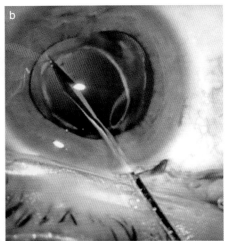
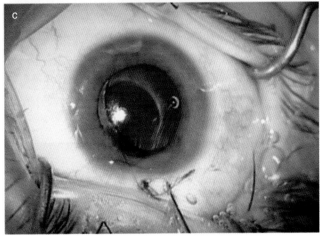

图 10.1 （a~c）打开 Soemmerring 环吸除增生的皮质，睫状沟植入 IOL。注意 6 点位周边虹膜前粘连

PMMA 材料的 IOL。这些 IOL 的硬性襻可阻止它们向前移动。目前最常用的 IOL 是由丙烯酸酯材料制成的软性 IOL。当这些 IOL 被放置在睫状沟中时，由于 Soemmerring 环的厚度逐渐增加，它们容易发生前移。笔者已经在几名术后数月的患者中观察到这种 IOL 被推入到前房的情况。检查发现由于 IOL 夹持致瞳孔变形。因此在睫状沟中植入这种类型的 IOL 时应小心谨慎。

一个替代选择是打开 Soemmerring 环，并吸除增生的晶状体皮质，以重新创建一个囊袋。这些残留的晶状体上皮细胞在一期白内障摘除术后堆积增生在前后晶状体囊袋之间。如果重建的囊袋具有足够的残余后囊膜，则可以将 IOL 植入囊袋中。如果囊袋在结构上不足以支撑"在囊袋内"固定，可将厚的 Soemerring 环去除或压平，形成更深的睫状沟，则可以将 IOL 放置其中。

10.2　睫状沟内植入 IOL

IOL 的设计在过去 20 年中发生了很多变化。现在许多 IOL 的襻（以及光学面）的边缘是锐利的（而不是圆形的），以防止晶状体上皮细胞迁移到后囊和 IOL 之间的视轴中心。据报道，边缘锐利的 IOL 放置于囊袋外面，将造成严重问题。切勿在睫状沟中放置边缘锐利的 IOL。它很可能会导致严重的并发症包括后虹膜色素上皮炎症、前房出血、青光眼、虹膜囊肿、葡萄膜炎甚至眼球萎缩(图 10.2~ 图 10.4)。作者曾经发现一名 1 岁女孩,因术中睫状沟植入一枚 Acrysof SA60AT 晶状体(而不是在囊袋中),她由最初的虹膜囊肿发展为后来的色素沉积:青光眼和葡萄膜炎。她的眼睛在 4 岁失明,然后眼球萎缩。在将锐利边缘的 IOL 植入囊袋中出现困难时,作者建议立即取出 IOL,并将圆钝边缘的 3 片式 IOL(或替代的硬性 PMMA IOL)置于睫状沟中,并将光学面夹持于前囊口(图 10.5 和图 10.6)。

10.3　阿特森虹膜夹前房型 IOL

当囊袋支撑不足,IOL 不适合睫状沟植入时,可选择在前房植入虹膜夹型 IOL。

阿特森虹膜夹型 IOL 是由 Jan Worst 在 1979 年设计的,其理念是中间虹膜基质在很大程度上是固定不动的[6]。在接下来的几十年中,这种最初仅用于矫正无晶状体眼的 IOL 的适应证不断扩展,例如近视、远视和散光的有晶状眼 IOL 矫正。矛盾的是,有晶状眼 IOL 获得了 FDA 的批准,但原来的用于矫正无晶状体眼的 IOL 却没有得到 FDA 的批准。然而,美国的几个研究中心正在评估使用阿特森 IOL 来矫正儿童的无晶状体眼。除美国外,使用这种 IOL 矫正无晶状体眼的已经获得了很多的经验。在外伤性晶状体半脱位和晶状体异位的情况下,它已经被用作主要植入物,并且在缺少充分的囊膜支撑的情况下也用于二期 IOL 植入。这种前房 IOL 比巩膜固定型 IOL 的技术难度更低。表 10.1

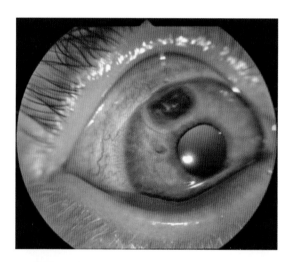

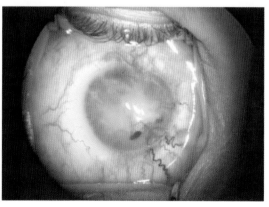

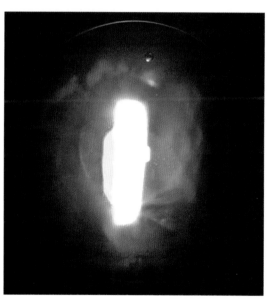

图 10.2~ 图 10.4　睫状沟内植入一枚 SA60AT IOL 导致的虹膜囊肿,后虹膜色素上皮炎症和青光眼,取出该 IOL 后,最终失明并眼球萎缩

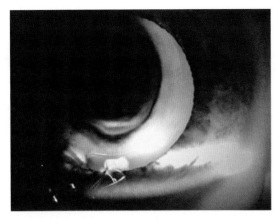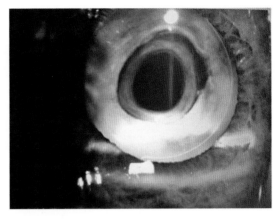

图 10.5 和图 10.6　在 Soemmerring 环前部,睫状沟内植入 PMMA IOL

表 10.1　比较三种类型的二期植入的 IOL

	阿特森虹膜夹型 IOL	房角固定型 IOL	巩膜缝合固定后房型 IOL
安全性	与手术技巧有关	房角相关性并发症	缝线降解 / 断裂,屈光不稳定
结局	很好,可预测性高	房角相关性并发症	IOL 倾斜、前房出血、继发性青光眼
临床历史	30 年以上	已被淘汰	30 年以上
散光矫正	有	无	无
缝合 IOL	否	否	是
手术技巧	简单	简单	复杂
固定部位	虹膜	前房角	睫状沟、虹膜
手术时间	10~20 分钟	10~20 分钟	长达 60 分钟以上

比较了在没有囊膜支持的情况下用于二期植入的三种类型的 IOL。

　　阿特森 IOL 有三种尺寸:成人镜片,光学面直径为 5.4mm,总直径为 8.5mm,两种儿童型均为 4.4mm 光学直径,但总直径分别为 7.5mm 或 6.5mm。在作者的经验中,只有在小眼球的情况下才需要儿童尺寸。阿特森 IOL 较巩膜缝合后房型 IOL 的主要优点在于若发生过度或超过预期的眼轴增长引起的大幅度近视偏移,阿特森 IOL 可以相对容易地取出和更换(图 10.7 和图 10.8)。

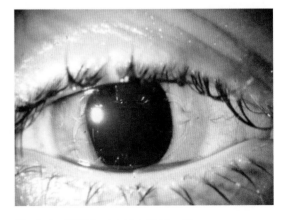

图 10.7　阿特森 IOL 植入术后一天

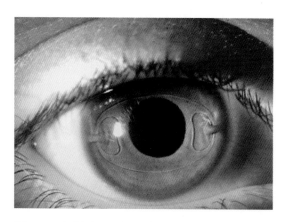

图 10.8　阿特森 IOL 植入术后一年

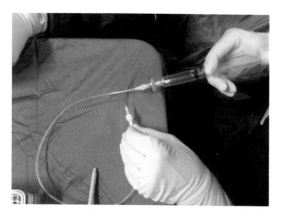

图 10.9　使用带有延长管和围护针的注射器,附加的真空装置使虹膜组织更易夹持

使用阿特森虹膜夹型 IOL 前手术医生必须在制造商那里取得资格证书(www.ophtec.com)。植入 IOL 是一种精细的双手操作,需要在动物眼进行训练。预先设计襻的放置点是非常重要的。IOL 通过角膜切口植入,一旦处于正确的位置,手术医生用眼内镊保持 IOL 稳定,同时使用夹持镊或针来推动中周部的虹膜组织穿过虹膜夹的狭缝。重要的是确保足够数量的虹膜组织被夹持。如果虹膜组织僵硬,则可以使用带有延长管附带 1cc 或 3cc 注射器的器械来增加负压。在夹持过程中,要求助手根据需要撤出注射器上的柱塞,这样可以同时抽吸一小部分虹膜组织以助于更好的夹持(图 10.9)。一旦将小部分虹膜组织夹在"脚襻爪"之间,则更容易根据需要夹持更多的虹膜。当夹持太多时,可以通过推动一边的"脚襻爪"来释放组织。作者更愿意是从鼻侧开始夹持,因为瞳孔更加靠近鼻侧。仔细选择鼻侧夹持的区域,避免碰到较大的血管。瞳孔的颞侧有更多的虹膜组织,可形成更好的中心夹持。术者应避免过多或过少夹持虹膜,过少的虹膜夹持会使"脚襻爪"失去力量,增加 IOL 脱位的风险,而夹持太多的虹膜会导致瞳孔变形。第二个"脚襻爪"位于相对应的另一侧虹膜。良好的居中性也至关重要。应检查阿特森 IOL 所成角度。当在前房使用阿特森 IOL 时,脚襻应该向后成角,而在瞳孔后方时需要向前成角(表 10.2)。

表 10.2　阿特森 IOL 的并发症

A. 术中

1. 前房出血

2. 虹膜损伤

3. IOL 偏心

4. 虹膜脱出

B. 术后

1. 葡萄膜炎

2. IOL 表面沉积物

3. 高眼压症、急性青光眼(尤其在虹膜周边切除术不足时)

4. 虹膜脱色素、虹膜萎缩

5. IOL 脱位　如:外伤致脚襻脱位

6. "耳环现象"

7. 角膜内皮细胞丢失

C. 阿特森 IOL 的植入禁忌证

浅前房(<2.6mm)

角膜内皮细胞少于 2 000 个/mm²

缺少虹膜支持

葡萄膜炎

自残

接触性竞技体育人员

没有植入许可证

为了防止瞳孔阻滞性青光眼,必须进行虹膜切开或虹膜切除术。若在此之前已经进行了玻璃体切除术则不需要。术前可用YAG激光行虹膜切开术。5mm的角膜切口可经缝线连续或间断缝合。儿童眼的术源性散光通常会相对较快地降低。

作者更喜欢在前房使用阿特森IOL,因为可以观察整个镜片。如果镜片在外伤后脱位,它将保留在前房,因此可以重新夹持复位。一些手术医生主张将阿特森IOL置于瞳孔后方,他们认为增加光学区与角膜内皮距离可以减少远期角膜内皮细胞的损失。然而,阿特森IOL固定在虹膜后表面,使得随访时很难评估IOL的位置。这个位置也更易导致虹膜色素上皮磨损。另外,如果IOL发生脱位,取出更复杂,需要玻璃体视网膜专家的共

同参与。可以认为,在技术上,行角膜内皮移植术比因IOL掉入玻璃体腔行严重受损的视网膜或黄斑修复手术更简单(图10.10和图10.11a~d)。

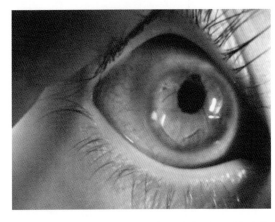

图 10.10 鼻侧脚襻爪在钝挫伤后脱位,当天重新夹持

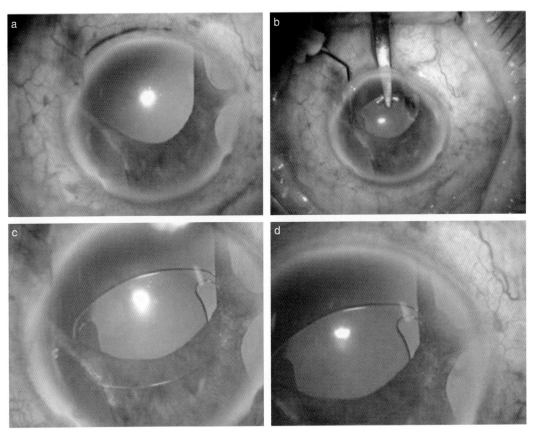

图 10.11 a~d 在外伤后的无晶状体眼中植入阿特森IOL。需要注意的是,支持IOL所需的虹膜组织相对较少

已发表的研究概述了儿童植入阿特森 IOL 术后的长期疗效，其中最长的随访时间是 10 年。作者遇到过 25 年前接受了阿特森 IOL 植入的患者，他们仍然具有可观的内皮细胞密度（ECD）计数。其中一些患者患有 Marfan 综合征，并要求对他们的孩子（同样患有 Marfan 综合征）也采用相同的手术。Sminia 等人[2]已经提出，在 10 年的随访过程中，位置稳定的前房型阿特森 IOL 与后房型 IOL 对 ECD 损失率没有差异[2]。

10.4　前房角支撑型 IOL

虽然相对容易植入，前房角支撑型 IOL（anterior chamber intraocular lens, AC IOL）由于在儿童中植入存在较高的并发症发生率，已经逐渐被淘汰。AC IOL 在前房角的放置会导致小梁网损伤，角膜纤维化和 PAS 形成。这又可能导致房水流出减少，眼压升高和继发性青光眼。因此，前房角支撑型 IOL 不推荐用作儿童的二期植入物[3]。

10.5　后房型 IOL

10.5.1　虹膜固定型 IOL

将后房型 IOL（Posterior Chamber Intraocular Lenses, PC IOL）缝合于虹膜组织的技术已经有好几位医生报道[7-9]。虹膜炎症是这种技术的常见并发症。缝线穿过虹膜组织，固定 IOL 于虹膜后表面，可能会产生摩擦，从而导致慢性炎症反应。缝线固定造成虹膜炎症两个可能的原因是缝线放置的位置和缝合的松紧度。由于中央虹膜组织松弛，缝合于中央虹膜不仅会导致过度的炎症，还会导致瞳孔

不规则。缝线过紧或瞳孔过大也可能导致瞳孔不圆或虹膜堆积（表 10.1）。

10.5.2　巩膜固定型 IOL

巩膜固定型后房型 IOL 已经在囊袋支撑不足的无晶状体眼矫正中使用了几十年[4,10]。

通常，在有一定厚度的巩膜瓣下将后房型 IOL 的襻缝合到巩膜上，以防止线结侵蚀组织。线结对结膜的侵蚀可能造成眼内外环境之间的沟通，并伴随着微生物污染和眼内炎的后续风险。早期 IOL 固定缝线结扎在结膜下，可发现多达 24% 的病例出现缝线侵蚀。即使采用板层巩膜瓣，约 15% 的病例也可能发生。这可能还是一个低估值，因为更长的随访可能会揭示许多侵蚀巩膜的线结终将导致结膜侵蚀。

如果 IOL 襻被包裹在睫状沟中的纤维组织中，则 IOL 的稳定性可能与缝线完整性无关。然而这种固定并不可靠（图 10.5 和图 10.6）。

已经有报道发现由于缝线松动 / 断裂导致部分 IOL 脱位到玻璃体腔内。如果缝线的内部发生裂解，尽管没有线结的松脱或破坏，也可能发生 IOL 脱位。10.0 聚丙烯缝线由于生物降解和水解而在 5~6 年后趋于断裂。更厚的 9.0 聚丙烯缝线在 10 年左右也会降解并变脆。因此，这些缝线在儿童 IOL 缝线固定中将成为一个"倒计时的定时炸弹"。10.0 Goretex 缝线可能是更好的替代物。

相对较新的替代方案是无缝线 IOL 固定技术。该手术方式为在部分厚度巩膜瓣下制作两个巩膜隧道，将 3 片式 PC IOL 的脚襻放置于巩膜隧道内，光学面位于虹膜后方。然后用生物胶固定到巩膜上，并用巩膜瓣覆盖。虽然前景看好，但是这种技术并没有在儿童中长期随访的数据[11,12]。

10.6 缝合后房型 IOL 的并发症

10.6.1 黄斑囊样水肿（CME）

多种因素可导致 PC IOL 巩膜固定后 CME 的发生。这些病例总是与玻璃体溢出相关，在无晶状体和缺少囊膜支撑的患眼中，玻璃体脱出可能发生于手术开始时或在巩膜固定时（需要仔细的进行前部玻璃体切除）。

玻璃体脱出或前界膜破裂与玻璃体黄斑牵引和 CME 相关。通过仔细的玻璃体切除术可以预防其发生。如果术后出现，可能需要 Nd ：YAG 激光切除玻璃体条索或者行二次玻璃体切除术。OCT 检查大大提高了 CME 的及时诊断和治疗，但是在低龄儿童中，除非可用便携式 OCT 仪器，否则无法进行 OCT 检查。

10.6.2 眼内炎

眼内炎是一种严重的并发症，可以发生在任何内眼手术后。急性病例通常在术后早期出现。

慢性眼内炎是由低毒性微生物引起的，可能会在手术后数月至数年内出现。虽然在手术时可能发生病原体侵入，但是病原体也可以在缝合固定的 PC IOL 的状态下，通过暴露的缝线进入眼内。这些情况说明了避免产生暴露缝线末端的重要性，这些缝线会逐渐侵蚀其上的巩膜甚至结膜。防止缝线暴露的方法包括预留较长的缝线末端，将线结埋于巩膜内，或者打结于巩膜切口内。

10.6.3 前房积血 / 玻璃体积血

缝合 PC IOL 需要针头穿过葡萄膜血管组织，引起眼内出血的风险。虽然眼内出血

的许多情况被认为与针头穿过的直接创伤有关，但眼睛周围的血液也可能沿着缝线进入眼内。故在分离结膜和 Tenon 囊时注意止血有助于避免这种并发症。

10.6.4 IOL 倾斜 / 偏心

没有囊袋的支撑，PC IOL 可能沿着两个缝合固定点发生倾斜 / 偏心。倾斜和偏心导致斜轴散光，也可能引起近视漂移和侧向偏移。

10.6.5 视网膜脱离

当玻璃体前界膜受到干扰（有或没有玻璃体脱出），或当针或 IOL 襻对玻璃体基底造成损伤时，就有可能发生视网膜脱离。在 IOL 植入期间，牵引也可能发生在已有的玻璃体视网膜粘连上。对玻璃体基底的损伤可能导致巨大的视网膜撕裂，而其他粘连的牵引可能导致较小的视网膜裂孔或撕裂。

10.7 优点 / 缺点

前房型 IOL 在技术上易于植入并且涉及的眼内操作少。必要时，它们通常也更容易取出或更换。早期硬性闭环式房角支撑型前房型 IOL 有较多并发症：包括 Ellerton[3] 首次描述的葡萄膜炎 - 青光眼 - 前房出血综合征（UGH），继发性角膜内皮失代偿和青光眼。

目前更新换代的前房型 IOL 的并发症更少。然而，在有明显的虹膜组织萎缩或房角异常的患者中，它们仍然是禁忌使用的。应避免在儿童或者浅前房患者中使用该 IOL。

关于虹膜固定型 IOL 的适应证，笔者认为只要虹膜完好无损，前房深度超过 2.8mm 即可在儿童中使用。可能的并发症包括外伤或者意外导致脚襻脱位。因此，植入这些 IOL 的患者应避免冲撞运动，并且在其他运

动如网球或羽毛球中推荐使用安全眼镜。

理论上，PC IOL 对角膜、虹膜和房角造成的损伤较小，从而减少角膜失代偿、炎症和青光眼的风险。然而，在没有囊袋支撑的情况下植入和固定 PC IOL 的技术难度较高，并且可能导致新的问题。缝合固定 PC IOL 包括缝合葡萄膜组织，这可能导致前房积血或玻璃体积血，在术中会产生大量葡萄膜色素。

将 PC IOL 直接缝合到虹膜上对后房固定有一些益处，并且比巩膜固定技术要求更低。重要的是避免了后段组织的操作。尽管存在虹膜炎和慢性葡萄膜炎的风险，但是一些研究表明，用这种固定方法并没有增加 CME 和角膜失代偿[7,8]。然而，散瞳有一定限制，这取决于缝合线的位置。巩膜缝合的 IOL 存在线结降解和暴露的风险。虽然上覆巩膜瓣的萎缩较为常见，但缝线似乎并不总是侵蚀结膜。缝合 PC IOL 的患者肯定需要长期随访，因为早期识别并且在缝线断裂之前干预将有助于降低随后的 IOL 脱位相关的并发症。类似地，缝线暴露的早期识别可以预防眼内炎这一破坏性并发症的发生。

（鲍永珍 译　赵云娥 校）

参考文献

1. Por YM, Lavin MJ. Techniques of intraocular Lens suspension in the absence of capsular/zonular support. Surv Ophthalmol. 2005;50:429–62.
2. Sminia ML, et al. Long term follow up of corneal endothelium after aphakic iris fixated IOL implantation for bilateral cataract in children. J Cataract Refract Surg. 2011;37:866–72.
3. Ellerton CR, et al. Secondary implantation of open-loop, flexible anterior chamber intraocular lenses. J Cataract Refract Surg. 1996;22:951–4.
4. Solomon K, et al. Incidence and management of complications of transsclerally sutured posterior chamber lenses. J Cataract Refract Surg. 1993;19:488–93.
5. Wilson ME. In-the-bag secondary intraocular lens implantation in children. J AAPOS. 1997;3:350–5.
6. van der Pol BEA, Worst JGF. Iris-claw intraocular lenses in children. Doc Ophthalmol. 1996;22:29–35.
7. Arkin MS, Steinert RF. Sutured posterior chamber intraocular lenses. Int Ophthalmol Clin. 1994;34:67–85.
8. Hirashima DE, Soriano ES, Meirelles RL, Alberti GN, Nosé W. Outcomes of iris-claw anterior chamber versus iris-fixated foldable intraocular lens in subluxated lens secondary to Marfan syndrome. Ophthalmology. 2010;117:1479–85.
9. Yen KG, Reddy AK, Weikert MP, Song Y, Hamill MB. Iris-fixated posterior chamber intraocular lenses in children. Am J Ophthalmol. 2009;147:121–6.
10. Buckley EG. Scleral fixated (sutured) posterior chamber lens implantation in children. J AAPOS. 1999;3:289–94.
11. Holt G, Young J, Stagg B, Ambati BK. Anterior chamber intraocular lens, sutured posterior chamber intraocular lens, or glued intraocular lens: where do we stand? Curr Opin Ophthalmol. 2012;23:62–7.
12. Kumar DA, Agarwal A. Glued intraocular lens: a major review on surgical technique and results. Curr Opin Ophthalmol. 2013;24:21–9.
13. Kumar M, et al. Scleral-fixated intraocularlens implantation in unilateral aphakic children. Ophthalmology. 1999;106:2184–9.
14. Hannush SB. Sutured posterior chamber intraocular lenses: indications and procedure. Curr Opin Ophthalmol. 2000;11:233–40.

推荐读物

Budo CJR. The artisan lens. Highlights Ophthalmol Int. 2004;1:20–183.
Wilson ME, Trivedi RH, Pandey SK. Pediatric cataract surgery. Philadelphia: Lippincott Williams and Wilkins; 2005.

第11章 撒哈拉以南非洲地区先天性白内障的治疗

Richard Bowman and Godfrey Furahini

11.1 前言

在撒哈拉以南的非洲地区,自从成功控制麻疹及维生素 A 缺乏症之后,儿童失明的患病率已经从 1/1 000 下降至 0.2~0.8/1 000,继而白内障成了儿童失明的首要原因。

基于人口调查结果,15%~35% 的儿童失明是由于先天性白内障或发育性白内障造成的,而在盲人学校也得到了相似的调查结果。因此在非洲可能有多达 82 000 名儿童患有非外伤性白内障,每年大约有 19 000 个新患儿出现[1]。在撒哈拉以南的非洲地区,先天性白内障的治疗仍然是一个挑战,需要一个专门团队的努力。限制治疗效果的因素有很多,包括诊断和手术的滞后、手术设施和培训的不完善、视觉康复训练的缺乏以及随访的不完全等。通过培训农村卫生保健工作者(在生殖和儿童保健诊所定期给孩子检查的医疗工作者,同时诊所还兼顾覆盖率较高的疫苗接种计划),先天性白内障患儿的早期诊断和转诊情况得到改善。他们通过观察新生儿、婴幼儿的眼底红光反射的消失和较差的视功能来进行筛查,促进及时诊断和治疗。但是常规的筛查流程尚未建立,项目仅达到了部分成功[2,3]。

11.2 疾病表现和接受治疗

由于筛查项目的缺乏和远离专业医疗中心,使得患儿就医延误直至表现出白瞳症(图 11.1a),视力低下或眼球震颤。一项来自坦桑尼亚的儿童双眼白内障的一系列病例研究显示,接受手术的平均年龄是 5 岁,而至少有三分之一患儿患有白内障源性眼球震颤,治疗均被大大延误[4]。而来自坦桑尼亚的另一项研究显示,母亲的受教育水平和社会经济地位越低,与医院的距离越远,先天性白内障和发育性白内障治疗延误的时间会越长[5]。进一步的研究揭示了家庭中的两性关系、对白内障的健康理念、对卫生专业人才的信任程度在延误就医方面的作用[6]。卫生保健工作者若获得足够的培训并且激发其积极性可能会发挥作用,因为他们与许多婴幼儿在不同时间点有接触。2010 年坦桑尼亚人口和健康调查显示,根据接种卡片的记录或者母亲的描述,75% 的 12 到 23 个月的幼儿完成了全部的免疫接种。根据报道,除了脊髓灰质炎疫苗和麻疹疫苗,超过 80% 的疫苗接种在 12 月龄前按计划完成。只有 3% 的孩子没有接种过任何疫苗[7]。

来自亚洲的数据表明,人们没有利用接种疫苗时的机会或者虽然利用了这个机会,

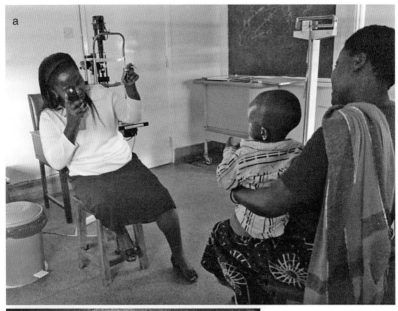

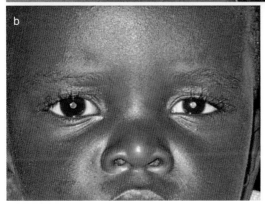

图 11.1　（a）儿童的红光反射检查（b）左眼白内障的患儿

然而孩子并没有得到适当的手术治疗,因此导致了手术的长时间延误[8]。另一项来自坦桑尼亚的研究表明,公共卫生工作者对于儿童失明的知识十分有限,只有 50% 的人知道儿童白内障需要紧急手术[9]。另一种方法在孟加拉国运用得非常成功[10],即社区内的关键联系人自愿负责识别失明儿童的工作,并接受短期相关培训。撒哈拉以南的非洲地区复制了这种方法,并获得了一定的成功[2,11~13]。筛查白瞳症的方法(见图 11.1a,b),同时还能筛查出视网膜母细胞瘤,因此能拯救生命。

11.3　病因

在撒哈拉以南的非洲地区,大部分先天性白内障的病因尚不明确。一个系列研究提示 20% 患者有家族史,类似于西部人群[14]。还有一些关于先天性风疹的重要临床证据[15-17]。在撒哈拉以南的非洲地区没有风疹疫苗的接种计划,也没有任何血清学检测的设备以诊断先天性风疹。而在其他发展中国家,风疹被报告为儿童失明的常见原因(15%~20%)[18]。

大约 5%~10% 的双眼先天性白内障与

系统性疾病有关[19]。对于双眼白内障,确定是否存在系统性疾病十分重要,不仅因为该疾病可能需要治疗,而且可能会增加麻醉风险。

11.4 临床评估

病史和检查在世界各地都是必要的环节,包括询问家族史、发病年龄、母亲孕期有无任何感染疾患史,以及孩子全身健康和发育情况。

11.4.1 眼部检查

尽管 B 超检查开始普及,但是如果患儿患白瞳症并有前囊膜钙化,伴或不伴部分晶状体吸收,则必须考虑到视网膜母细胞瘤的可能性,需要进行鉴别诊断。可以通过观察是否存在睫状突牵拉来帮助鉴别,睫状突牵拉出现在永存性胚胎血管伴发的白内障患眼中,而视网膜母细胞瘤则不会出现。如果没有便携式裂隙灯,可以使用间接检眼镜(图11.2),利用间接检眼镜的聚光透镜实现较好的眼前节检查。

11.4.2 视力评价

视力评估对于判断较轻的白内障是否需要手术至关重要,医生与其他卫生专业人员需要基础培训以评估还不能表达的婴幼儿的视力,例如:优先注视法。对于年长的儿童,logMAR、Snellen、Allen、Lea、HOTV、数字、翻转 E 测试法都可以使用。Kay 的图片法是用以测试视敏度的,取决于儿童的识别能力和认知能力,这种能力与儿童之前接受的教育文化水平有关。而如 LEA 符号这样的图片测试,则是与多种文化相通,适用于年长的不识字的儿童。测试视力(包括识别和检测视敏度)的智能手机应用程序在非洲农村成人和儿童中获得成功应用,这些设置还可以协助进行数据采集,并通过 GPS 设备进行患者分布地理监测[20]。

11.4.3 全身检查

一般检查包括评估水合状态、营养状况、姿势和步态、黏膜颜色、淋巴结评估、呼吸状态、体温、是否存在杵状指和任何其他明显的临床异常。怀疑存在系统性疾病的儿童应该由儿科医生进行评估。所有的儿童必须经由

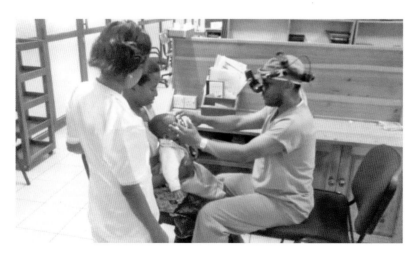

图 11.2 Furahini Godfrey Mndeme 博士为双眼白内障的 1 岁患儿检查

麻醉医生评估。大多数全身健康儿童仅需要一个全血细胞计数,以筛查疟疾相关性贫血。对于那些需要适当治疗的儿童,则要进行相关检查。对于疑似患有系统性疾病患者的进一步检查应该交给儿科医生和麻醉医生。

11.5　手术治疗

治疗原则与其他地方一致:早期手术,早期光学康复,维护一个清晰的视轴。然而这些原则在撒哈拉以南的非洲地区难以实现。由于就诊延误造成的问题已经在前文中提到了。此外,隐形眼镜对于视力康复并不是一个可行的选择,只能选择 IOL 或框架眼镜。有时,由于患者所在的地理位置偏僻,患儿的手术会由一些为成人做白内障手术的医生操刀,而这些医生没有折叠式 IOL 并且没有玻璃体切割机,也没有儿童的专用眼镜。这一状况使得早期光学康复和维护一个清晰的视轴(一期后囊膜切除和前段玻璃体切除是必不可少的)变得不可能。世界卫生组织鼓励并推荐白内障患儿去拥有儿童眼科保健三级设施(Childhood Eye Health Tertiary Facilities,CEHTF)[21]的专业中心就诊,但是鉴于这些中心在整个非洲大陆非常稀缺,这往往是不可能的。

以下是作者发现的在有限的经济资源和有限的复查条件下有价值的技术改进。

切口的制作与闭合　利用巩膜隧道切口取代角膜切口。这样就可以使用不可吸收缝线了,不可吸收缝线更便宜,应用更广泛因而更容易获得。切口可以被结膜覆盖而避免暴露。角膜穿刺口可以通过基质水密闭合。通过这种方法,反复麻醉拆除暴露的角膜切口缝线或感染性角膜炎的风险和切口脓肿导致的眼内炎等并发症的风险均下降。巩膜隧道切口和前段玻璃体切除术(如果使用了该术式)的睫状体平坦部切口可以用一个交叉缝合关闭。

撕囊术　理想的方式是连续环形撕囊术,但在缺乏高质量的黏弹剂、囊膜染色剂和撕囊镊的情况下是极为困难的。如果缺少这些材料,连续环形撕囊极具挑战性,玻璃体前囊切除术是一个十分有用的替代方式。延误治疗的成熟小儿白内障的前囊膜也可能异常难撕,玻璃体前囊切除术可能有帮助。

用 MVR 穿刺刀做一个前囊切口,然后用玻璃体切割头以一低频切割和低抽吸力的模式,从前囊膜上方(切孔朝下)或从前囊膜下方(切孔朝上)切割前囊膜,由内向外慢慢地做一近环形晶状体前囊膜切除术。有时,对于成熟白内障这一技术可能不可行,因为前囊膜张力较大,以致 MVR 刀刚一刺开前囊膜,前囊膜就呈线性裂开。不过,这种撕裂往往自然完成了一个前囊膜切开。当 IOL 植入时,残留前囊瓣会退缩成一个适当的囊口。如果需要的话,可以用玻璃体切割头扩大前囊口。

尽可能地使用 IOL　长时间地使用隐形眼镜是不可行的,而眼镜又容易丢失和破损,因此 IOL 是光学康复的最佳选择。在坦桑尼亚的一项研究显示,使用可折叠式 IOL 可降低手术后散光[4]。

一期后囊膜切开术和前段玻璃体切除术　因为随访的不确定,我们更加积极地在 10 岁以下的儿童中采用这一术式(除非他们住在当地,能够参加随访并接受进行 YAG 晶状体囊膜切除术)。晶状体后囊膜切开术和前段玻璃体切除术可以选择前部入路或者后部入路,在 IOL 植入前或植入后进行。玻璃体切割机并不像发达地区一样容易获得且维护良好,但是这种状况在逐渐改善。而儿童白内障手术不应该在不配备有效玻璃体切割头的条件下施行。作者成功使用了一个由 Geuder 公司制造的廉价玻璃体切割头(Vitron 2020),这种玻璃体切割头配有一个手动抽吸装置,可以使用在边远医疗机构的小儿白内障手术中。

平坦部玻璃体切除术的巩膜切口位置见表 11.1[22]。

表 11.1 各年龄段巩膜切口位置距离角膜缘的距离（mm）

小于 6 个月	1.5
6~12 个月	2
1~2 岁	2.5
2~6 岁	3
大于 6 岁	3.5

11.6 生物学测量

有几种方法可以用于计算植入 IOL 的屈光度。最准确的方法包括角膜曲率测量和 A 超测量。如果没有角膜曲率测量,K 值可以通过眼轴长度或者儿童年龄估测,或者使用平均 K 值(表 11.2)。如果不能获得患儿的年龄,可以单独测量眼轴长度,但是这应该作为最后不得已的方法。屈光状态欠矫以适应眼球发育是十分重要的。以下是来自坦桑尼亚综合康复协会(CCBRT)儿童眼科学会手册的内容[22]。

表 11.2 依据年龄预估 IOL 屈光度(不常用的方法)

年龄	屈光度
3 个月	27
6 个月	26
1 岁	24
2 岁	22
3 岁	22
4 岁	22
5 岁	21

表 11.3 依据眼轴预估计算 IOL 屈光度

轴向长度	IOL 屈光度
17	+28
18	+27
19	+26
20	+24
21	+22

表 11.4 使用生物学测量和 SRK 公式计算 IOL 屈光度

年龄	目标屈光度
小于 10 周	+8.0
1 岁	+4.0
2 岁	+2.0
3 岁	+1.0

二期植入 IOL 计算方法

无晶状体眼的视网膜检影法除以 0.67 (这通常会欠矫,所以增加 1~2D)。

表 11.5 平均 K 值(当没有角膜曲率计时,用于估算 K 值)

小于 6 个月	47.5D
12~18 个月	45.5D
5 岁	42.5D
白内障患儿平均 K 值	45.0D

表 11.6 K 值计算公式

依据年龄预测 K 值	=46.27−(0.02 × 月龄)
依据眼轴预测 K 值	=57.98−(0.61 × 眼轴)

11.7 术后随访

在撒哈拉以南的非洲地区,因为路途遥远和路费过高,鼓励家长带患儿回来随访一直是一个问题。在肯尼亚有 23%[14],在塞内加尔有 30%[23],在尼日利亚有 73%[24]的患者没有进行术后 3 个月的随访。在马达加斯加,72 名儿童(83.7%)术后 5 周未参加随访,尽管 64 名儿童(74.4%)在眼部保健机构进行了验光,只有 3 名儿童(3.5%)真正地配戴了眼镜[25]。坦桑尼亚的一项包含 154 名白内障患儿(包括先天性白内障、发育性白内障及外伤性白内障)的前瞻性研究显示,57%的患儿在术后 10 周失访。多变量分析显示,

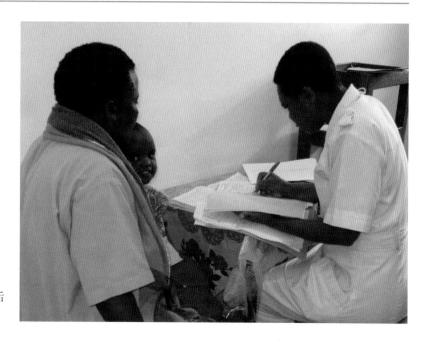

图 11.3　白内障患儿术后咨询

男性、离医院近、及时手术都是术后两周内参与随访的独立预测因子。离医院更近和术前视力较好（术眼非盲）都预示术后 10 周能更加积极地参与随访[26]。招聘一名专职管理儿童盲的协调员（见图 11.3），提供专门的咨询，追踪患儿家庭，电话提醒，这一措施已被证明能有效改善随访率[27]。现在，在撒哈拉以南的非洲地区，常常用手机转账，这种方法可以被用于支付交通费用并为后续随访提供动力。

11.8　视觉结果和并发症

撒哈拉以南的非洲地区的特点是手术延期，随访差，并且难以知道白内障发病的确切时间（举例来说：无法确定是先天性白内障或发育性白内障）。所有这些因素都影响视觉结果和并发症。在我们的经验中青光眼是相对罕见的，这很可能是由于手术年龄较大，但也可能是因为有额外的遗传基础。

一项来自坦桑尼亚的包括发育性白内障和先天性白内障的随访研究显示，青光眼的三年累积发病率是 6.5%（CI 95%，2.5~16.0），每年发病率为 2%。总的随访时间和一期手术未植入 IOL 与术后青光眼的风险相关，但多变量分析无法证实其独立相关性[28]。另一项对于坦桑尼亚的 232 位双眼白内障患儿（包括先天性白内障和发育性白内障，其中眼球震颤发生率为 25%[4]）的研究中，62% 有随访记录的患儿，其较好眼有至少 20/60 的视力，使得他们能接受主流教育。在这些患儿中，30 例（12%）出现急性纤维蛋白性葡萄膜炎，20 例（8%）出现暂时性角膜混浊，27 例（11%）出现了慢性并发症，69 例（28%）接受了进一步的全身麻醉手术，9 例（4%）接受了 YAG 激光晶状体后囊膜切开术。大多数患儿接受二次全麻是拆线的需要，因为没有 10-0 可吸收缝线。之后我们改进手术，采用切口水密来避免角膜缝线，从而降低再次全麻的频率。在超过 3 个月随访的 131 名儿童中的 13 名（10%）需要二次后囊膜切开术，尽管其中 6 人接受了一期后囊膜切开术和前段玻璃体切除术。

尼日利亚的一项回顾性评估，包括 102 名患者的 181 眼（先天性白内障或发育性白

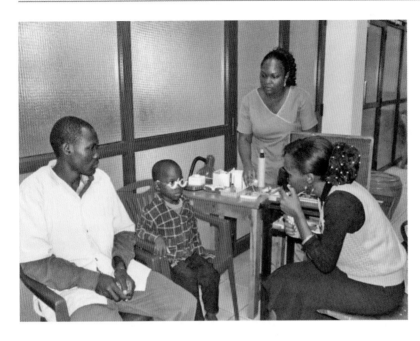

图 11.4　白内障患儿术后验光

内障),71.2% 在术后 12 周后拥有稳定的视力(在 20/60 到 20/200)。最常见的并发症是晶状体后囊膜混浊,发生在 43 名儿童的 65 眼中[24]。另一项肯尼亚的回顾性研究,包括 71 名双眼白内障儿童的 118 眼,报道了 44% 的患眼最佳矫正视力达到 6/18(20/60) 或更好(其中 42% 伴有眼球震颤)。这些病人至少随访 6 个月,10% 患儿仍然有眼球震颤。36 眼(30.5%)发生了严重的纤维蛋白性葡萄膜炎。术中未行晶状体后囊膜切开术的患眼中有 35.7% 在术后 2 年内出现严重的后囊膜混浊[14]。马达加斯加的一项回顾性研究显示,86 名白内障患儿 114 眼(包括先天性白内障、发育性白内障和外伤性白内障)中,只有 2.7% 的儿童在后期的随访记录中拥有 20/60 或更好的视力[25]。

11.9　成本效益

一项研究通过计算劳动力成本和小儿白内障治疗分配的时间,来估算赞比亚(277 美元)和马拉维(202 美元)的儿童白内障手术成本。赞比亚的一次性设备的成本是 179 832 美元,马拉维是 178 121 美元[29]。在撒哈拉以南的非洲地区,CEHTF 平均收取患者 117 美元每只眼的治疗费用。这可能是一个相当大的经济屏障,然而还未包括所有的实际成本[30]。建议 CEHTF 和大型的成人白内障中心结合,这样有更大的机会收回成本。治疗儿童白内障有相当大的卫生经济效益。视觉 2020 首先提出 5 个优先条件是:白内障,儿童失明,沙眼,盘尾丝虫病,屈光不正及低视力。儿童失明成为仅次于成人白内障失明的第二大负担。

近期一项关于孟加拉国的儿童白内障手术(与撒哈拉以南的非洲地区有相似的经济发展和延期治疗)的长期随访研究发现,更好的视力结果会有更高的学校入学率,说明这种干预可能能够推动千禧年发展目标[31]。

11.10　CEHTF 的分布和生产力

视觉 2020 的目标包括:到 2020 年,撒哈拉以南的非洲地区每 1 000 万人口配备一套 CEHTF。在 2010 年时,我们在撒哈拉以南的非洲地区就我们所知的 27 个 CEHTF 处发放了问卷调查(这个数量已经有了显著增加)[30]。在主要的下游地区的 21 处设施,每 940 万人配备一个设施,因此已经符合了视觉 2020 的目标。平均白内障手术量为每年 72 例,斜视手术为 37 例。一项更加详细的对于坦桑尼亚不同地区的研究,提出了儿童白内障手术率(CCSR)的概念[32]。白内障手术率(CSR)一直被用作人群眼科保健的一项指标(每百万人口每年施行成人白内障手术的数量),CCSR 适用于每百万人口每年施行儿童白内障手术的数量。总的来说,2006 年坦桑尼亚的平均儿童白内障手术率为每百万人口 9.9 例,从有 CEHTF 的 32.3 例到没有毗邻该设施地区的 5.4 例。平均每 148 名男孩接受手术时有 100 名女孩接受手术。

CEHTF 的儿童白内障的手术数量与专业的麻醉师、验光师和儿童失明协调员的数量具有相关性[30]。

11.11 培训

以上的调查表明,撒哈拉以南的非洲地区的 20 个国家,至少 1 000 万人口缺乏 CEHTF,说明培训的必要性。在调查的时候,我们发现在撒哈拉以南的非洲地区有两个小儿眼科奖学金项目,一个提供高强度的小儿白内障训练,另一个则更加注重斜视培训。除了小儿眼科医生之外,还需要专业的团队来管理这种情况。因此,在建立一个新的服务机构时,需要团队训练。这个团队应该包括小儿麻醉、斜视和视觉评估、小儿验光、低视力验光、手术室护理和一个协调员或者一个项目经理。

在非洲,除了接受奖学金进修计划或者团队培训项目还有别的选择。"三明治"训练法已经被有效利用,由经验丰富的外籍小儿眼科医生和他们的团队进入撒哈拉以南的非洲地区的一个单位进行短期高强度的培训。在访问期间,当地的团队管理和治疗已经确诊要接受手术和治疗的患儿,而培训团队提供示范、监督及建议。在访问期间,可以通过远程医疗和电子邮件提供支持。当地医生和团队也可以通过访问培训团队所在的机构获得有益的帮助。

印度提供了大量的小儿眼科交流项目,这些项目惠及了许多非洲眼科医生。英国基于视觉 2020 联合项目(iceh.lshtm.ac.uk/vision-2020-links-programme)已经成功将在英国培训单位和在撒哈拉以南的非洲地区的从业者配对,其中一些主要集中在儿童眼保健和儿童白内障方面。

结论

在最近一次从非洲东部到南部的多国盲人学校的调查中发现,在超过 1 000 名儿童中,白内障约占 18%[33],是视力损害的最主要原因。而在白内障儿童中,只有 16% 没有做过手术,对比之前的调查是一个巨大的进步。结果表明:手术质量也有提高,只有 10% 的儿童由于手术并发症而损失视力。大多数接受 IOL 植入的患儿获得了更好的视力结果。

这个结果与本章中提到的其他数据都表明,近 20 年在撒哈拉以南的非洲地区,情况已经有所改善。然而巨大的挑战依然存在,包括促进发展白内障早期发现与治疗的项目,培训并装备专业的团队以提供成功的治疗,进而为视力受影响的患儿提供正常受教育的机会。

(赵云娥 译 瞿佳 校)

参考文献

1. Courtright P. Childhood cataract in sub-Saharan Africa. Saudi J Ophthalmol. 2012;26(1):3–6.

2. Shija F, Shirima S, Lewallen S, Courtright P. Comparing key informants to health workers in identifying children in need of surgical eye care services. Int Health. 2012;4(1):1–3. doi:10.1016/j.inhe.2011.09.003.

3. Mwakalimba F. Understanding and reducing the barriers to presentation of pediatric cataract in Tanzania. Dissertation, Kilimanjaro Christian Medical University College/Tumaini University; 2012.

4. Bowman RJ, Kabiru J, Negretti G, Wood ML. Outcomes of bilateral cataract surgery in Tanzanian children. Ophthalmology. 2007;114(12):2287–92.

5. Mwende J, Bronsard A, Mosha M, Bowman R, Geneau R, Courtright P. Delay in presentation to hospital for surgery for congenital and developmental cataract in Tanzania. Br J Ophthalmol. 2005;89:1478–82.

6. Bronsard A, Shirima S. Cataract surgery: ensuring equal access for boys and girls. Community Eye Health. 2009;22(70):28–9.

7. National Bureau of Statistics (NBS) [Tanzania] and ICF Macro. Tanzania demographic and health survey 2010. Tanzania: Dar es Salaam; 2011.

8. Muhit MA. Childhood cataract: home to hospital. Community Eye Health. 2004;17(50):19–22.

9. Kishiki E, Hogeweg M, Dieleman M, Lewallen S, Courtright P. Is the existing knowledge and skills of health workers regarding eye care in children sufficient to meet needs? Int Health. 2012;4(4):303–6.

10. Murthy G, Mactaggart I, Mohammad M, et al. Assessing the prevalence of sensory and motor impairments in childhood in Bangladesh using key informants. Arch Dis Child. 2014;99(12):1103–8.

11. Kalua K, Tionenji Ng'ongola R, Frank Mbewe F, Gilbert C. Using primary health care (PHC) workers and key informants for community based detection of blindness in children in Southern Malawi. Hum Resour Health. 2012;10:37.

12. Demissie BS, Solomon AW. Magnitude and causes of childhood blindness and severe visual impairment in Sekoru District, Southwest Ethiopia: a survey using the key informant method. Trans R Soc Trop Med Hyg. 2011;105(9):507–11.

13. Muhammad N, Maishanu NM, Jabo AM, Rabiu MM. Tracing children with blindness and visual impairment using the key informant survey in a district of North-Western Nigeria. Middle East Afr J Ophthalmol. 2010;17(4):330–4.

14. Yorston D, Wood M, Foster A. Results of cataract surgery in young children in east Africa. Br J Ophthalmol. 2001;85:267–71.

15. Maselle SY, Haukenes G, Rutahindurwa A. Preliminary observations on rubella infection in Tanzania and the challenge for its control. East Afr Med J. 1988;65(5):319–24.

16. Bloom S, Rguig A, Berraho A, Zniber L, Bouazzaoui N, Zaghloul Z, Reef S, Zidouh A, Papania M, Seward J. Congenital rubella syndrome burden in Morocco: a rapid retrospective assessment. Lancet. 2005;365(9454):135–41.

17. Ge XL, Zhang Y, Wu Y, Lv J, Zhang W, Jin ZB, Qu J, Gu F. Identification of a novel GJA8 (Cx50) point mutation causes human dominant congenital cataracts. Sci Rep. 2014;4:4121. doi:10.1038/srep04121.

18. WHO. Rubella vaccines: WHO position paper. Wkly Epidermiol Rec. 2000;75:161–9.

19. Junk AK, Morris DA. Cataracts and systemic disease. In: Tasman W, Jaeger EA, editors. Duane's ophthalmology. 15th ed. Philadelphia: Lippincott Williams & Wilkins; 2009.

20. Bastawrous A, Rono HK, Livingstone IA, Weiss HA, Jordan S, Kuper H, Burton MJ. Development and validation of a smartphone-based visual acuity test (peek acuity) for clinical practice and community-based fieldwork. JAMA Ophthalmol. 2015;133(8):930–7.

21. World Health Organization. Preventing blindness in children: report of a WHO/IAPB Scientific Meeting. WHO/PBL/00.77; 2000.

22. Hughes F. http://www.cybersight.org/data/1/rec_docs/2208_Fellowship_Handbook.pdf.

23. Lam A, Seck CM, Gueye NN, Faye M, Pintart D. Cataract surgery with posterior chamber lens implantation in Senegalese children less than 15 year-old. J Fr Ophthalmol. 2001;24(6):590–5.

24. Umar MM, Abubakar A, Achi I, Alhassan MB, Hassan A. Pediatric cataract surgery in National Eye Centre Kaduna, Nigeria: outcome and challenges. Middle East Afr J Ophthalmol. 2015;22(1):92–6.

25. Randrianotahina HC, Nkumbe HE. Pediatric cataract surgery in Madagascar. Niger J Clin Pract. 2014;17(1):14–7.

26. Eriksen JR, Bronsard A, Mosha M, Carmichael D, Hall A, Courtright P. Predictors of poor follow-up in children that had cataract surgery. Ophthalmic Epidemiol. 2006;13(4):237–43.

27. Kishiki E, Shirima S, Lewallen S, Courtright P. Improving postoperative follow-up of children receiving surgery for congenital or developmental cataracts in Africa. J AAPOS. 2009;13(3):280–2.

28. Baden C, Shija F, Lewallen S, Courtright P, Hall A. Glaucoma after pediatric cataract surgery in a population with limited access to care. J AAPOS. 2013;17(2):158–62.

29. Evans CT, Lenhart PD, Lin D, et al. Cost analysis of pediatric cataract surgery at two child eye health tertiary facilities in Africa. J AAPOS. 2014;18(6):559–62.

30. Agarwal PK, Bowman R, Courtright P. Child eye health tertiary facilities in Africa. J AAPOS. 2010;14(3):263–6.

31. Negretti GS, Ayoub T, Ahmed S, et al. Cataract surgery outcomes in Bangladeshi children. Ophthalmology. 2015;122(5):882–7.

32. Courtright P, Williams T, Gilbert C, et al. Measuring cataract surgical services in children: an example from Tanzania. Br J Ophthalmol. 2008;92(8):1031–4.

33. Msukwa G, Njuguna M, Tumwesigye C, Shilio B, Courtright P, Lewallen S. Cataract in children attending schools for the blind and resource centers in eastern Africa. Ophthalmology. 2009;116(5):1009–12.

第 12 章　印度地区儿童白内障的手术治疗

12

Virender Sachdeva and Ramesh Kekunnaya

12.1　印度地区儿童白内障问题的严重性

儿童白内障是导致发展中国家(包括印度)儿童可避免性盲的主要原因之一[1]。据估计,全球有 140 万盲童,其中有 19 万(14%)儿童因晶状体相关原因导致失明[2,3]。印度可能是世界上可避免性儿童盲负担最重的国家,其中大部分是由于先天性和发育性白内障造成的[4-6]。印度地区儿童白内障的高发生率,与母亲感染特别是风疹病毒感染,以及营养不良和近亲婚姻相关。印度南部地区大量的近亲婚姻导致该地区儿童白内障问题更严重。因此,儿童白内障的治疗是政府当局和非政府机构(NGO)在眼科方面的最优先关注事项之一。

12.2　其他共存的挑战

印度的设备、基础设施和训练有素的人力资源仍然不均衡。根据 Murthy 等人[7]对印度 1 204 家提供眼科服务的机构调查显示,只有 192 家(28.7%)提供儿童眼科治疗服务。此外,与初级和二级医院相比,三级眼科医院和 NGO 更可能拥有独立的儿童眼科。同样,

很少有机构能为儿童眼科医师提供儿童眼科治疗相关培训。因此,在印度由经过培训的儿童眼科医师和成人眼前节外科医师共同完成儿童白内障手术是非常常见的。

印度儿童眼科医师面临着两项挑战,一是如何处理那些前来就诊过迟同时合并有斜视和弱视的先天性白内障儿童,另一项挑战则是普遍较低的术后随访率。Gogate 等人[8]报道称,在 Maharashtra(马哈拉施特拉邦)接受白内障手术的儿童中,只有 20% 定期进行术后随访检查,这可能是导致他们视力不佳的原因。

12.3　印度儿童白内障病因学

婴儿白内障可能由宫内感染、遗传和代谢障碍、外伤和早产引起[9,10]。但是仍有很大一部分比例被归因为特发性[10,11]。

在印度地区儿童白内障患者中,外伤性白内障只占少数(12%~30%),常见于 6 岁以上儿童,且常为单眼。其中穿通伤和开放性眼外伤(弓箭、棍棒和鞭炮伤)是儿童外伤性白内障最常见的原因[10-12]。

Eckstein 等调查发现,患非外伤性白内障的儿童中,25% 为遗传导致,15% 继发于先天性风疹综合征(CRS)[10]。Lenhart 等[13]发现,尽管近来政府正努力提高风疹疫苗的

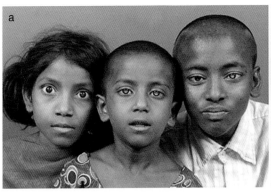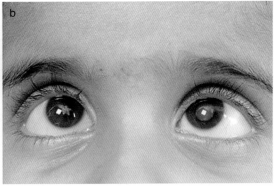

图 12.1 （a）3 名患有双眼家族性白内障的兄弟姐妹的照片。（b）1 名患有双眼风疹性白内障儿童的临床照片（明显机化的囊膜，多处虹膜后粘连）

接种率,但印度地区的风疹疫苗接种率依旧很低(50%~60%)。一些研究认为,在非外伤性白内障儿童的母亲血清中,风疹病毒抗体阳性率更高[14]。因此家族遗传(图 12.1a)和 CRS(图 12.1b)仍然是非外伤性白内障儿童最常见的病因。

12.4 印度儿童白内障的临床特征和相关问题

核性、绕核性、膜性和全白内障是儿童白内障最常见的形态学表现。在来自尼泊尔的一项研究中,Adhikari 等[15]报道称,非外伤性白内障儿童平均就诊年龄为 5.63 ± 3.59 岁,外伤性白内障儿童为 7.39 ± 3.94 岁。只有约 10% 的非外伤性白内障儿童在 1 岁以下来诊。印度内陆的情况与之类似。父母、社区卫生保健工作人员、朋友或其他家庭成员早期即可能注意到孩子的白内障,但通常情况下,父母会等到孩子长大后再寻求治疗。因此,很多白内障儿童在接受治疗时已出现斜视和眼球震颤。

12.5 印度儿童白内障的实验室结果

这些儿童白内障的实验室检查结果,我们知之甚少。有两个原因:首先,儿童白内障常由成人眼前节手术医师进行治疗,而他们并没有进行大量的实验室研究;其次,许多患者负担不起实验室检测的费用。因此,患者常被简单地分为有家族史或无家族史的白内障。但有家族史的白内障病例很少进行进一步的调查研究。对于无家族史的白内障儿童,可进一步检测 TORCH 滴度、血清钙和尿还原糖浓度。对于发育迟缓、发育不全、癫痫发作的患儿则推荐进一步的系统检查以排除潜在的代谢异常。

12.6 人工晶状体屈光力计算

在较年长和可配合的儿童中,眼轴长度通常采用部分相干干涉法测量,因为它具有更好的可重复性和可靠性[16,17]。而对年龄较小或不配合的儿童则首选接触式或浸入式 A 超。Ben Zion 等[18]认为,使用浸入式 A 超较接触式更具有可重复性和可靠性,然而,只有在 2 岁以下儿童中,这两种技术差异具有临床和统计学意义。在印度,基于接触式 A 超更易于使用也更容易获得,大多数医生更倾向于对年龄较小或不配合的儿童使用该方法。在进行生物测量、角膜曲率测量及 IOL 屈光力计算时应注意以下事项:

- 角膜曲率计的尺环应该是圆形,环状,完整的并对准角膜中心。
- 在进行生物测量时,应注意视网膜、巩膜和脉络膜的回声应超过 90% 没有噪声。
- 应进行多次测量,且测量标准差应 <0.10mm。

12.7　IOL 植入

12.7.1　决定是否植入

在印度,大多数儿童眼科医师倾向于在儿童 12~18 个月时植入 IOL。对于 <1 岁的儿童,多数儿童眼科医师只有在没有禁忌证如:眼轴长度 <17.0mm,水平角膜直径 <10.0mm,伴有青光眼或眼前节发育不良的情况,才会一期植入 IOL。

IOL 类型

在印度,多数儿童眼科医师更倾向于使用疏水性丙烯酸酯而不是聚甲基丙烯酸甲酯(PMMA)材料的 IOL,因为前者发生视轴区混浊(VAO,图 12.2a,b)、术后炎症反应和青光眼的频率和程度都会更低。Aasuri 等报道称,具有临床意义的术后 VAO 发生率在植入疏水性丙烯酸酯 IOL 的儿童中仅为 12%,而在植入 PMMA IOL 的儿童中发生率为 75%,平均发病时间为术后 2.9±0.7 月[19]。此外,植入 PMMA IOL 的儿童术后炎症反应(26%)和术后非感染性眼内炎(8%)的发生率也有所增加。另外,Pehere 等[20]发现,亲水性一片式 IOL 会增加钙磷沉淀(图 12.3)。因此,作者推荐尽可能地使用疏水性丙烯酸酯 IOL;若家长无法承担其费用,1 岁以上儿童可使用 PMMA IOL。婴儿期则推荐使用疏水性丙烯酸酯 IOL 或不植入 IOL。

IOL 屈光度数欠矫

由于预测儿童会有近视化漂移,因此印度多数眼科医师会将植入 IOL 目标屈光度数适当欠矫。欠矫度数可通过 Dahan 公式[21]或 Enyedi 的 7 条准则计算得出。Enyedi 的

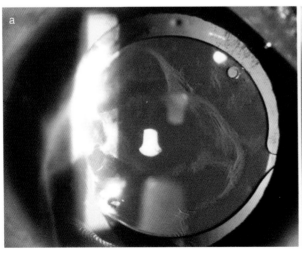
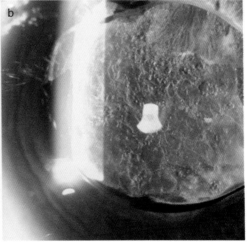

图 12.2　聚甲基丙烯酸甲酯(PMMA)IOL 植入后儿童视轴区混浊的裂隙灯照片:(a) 致密的纤维斑块;(b) Elschnig 珍珠小体。植入 PMMA IOL 的儿童往往会有更致密,更厚的后囊膜混浊(posterior capsular opacification,PCO)

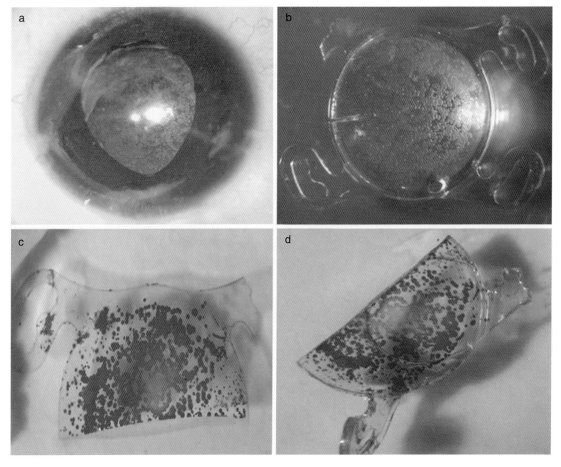

图12.3　儿童植入亲水性丙烯酸酯IOL后出现多个色素沉积的临床照片(a) IOL 处于原在位;(b)离体 IOL。(c,d) 使用茜素染色后的沉积物典型外观(感谢:Dr. Niranjan Pehere, 顾问, David Brown 儿童眼科中心, LV Prasad 眼科研究所, Vijayawada)

7 条准则是一种简单的计算所需欠矫度数的方法。

欠矫度数 =7− 年龄

　　例如:一个 3 岁的儿童,计算得出全矫需使用 +30 D 的 IOL,根据公式,实际植入 IOL 屈光度数需欠矫 4 D,即 +26 D。虽然没有文献报道该方法的长期结果,但通过作者机构的未发表的数据可以发现,这些患儿 7 岁时的平均屈光误差范围为 −1.38~+1.4 D。作者还发现,2 岁以下儿童的屈光结果更难预测。

　　尽管多数医生目标使 IOL 欠矫,但一些人认为,大幅度欠矫可能导致弱视,因此更倾向于小幅度的欠矫。

　　在选择欠矫幅度时,医生还需考虑患者术后随访及配戴角膜接触镜的可能性。若认为家长不可能带孩子进行后续随访或不可能负担接触镜费用时则应选择全矫或小幅度欠矫。

12.8　手术方式

12.8.1　晶状体吸除术 + 一期后囊膜切开术 + 前部玻璃体切除术 +PCIOL 植入术(LA+PPC+AV+PCIOL)

一旦患儿的健康程度足够耐受全麻,我们就会马上为其进行白内障手术。若为双眼白内障则需在单眼术后 1 周再行对侧眼白内障手术。手术一般选择巩膜或透明角膜切口。在植入 PMMA IOL 时可以选择一个巩膜隧道切口和两个侧切口。由于许多印度儿童患有全白或膜性白内障,多数儿童眼科医师会使用 0.5% 台盼蓝进行前囊染色,很多外科医师还会在术中使用高分子黏弹剂如透明质酸(Healon 或 Healon GV,Pharmacia),无力负担者可使用 2% 甲基纤维素。Muralidhar 等[22]报道,6 岁以下儿童白内障手术中使用 2% 甲基纤维素,前、后囊连续环形撕囊术完成率分别为 81.8% 和 90.9%。

将黏弹剂注入前房后,先使用截囊刀截开前囊膜,然后用儿童撕囊镊(23 G,型号 no. IG- 3984,儿童撕囊镊;孟买,印度)完成连续环形撕囊(视频 12.1),通过两个角膜切口使用双手技术灌注和抽吸或使用前房维持器 + 抽吸管进行晶状体皮质吸除。前囊撕囊口的目标大小为 5.0~5.5mm,后囊口为 4.0~4.5mm(图 12.4)。

另一种常用的手术方式是连续环形撕囊后、进行皮质吸出、IOL 植入,然后使用玻璃体切割头切除 IOL 后方的后囊膜及前部玻璃

视频 12.1　先天性白内障:晶状体吸除术 + 一期后囊膜切开术 + 前部玻璃体切除术 +PCIOL 植入术(撕囊镊撕除前后囊膜)

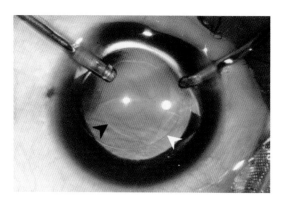

图 12.4　撕囊口大小适中的前囊连续环形撕囊(白色箭头)与后囊连续环形撕囊(黑色箭头)术中照片

视频 12.2　先天性白内障:晶状体吸除术 + 一期后囊膜切开术 + 前部玻璃体切除术 +PCIOL 植入术(玻切头切除后囊膜)

体(视频 12.2)。这种方法特别适用于 1 岁以下、难以手法撕囊的儿童和年长但前囊膜纤维化较厚的儿童。

如前文所述,首选植入光学直径 6mm,总直径 13mm 的疏水性丙烯酸酯 IOL(Acrysof SA60 AT,MA60AC 或 SN60WF;Alcon)或光学直径 5.5mm,总直径 12mm 的硬性 PMMA IOL(Ocular Vision SF 102;Eye Care,巴罗达,印度)。

后囊膜切开术(PPC)　PPC 可以根据眼科医师的习惯在 IOL 植入之前或之后进行。如果在 IOL 植入后行 PPC,玻璃体切割头需沿着 IOL 边缘伸入后囊进行后囊膜切开。一些手术医师更倾向于使用 26G 截囊刀或 MVR 刀在后囊上截开一个小口,然后使用速度为 150 转 / 分,80~100mmHg 负压的切割头来扩大后囊口。接着进行前段玻璃体切除术。尽管多数儿童眼科医师更倾向于使用微型撕囊镊或者超微镊子进行手动后囊撕囊,但经验较少的术者则倾向于使用玻璃体切除术。Kochgaway 等[23]在一个 50 只眼的研究

中发现,切割头切后囊较手法撕囊更容易,学习曲线更短,且更易于囊袋内植入 IOL。

前段玻璃体切除术(AV) 所有儿童患者均行 AV。在完成 PPC 后,使用速度为 800 转 / 分,80~100mmHg 负压来进行 AV。AV 的终点是后囊膜的周边残余部分后退,边缘光滑。一些医师会借用一些辅助手段如玻璃体腔内注射醋酸曲安奈德[24,25]或使用外部光源[26]来观察玻璃体的残留部分。

切口闭合 7 岁以下儿童,多数医师会选择缝合切口。7 岁以上儿童,手术医师会评估切口 / 巩膜隧道的完整性来决定是否需要缝合。缝合最常使用的是 10-0 尼龙线,婴幼儿术后 7~10 天即可拆线,拆线可在诊室或全麻检查时进行。

12.8.2 婴幼儿晶状体吸除术 + 后囊膜切开术 + 前段玻璃体切除术(LA+PPC+AV)

若不准备一期 IOL 植入,晶状体吸除术常联合后囊膜切开术和前段玻璃体切除术。除了没有行 IOL 植入,其余手术方式与上述类似。通常手术会通过两个侧切口进行,使用台盼蓝染色前囊膜,撕前囊并吸除晶状体皮质。使用前述的撕囊镊或切割头行一期后囊膜切开术。值得注意的是,前后囊膜切除大小需一致,确保在年龄较大时可以重新打开囊袋并吸除 Sommerring 环,从而尝试二期囊袋内 IOL 植入术,最后用 10-0 尼龙线缝合切口。

12.9 术中挑战及解决方法

尽管儿童核性及其他部分性白内障的手术方式是标准化的,但较厚前囊膜、膜性白内障、晶状体后圆锥和永存性胚胎血管(PFV)仍需不同的手术技巧。以下为术中挑战及解决方法:

(a)前囊膜致密斑块:

可以使用儿童撕囊镊来剥离斑块。不能成功剥离时可以使用玻璃体切割头(视频 12.3)。

视频 12.3 先天性白内障(前囊膜致密斑块)

(b)部分吸收的白内障:

使用儿童撕囊镊来制作前囊口以吸除晶状体物质。若失败可以使用玻璃体切割头来执行上述步骤(视频 12.4)。

视频 12.4 先天性白内障(皮质部分吸收)

(c)晶体后圆锥:

若术前就怀疑后囊膜存在后圆锥时应谨慎处理,撕一个小 ACC 来吸除晶状体核。即使术中遇到了术前就有的后囊膜后圆锥,仍可在 AV 后将 IOL 植入囊袋或睫状沟(视频 12.5)。

视频 12.5 先天性白内障合并晶体后圆锥

(d)永存性胚胎血管(PFV)性白内障:

PFV 常为单眼发病,常伴有小眼球。后囊斑块可由玻璃体切割头切除(速度为 300~400 转 / 分,负压 150~200mmHg)。前部玻璃体血管可用眼内电凝镊烧灼(视频 12.6a,b)。

视频 12.6a　先天性白内障合并永存性胚胎血管(1)

视频 12.6b　先天性白内障合并永存性胚胎血管(2)

12.10　术后处理和随访

术后 1 天对所有儿童进行仔细检查,并使用 0.3% 妥布霉素滴眼液一日四次,1% 硫酸阿托品眼膏一日两次(小于 1 岁儿童)或 2% 溴化后马托品滴眼液一日两次(1 岁以上儿童)以及 1% 醋酸泼尼松龙 8~10 次 / 天。妥布霉素连续使用 2 周,醋酸泼尼松龙逐渐减量,使用 6 周。

缝线于术后 1~2 周在诊室或者儿童全麻检查时拆除。拆线后行检影验光并予佩戴框架眼镜(图 12.5a)或接触镜(图 12.5b)处方,鼓励家长进行视觉刺激训练以刺激视觉发育。

术后第一年每隔 3 个月进行一次随访检查,内容包括视力、视轴透明度、睫状肌麻痹下屈光不正情况、眼压以及眼球运动情况。弱视通过给予配戴合适的框架眼镜或接触镜、遮盖以及压抑疗法进行治疗。多数患儿由儿童眼科医师进行长期随访。

12.11　印度的视觉结果报道

印度南部、中部及西部均报道了儿童白内障术后的视觉结果。Khanna 等[2]报道称,430 只眼中,有 269 只眼(62.6%)成功植入 IOL,更重要的是,在平均为 13.1 个月的术后随访中,40% 达到视力 >6/18。Gogate 等[27]报道了 129 名来自印度西部,年龄范围在 7 周 ~15 岁儿童的 258 只眼的术后视觉结果。他们发现,术后 3~8 年,有 109 只眼(42.2%)的最佳矫正视力(BCVA)>6/18,157 只眼(60.9%) BCVA>6/60。上述两项研究中,预后较差的影响因素包括先天性全白内障、白内

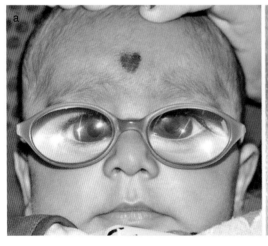
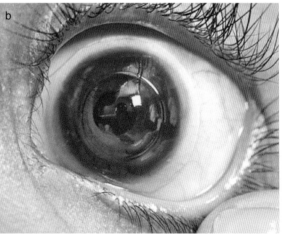

图 12.5　佩戴眼镜(a)或佩戴接触镜(b)的无晶状体儿童

障手术方式、植入 IOL 类型、手术年龄、术后葡萄膜炎及术前视力情况。

Sukhija 等[27]报道了 2 岁以下行白内障手术的 13 名儿童 26 眼的长期视觉结果（平均随访时间：102 个月）。他们发现，92% 的儿童在最后一次随访中视敏度（VA）≥ 6/18，19/26（73%）VA ≥ 6/12。只有 1 只眼眼压升高。作者研究了 104 名行二期 IOL 植入的儿童的 174 只眼发现：在末次术后随访时，BCVA 从术前的 1.08 ± 0.65 LogMAR（20/200，6/60）提高到了 0.55 ± 0.51 LogMAR（20/70，6/48），51 只眼（35%）的 BCVA 达到了 20/40 或更好。可观察到的术后最显著的并发症为继发性渗出膜（17 只眼，9.77%），IOL 光学面夹持（15 只眼，8.6%），IOL 偏心（9 只眼，5.17%）和继发性青光眼（11 只眼，5%）。

12.12 印度儿童白内障治疗面临的挑战

对患有白内障的印度儿童来说，导致预后较差的主要原因是服务机构的缺乏，特别在农村地区，就医时间晚、患者的经济状况不佳、不规律的随访检查以及术后佩戴框架眼镜和接触镜的依从性较差。

对这些患儿来说，在 5 岁甚至以上才第一次到眼科就诊是很常见的。通常这些患儿会被带给成人眼科医师，行白内障手术并不植入 IOL。术后无晶状体眼患儿需配戴高度数远视眼镜，但是多数家庭因不能承担费用而没有规律佩戴。

家长的收入往往会影响手术方式、材料以及所植入 IOL 类型。虽然有些家长能承担高质量治疗的费用，但患儿就诊的眼科医院可能没法提供。此外，很多印度医院也无法获得高质量儿童白内障手术所需用品，如丙烯酸酯 IOL、高内聚性黏弹剂及接触镜等。

在大多数来自印度的研究报告中，术后随访率都很低。Gogate 等[8]指出，2004~2008 年接受白内障手术的 262 名儿童中，只有 53 人（20.6%）有规律的术后随访。低随访率与患儿年龄较大（$P<0.001$）、母亲受教育程度低（$P=0.012$）、父亲的职业（$P=0.031$）、交通费用的增加（$P=0.033$）以及手术是否免费（$P=0.001$）密切相关。距离和交通费用是术后规律随访的主要障碍，同时眼科治疗中心也没有告知后续随访的重要性。Gogate 等[27]对一组接受了双眼白内障手术的印度患儿进行了队列研究，他们发现，93 例需行 Nd ： YAG 后囊膜切开术，5 例需低视力辅助治疗，4 例需配戴接触镜，162 例需改变眼镜处方。他们还发现，在这些治疗后，患儿的平均 BCVA 提高了 1 行。

最后，患儿术后不配戴眼镜或在眼镜丢失、破损时不及时更换是很常见的。作者在其机构未发表的数据中发现，患儿术后眼镜处方在 3 年内变更了 1.8 次（1~5 次）[29]。此外，无晶状体患儿变更眼镜处方的频率较植入 IOL 患儿高（平均频率：无晶状体患者 2.05 次；植入 IOL 患者 1.54 次），无晶状体眼的患儿配戴眼镜的依从性差可能会导致严重的弱视。

在西方国家，医生更倾向使用接触镜对无晶状体眼儿童进行光学矫正，但在印度，家长往往无法负担接触镜的费用。

12.13 儿童眼科医师培训

在过去十年里，印度经过培训的儿童眼科医师数量大幅增加[7]。目前，很多大型教学机构都提供有组织的培训项目。印度地区现有超过 200 名经过培训的儿童眼科医师，但他们分散在全国各地，分布不均，多数在城市地区。

小结

　　总的来说，多数印度儿童眼科医师使用与世界其他地区类似的技术来治疗儿童白内障。但是印度地区的儿童白内障手术是由儿童眼科医师或成人眼前节医师完成的。更好的术前及术后照护需要儿科医师、康复小组以及社区眼科工作人员的共同努力。

　　目前，印度的儿童白内障手术正处于一个转型期。他们迫切需要对患者早期诊断以及用于为贫困儿童支付手术耗材、IOL、交通费用和药物费用的资金。改善卫生保健供给有助于早期诊断并能及时将患儿送至城市眼科中心接受治疗。随着更多经过培训的眼科医师前往农村工作，患儿术后的视觉结果将明显改善。

（李瑾 译　赵云娥 校）

参考文献

1. WHO. Preventing blindness in children: report of WHO/IAPB scientific meeting. Programme for prevention of blindness and deafness and International Agency for prevention of blindness. Geneva: WHO; 2000.
2. Khanna RC, Foster A, Krishnaiah S, et al. Outcome of bilateral congenital and developmental cataract in young children in south India and causes of poor outcome. Indian J Ophthalmol. 2013;61(2):65–70.
3. Rogers NK, Gilbert CE, Foster A, Zakhidov BO, McCollum CJ. Childhood blindness in Uzbekistan. Eye (Lond). 1999;13:65–70.
4. Gogate P, Deshpande M, Sudrik S, Taras S, Kishore H, Gilbert C. Changing pattern of childhood blindness in Maharashtra, India. Br J Ophthalmol. 2007;91:8–12.
5. Gilbert CE, Rahi JS, Quinn GE. Visual impairment and blindness in children. In: Johnson GJ, Weale R, Minassian DC, West SK, editors. The epidemiology of eye disease. 2nd ed. London: Arnold; 2003.
6. Neena J, Rachel J, Praveen V, Murthy GV, Rapid Assessment of Avoidable Blindness India Study Group. Rapid assessment of avoidable blindness in India. PLoS One. 2008;3:e2867.
7. Murthy GVS, John N, Gupta SK, Vashist P, Rao GV. Status of pediatric eye care in India. Indian J Ophthalmol. 2008;56(6):481–8.
8. Gogate P, Patil S, Kulkarni A, Mahadik A, Tamboli R, Mane R, et al. Barriers to follow-up for pediatric cataract surgery in Maharashtra, India: how regular follow-up is important for good outcome. The Miraj Pediatric Cataract Study II. Indian J Ophthalmol. 2014;62:327–32.
9. Lambert SR, Drack AV. Infantile cataracts. Surv Ophthalmol. 1996;40:427–58.
10. Eckstein M, Vijayalakshmi P, Killedar M, Gilbert C, Foster A. Aetiology of childhood cataract in south India. Br J Ophthalmol. 1996;80:628–32.
11. Kaid Johar SR, Savalia NK, Vasavada AR, Gupta PD. Epidemiology based etiological study of pediatric cataracts in Western India. Indian J Med Sci. 2004;58:115–21.
12. Khokhar S, Gupta S, Yogi R, Gogia V, Agarwal T. Epidemiology and intermediate-term outcomes of open- and closed-globe injuries in traumatic childhood cataract. Eur J Ophthalmol. 2014;24(1):124–30.
13. Lenhart PD, Courtright P, Wilson ME, Lewallen S, Taylor DS, et al. Global challenges in the management of congenital cataract: proceedings of the 4th International Congenital Cataract Symposium held on March 7, 2014, New York, New York. J AAPOS. 2015;19(2):e1–8.
14. Chandy S, Abraham AM, Jana AK, Agarwal I, Kekre A, et al. Congenital rubella syndrome and rubella in Vellore, South India. Epidemiol Infect. 2011;139(6):962–6.
15. Adhikari S, Badu BP, Bhatta NK, Jha CB, Baral N, Kumari N. Etiology and clinical profile of pediatric cataract in a tertiary care centre of Eastern Nepal. JNMA J Nepal Med Assoc. 2007;46(167):94–8.
16. Connors III R, Boseman III P, Olson RJ. Accuracy and reproducibility of biometry using partial coherence interferometry. J Cataract Refract Surg. 2002;28:235–8.
17. Hussin HM, Spry PGD, Majid MA, et al. Reliability and validity of the partial coherenceinterferometry for measurement of ocular axial length in children. Eye (Lond). 2006;20:1021–4.
18. Ben-Zion I, Neely DE, Plager DA, Ofner S, Sprunger DT, Roberts GJ. Accuracy of IOL calculations in children: a comparison of immersion versus contact A-scan biometry. J AAPOS. 2008;12(5):440–4.
19. Aasuri MK, Fernandes M, Pathan PP. Comparison of acrylic and polymethyl methacrylate lenses in a pediatric population. Indian J Ophthalmol. 2006;54(2):105–9.
20. Pehere NK, Bojja S, Vemuganti GK, et al. Opacification of intraocular lenses implanted during infancy: a clinicopathologic study of 4 explanted intraocular lenses. Ophthalmology. 2011;118(11):2128–2132.e1.
21. Dahan E. Pediatric cataract surgery. In: Yanoff M, Ducker JS, editors. Ophthalmology. St Louis: Mosby-Yearbook; 1998. p. 30.1–6.
22. Muralidhar R, Siddalinga Swamy GS, Vijayalakshmi P. Completion rates of anterior and posterior continuous curvilinear capsulorhexis in pediatric cataract surgery for surgery performed by trainee surgeons with the use of a low-cost viscoelastic. Indian J Ophthalmol.

2012;60(2):144–6.

23. Kochgaway L, Biswas P, Paul A, Sinha S, Biswas R, Maity P, Banerjee S. Vitrectorhexis versus forceps posterior capsulorhexis in pediatric cataract surgery. Indian J Ophthalmol. 2013;61(7):361–4.

24. Shah SK, Vasavada V, Praveen MR, Vasavada AR, Trivedi RH, Dixit NV. Triamcinolone-assisted vitrectomy in pediatric cataract surgery. J Cataract Refract Surg. 2009;35:230–2. 15.

25. Praveen MR, Shah SK, Vasavada VA, Dixit NV, Vasavada AR, Garg VS, et al. Triamcinolone-assisted vitrectomy in pediatric cataract surgery: intraoperative effectiveness and postoperative outcome. J AAPOS. 2010;14:340–4.

26. Matalia J, Anaspure H, Shetty BK, Matalia H. Intraoperative usefulness and postoperative results of the endoilluminator for performing primary posterior capsulectomy and anterior vitrectomy during pediatric cataract surgery. Eye (Lond). 2014;28:1008–13.

27. Gogate PM, Sahasrabudhe M, Shah M, Patil S, Kulkarni AN, Trivedi R, et al. Long term outcomes of bilateral congenital and developmental cataracts operated in Maharashtra, India. Miraj pediatric cataract study III. Indian J Ophthalmol. 2014;62(2):186–95.

28. Sukhija J, Ram J, Gupta N, Sawhney A, Kaur S. Long-term results after primary intraocular lens implantation in children operated less than 2 years of age for congenital cataract. Indian J Ophthalmol. 2014;62:1132–5.

29. Adio A, Sachdeva V, Kekunnaya R. The aphakia versus pseudophakia dilemma in pediatric cataracts: a developing world perspective. J AAPOS. 2014;18(4):e25.

第四部分
围手术期护理

第13章　先天性白内障围手术期用药护理

Jane Ashworth and Susmito Biswas

先天性白内障术后并发症如炎症或感染将限制视力提高,少数时候会造成严重后果。婴幼儿白内障手术比成人白内障手术后炎症风险更大,炎症和炎症相关的并发症如:瞳孔渗出膜,虹膜后粘连,人工晶状体表面沉积物或移位等(第16章)更常见。采取一定的措施降低术后炎症反应及眼内炎的风险是非常有必要的。术中及术后用药可缓解患儿的术后疼痛。围手术期用药必须逐渐减量,参考患儿术前全身和眼部状况、手术技术、术后并发症以及主刀医生的偏好。本章节将讨论围手术期患儿用药的选择以降低术后炎症反应及缓解疼痛。

13.1　降低术后炎症

重度术后炎症是儿童白内障术后潜在的严重并发症,尤其在婴幼儿患者(见第16章)。精湛的手术技巧,避免组织损伤(尤其虹膜)可降低术后炎症反应。术中眼内使用肝素、类固醇激素(前房,玻璃体腔,球结膜下,球后)及术后类固醇激素(静脉,口服或局部用药)可显著降低术后炎症。必须考虑围手术期用药的利与弊以选择最佳的处理方案。

13.1.1　前房内使用肝素

术中灌注液中加入肝素或者手术结束时前房注入肝素可降低术后炎症。研究显示儿童白内障术中前房注入肝素可降低前房炎症,纤维渗出膜,IOL 表面沉积,粘连、机化膜形成以及 IOL 偏位等并发症的发生[1-3]。一项前瞻性临床随机对照研究观察了 80 眼,儿童白内障术中分别在 500ml BSS 中加入 40mg、20mg、10mg 低分子量肝素及空白对照,发现在随访的 19.2 个月中单纯 BSS 组的炎症细胞及 IOL 表面沉积物明显较重,而肝素组的纤维膜及粘连更少,且效果呈剂量依赖性[4]。但是另一项随机对照研究观察 40 眼患儿灌注液中使用或者不使用肝素在术后随访的 3 个月中并未见明显差异[5]。我们的经验是灌注液中加入肝素(1∶1 000),手术结束时无论有无用单纯 BSS 液冲洗前房,均可有效的降低先天性白内障术后的炎症反应(表 13.1)。

表 13.1　常规先天性白内障术中及术后用药建议

术中用药	前房使用肝素
	前房使用抗生素
	结膜下注射激素(或球后注射)
	局部麻醉药
术后用药	抗生素滴眼 2 周
	激素滴眼维持并逐渐减量 4~6 周
	局部使用睫状肌麻痹剂

13.1.2　前房内使用组织纤溶酶原激活物

一项前瞻性双盲临床随机对照研究观察了 26 名 3~14 岁患儿(34 眼),比较术中前房内注入 20μg 重组组织纤溶酶原激活物(r-TPA)和仅使用 BSS 比较,发现术后 14 天内 r-TPA 组前房纤维渗出明显低于对照组,然而术后 30 天及 90 天两组无差异。r-TPA 组 IOL 表面色素颗粒沉积明显低于对照组[6]。前房内注入 r-TPA 还可用于治疗儿童白内障术后严重的纤维渗出膜形成[7]。

13.1.3　术中使用皮质类固醇

手术期间可以有多种方法使用皮质类固醇以减轻术后炎症反应,减少并发症。用药的选择取决于手术医生的经验及偏好、术前全身及眼部情况、手术技巧及并发症等因素。

13.1.3.1　前房内使用皮质类固醇

有些医生建议术中前房内注入皮质类固醇以降低术后渗出膜的形成。有研究表明术中前房内使用确炎舒松可显著降低前房炎症反应、虹膜后粘连、IOL 表面沉积物、视轴区混浊[8,9]。一项前瞻性随机对照研究,比较了 2 岁前患儿接受白内障手术时术中前房内使用 12mg/0.03ml 曲安奈德(31 眼)和术后口服泼尼松龙 1mg/kg(29 眼)15 天,发现两组在细胞沉积和后粘连方面没有差异[10],提示前房内使用曲安奈德和口服类固醇激素一样有效。

前房内注入曲安奈德可使得前部玻璃体可视化,避免前房内残留玻璃体[11]。

儿童使用皮质类固醇存在眼压升高和青光眼的风险。然而在一项研究报道中 24 名患儿接受白内障手术时前房内注入地塞米松,在随访的 20~48 个月中并没有患儿发生青光眼[12]。

13.1.3.2　玻璃体腔注射皮质类固醇

一些特殊患儿(如:伴随葡萄膜炎,黄斑水肿等)可选择在术中进行玻璃体腔注射皮质类固醇。但是对术后可能发生的高眼压和继发性青光眼必须引起重视。

13.1.3.3　结膜下注射皮质类固醇

结膜下注射皮质类固醇也可降低术后炎症反应。婴幼儿可采用结膜下注射一半剂量的短效皮质类固醇,较大儿童可以增加剂量至与成人一致。结膜下注射长效皮质类固醇,如:曲安奈德及甲氢泼尼松可引起激素性眼压升高,必要时需清除结膜下残留的皮质类固醇。也有报道一名儿童结膜下注射皮质类固醇发生结膜坏死[13]。

13.1.3.4　球后注射皮质类固醇

手术结束时可在球后注射长效糖皮质激素(曲安奈德,甲氢泼尼松)[14],这对控制术后可能发生严重的炎症反应(术中使用虹膜拉钩、葡萄膜炎,术后局部用药困难,父母依从性差的患儿)非常有效,但有术后眼压升高的风险。

13.1.4　术后皮质类固醇的使用

13.1.4.1　局部皮质类固醇滴眼

皮质类固醇局部滴眼是先天性白内障及成人白内障术后常规的控制炎症的方法。然而有研究表明皮质类固醇激素眼水的全身吸收后可导致生长抑制[15]并影响内源性肾上腺功能[16]。

有研究随访了 26 名小于 5 岁患儿接受白内障术后局部使用地塞米松眼水治疗,7 名(27%)发现肾上腺功能异常,其中 5 名较严重[17]。库欣综合征的表现为满月脸,生长受限,皮肤菲薄。肾上腺功能异常可降低对发热的生理反应,导致感染、外伤和知觉下降等。虽然这些副作用是可逆的,但在并发感染或进一步麻醉期间,可能需要补充氢化可的松。许多儿童使用皮质类固醇眼水后可能出现高眼压及继发青光眼[18],尤其是婴儿,短期用药也可能发生。

当炎症反应严重时可采用每小时一次的皮质类固醇眼水点眼治疗(例如:术中使用虹膜拉钩或者术前存在葡萄膜炎的患儿),然而对于婴儿来说,这样用药可能会出现全身不良反应。皮质类固醇眼水通常与抗生素眼水合并制成复方制剂。术后用药频率为一天6次,在随后的4~6周内逐渐减量。术后前几周睡前加用复方制剂眼膏[19]。

13.1.4.2　全身使用皮质类固醇

有些医生提倡术后口服皮质类固醇[10]。2岁前婴幼儿白内障术后前房注射曲安奈德明显降低IOL表面沉积物及虹膜后粘连的发生率[10],和口服皮质类固醇一样有效。手术过程仔细谨慎动作轻柔,术后球周注射皮质类固醇和局部使用皮质类固醇眼水,可避免口服皮质类固醇以及由此带来的不良反应。对于术前患有活动性葡萄膜炎的白内障儿童,可以静脉使用皮质类固醇。

13.1.4.3　睫状肌麻痹剂点眼

儿童白内障术后常规使用睫状肌麻痹剂2周(如:0.5%/1%环戊通滴眼3次/天;2.5%去氧肾上腺素滴眼2次/天)。

13.2　降低感染风险

尽管眼内炎的发生率非常低,但是和大人一样,儿童白内障术后眼内炎的后果是毁灭性的。儿童眼前段手术术后眼内炎的发生率约7/10 000[20]。降低眼内炎风险的措施包括术前皮肤消毒,手术过程中可在结膜下或者前房内注入抗生素,术后抗生素点眼(单方制剂或者合并类固醇激素的复方制剂)。通常没有必要全身使用抗生素。

13.2.1　术前皮肤及结膜囊消毒

术前使用10%聚维酮碘进行眼周皮肤及结膜囊消毒可显著降低眼内炎的风险[21]。

13.2.2　围手术期使用抗生素

13.2.2.1　结膜下注射抗生素

手术结束后可结膜下注射成人一半剂量的抗生素(头孢呋辛、万古霉素)。

13.2.2.2　前房内注入抗生素

成人白内障手术结束时前房注入抗生素可显著降低眼内炎的发生[22~25],同时在儿童白内障手术时也广泛应用。前房注射抗生素后术后眼内炎的相对风险为0.12[25]。标准的成人剂量为(1mg头孢呋辛、头孢唑林、莫西沙星),可在缝合切口后注入前房。

注射器里剩余的药物可用于冲洗结膜囊。没有严重青霉素过敏(非IgE介导的过敏)的患者前房注射头孢呋辛是安全可靠的。然而对于IgE介导的青霉素过敏必须引起重视,可以考虑前房注射万古霉素。

13.2.3　术后抗生素的使用

13.2.3.1　抗生素滴眼

儿童及成人白内障术后常规使用抗生素眼水滴眼,通常会采用有合并激素的复方制剂(地塞米松,硫酸新霉素和多黏菌素;泼尼松龙和庆大霉素;泼尼松龙和磺胺/妥布霉素)。尽管没有证据证实单独使用抗生素眼水降低眼内炎的有效性,医生在临床工作中依然常规会采用术后抗生素点眼,一天四次,维持 2 周。

13.3　缓解术后疼痛

婴幼儿白内障术后通常会使用表面麻醉药。有研究发现筋膜囊下注射的镇痛效果较术中静脉注射芬太尼好[26]。对乙酰氨基酚及非甾体抗炎药止痛通常足够了,必要时可以增加术后镇痛。

13.4　手术相关的其他用药

13.4.1　前房内注射散瞳药

理想的散瞳可提高白内障手术的效果。术前准备包括局部点眼散瞳,但是部分患儿散瞳效果不佳或者术中瞳孔可能变小,增加手术难度。成人白内障术中采用灌注液中加入散瞳药,尤其是虹膜松弛综合征患者(0.5% 去氧肾上腺素,肾上腺素 0.5ml/500ml BSS)。有研究对比了白内障术中灌注液中加去氧肾上腺素和局部散瞳药点眼对角膜内皮,眼前节毒性综合征,眼内炎的评估,发现在六年的随访中两组在角膜内皮细胞去失率,术后眼压,PCO 发生率均无显著性差异[27]。全身系统性副作用非常罕见,有极少部分成人会出现平均动脉压升高[28]。研究表明成人白内障术中前房注射去氧肾上腺素和酮咯酸(奥梅罗斯)不仅有扩瞳作用,还可缓解术后疼痛[29];儿童白内障手术的相关随机对照研究正在进行中,在眼内使用散瞳药物的安全性和有效性还未证实之前应谨慎使用。

13.4.2　结膜下注射用散瞳合剂

穆尔菲尔德(Moorefield)制药提供两种散瞳合剂的形式。散瞳合剂 1:0.5mg 阿托品 +0.06mg 肾上腺素 +3mg 普鲁卡因。散瞳合剂 2:成分不变,剂量为散瞳合剂 1 剂量的两倍。术前角膜缘结膜下注射散瞳合剂可达到迅速散瞳的效果。但是所有的散瞳合剂的成分会对全身系统有影响,包括:心动过速[30,31]、心律失常、心肌缺血[32,33],使用过程必须与麻醉医生保持联系,密切关注全身情况。

13.4.3　前房内注射乙酰胆碱

前房注射乙酰胆碱主要用于术中缩瞳,可确保手术结束时前房内无玻璃体残留,防止人工晶状体虹膜夹持,术后早期降低眼压。另外需行周边虹膜切除术时达到迅速缩瞳的效果,即使眼内用过去氧肾上腺素。但是成人白内障术中使用乙酰胆碱发现有心动过缓、支气管痉挛、低血压的风险。故在儿童白内障术中使用需谨慎。

总结

有多种方式可用于减少术后炎症反应及感染风险,缓解术后疼痛。手术医生需要根据经验、患者因素等,权衡利弊后选择最佳的围手术期用药方案。表 13.1 是儿童常规白内障手术围手术期用药指南。医生必须根据患者特点、术前危险因素、手术技巧和围手术期并发症,以及儿童健康状况,做个性化调整。

(赵银莹 译　黄锦海 校)

参考文献

1. Ozkurt YB, Taşkiran A, Erdogan N, Kandemir B, Doğan OK. Effect of heparin in the intraocular irrigating solution on postoperative inflammation in the pediatric cataract surgery. Clin Ophthalmol. 2009;3:363–5.

2. Rumelt S, Stolovich C, Segal ZI, Rehany U. Intraoperative enoxaparin minimizes inflammatory reaction after pediatric cataract surgery. Am J Ophthalmol. 2006;141(3):433–7.

3. Bayramlar H, Totan Y, Borazan M. Heparin in the intraocular irrigating solution in pediatric cataract surgery. J Cataract Refract Surg. 2004;30(10):2163–9.

4. Çaça I, Şahin A, Cingü AK, Ari S, Alakuş F, Çinar Y. Effect of low molecular weight heparin (enoxaparin) on congenital cataract surgery. Int J Ophthalmol. 2012;5(5):596–9.

5. Vasavada VA, Praveen MR, Shah SK, Trivedi RH, Vasavada AR. Anti-inflammatory effect of low-molecular-weight heparin in pediatric cataract surgery: a randomized clinical trial. Am J Ophthalmol. 2012;154(2):252–8.

6. Siatiri H, Beheshtnezhad AH, Asghari H, Siatirit N, Moghimi S, Piri N. Intracameral tissue plasminogen activator to prevent severe fibrinous effusion after congenital cataract surgery. Br J Ophthalmol. 2005; 89(11):1458–61.

7. Mehta JS, Adams GG. Recombinant tissue plasminogen activator following paediatric cataract surgery. Br J Ophthalmol. 2000;84(9):983–6.

8. Dixit NV, Shah SK, Vasavada V, Vasavada VA, Praveen MR, Vasavada AR, Trivedi RH. Outcomes of cataract surgery and intraocular lens implantation with and without intracameral triamcinolone in pediatric eyes. J Cataract Refract Surg. 2010;36(9): 1494–8.

9. Gupta R, Ram J, Sukhija J, Singh R. Outcome of paediatric cataract surgery with primary posterior capsulotomy and anterior vitrectomy using intra-operative preservative-free triamcinolone acetonide. Acta Ophthalmol. 2014;92(5):e358–61.

10. Ventura MC, Ventura BV, Ventura CV, Ventura LO, Arantes TE, Nosé W. Outcomes of congenital cataract surgery: intraoperative intracameral triamcinolone injection versus postoperative oral prednisolone. J Cataract Refract Surg. 2014;40(4):601–8.

11. Praveen MR, Shah SK, Vasavada VA, Dixit NV, Vasavada AR, Garg VS, Trivedi RH. Triamcinolone-assisted vitrectomy in pediatric cataract surgery: intraoperative effectiveness and postoperative outcome. J AAPOS. 2010;14(4):340–4.

12. Mataftsi A, Dabbagh A, Moore W, Nischal KK. Evaluation of whether intracameral dexamethasone predisposes to glaucoma after pediatric cataract surgery. J Cataract Refract Surg. 2012;38(10):1719–23.

13. Ying-Jiun C, Chee-Kuen W, Shatriah I. Conjunctival necrosis following a subconjunctival injection of triamcinolone acetonide in a child. Middle East Afr J Ophthalmol. 2015;22(1):125–8.

14. Taravati P, Lam DL, Leveque T, Van Gelder RN. Postcataract surgical inflammation. Curr Opin Ophthalmol. 2012;23(1):12–8.

15. Wolthers OD. Growth suppression caused by corticosteroid eye drops. J Pediatr Endocrinol Metab. 2011;24(5-6):393–4.

16. Krupin T, Mandell AI, Podos SM, Becker B. Topical corticosteroid therapy and pituitary-adrenal function. Arch Ophthalmol. 1976;94(6):919–20.

17. Haargaard B, Bangsgaard R, Main K, Boberg-Ans G, Meldgaard Lund A, la Cour M. Adrenal gland functionin children below 5 years of age after treatment with Dexamethasone eye drops after congenital cataract surgery. BIPOSA Annual Meeting abstract Barcelona. 2014.

18. Hutcheson KA. Steroid-induced glaucoma in an infant. J AAPOS. 2007;11(5):522–3.

19. Lambert SR, Plager DA, Buckley EG, Wilson ME, DuBois L, Drews-Botsch CD, Hartmann EE, Lynn MJ. The Infant Aphakia Treatment Study: Was the high rate of intraoperative and postoperative adverse events in the intraocular lens group preventable? J AAPOS. 2015;19:101–3.

20. Wheeler DT, Stager DR, Weakley Jr DR. Endophthalmitis following pediatric intraocular surgery for congenital cataracts and congenital glaucoma. J Pediatr Ophthalmol Strabismus. 1992;29(3): 139–41.

21. Wu PC, Li M, Chang SJ, Teng MC, Yow SG, Shin SJ, Kuo HK. Risk of endophthalmitis after cataract surgery using different protocols for povidone- iodine preoperative disinfection. J Ocul Pharmacol Ther. 2006;22(1):54–61.

22. Gower EW, Lindsley K, Nanji AA, Leyngold I, McDonnell PJ. Perioperative antibiotics for prevention of acute endophthalmitis after cataract surgery. Cochrane Database Syst Rev. 2014;7:CD006364. Author manuscript; available in PMC 2014 December 10.

23. Braga-Mele R, Chang DF, Henderson BA, Mamalis N, Talley-Rostov A, Vasavada A; ASCRS Clinical Cataract Committee. Intracameral antibiotics: safety, efficacy, and preparation. Cataract Refract Surg. 2014;40(12):2134–42.

24. Wejde G, Samolov B, Seregard S, Koranyi G, Montan PG. Risk factors for endophthalmitis following cataract surgery: a retrospective case-control study. J Hosp Infect. 2005;61(3):251–6.

25. Kessel L, Flesner P, Andresen J, Erngaard D, Tendal B, Hjortdal J. Antibiotic prevention of postcataract endophthalmitis: a systematic review and meta-analysis. Acta Ophthalmol. 2015;93(4):303–17.

26. Sethi S, Ghai B, Sen I, Ram J, Wig J. Efficacy of subtenon block in infants – a comparison with intravenous fentanyl for perioperative analgesia in infantile cataract surgery. Paediatr Anaesth. 2013;23(11):1015–20.

27. Lundberg B, Behndig A. Intracameral mydriatics in phaco-emulsification cataract surgery – a 6 year follow up. Acta Ophthalmol. 2013;91:243–6.

28. Bekir OA, Toufeeq S, Woods E, Jabir M. Effect of intracameral phenylephrine on systemic blood pres-

sure. Eye (Lond). 2014;28:1267–8.

29. Lindstrom RL, Loden JC, Walters TR, Dunn SH, Whitaker JS, Kim T, Demopulos GA, Tjia K. Intracameral phenylephrine and ketorolac injection (OMS302) for maintenance of intraoperative pupil diameter and reduction of postoperative pain in intra-ocular lens replacement with phacoemulsification. Clin Ophthalmol. 2014;8:1735–44.

30. Steel DH, Thorn J. The incidence of systemic side effects following subconjunctival Mydricaine No 1 Injection. Eye (Lond). 1999;13:720–2.

31. Jayamanne DGR, Ray-Chaudhuri N, Wariyar R, Cottrell DG. Haemodynamic responses to subcon-junctival mydriatic agents (Mydricaine) used for maintenance of perioperative mydriasis in patients undergoing vitreoretinal surgery. Eye (Lond). 1998;12:792–4.

32. Keembiyage RD, Raymond GL, Newland HS. Atrial fibrillation following subconjunctival injection of mydricaine number 02. Clin Experiment Ophthalmol. 2006;34:806–8.

33. Keembiyage RD, Newland HS, Lai C. Tachycardia and myocardial ischaemia following subconjunctival injection of mydricaine (number 02) for vitrectomy procedure. Clin Experiment Ophthalmol. 2005;33: 105–6.

34. Sukhija J, Kaur S, Ram J. Minimizing inflammation after congenital cataract surgery. J Cataract Refract Surg. 2014;40(6):1056–7.

35. Hertle RW, Wilson MC. Adjunctive use of alpha-chymotrypsin during infantile lensectomy and vitrectomy. J Pediatr Ophthalmol Strabismus. 2001;38(2):109–11.

36. Sukhija J, Ram J. Anti-inflammatory effect of low-molecular-weight heparin in pediatric cataract sur-gery. Am J Ophthalmol. 2012;154(6):1003–4; author reply 1004-5.

37. Wilson Jr ME, Trivedi RH. Low molecular-weight heparin in the intraocular irrigating solution in pediat-ric cataract and intraocular lens surgery. Am J Ophthalmol. 2006;141(3):537–8.

38. Dada T. Intracameral heparin in pediatric cataract sur-gery. J Cataract Refract Surg. 2003;29(6):1056.

39. Dada T, Dada VK, Sharma N, Vajpayee RB. Primary posterior capsulorhexis with optic capture and intracameral heparin in paediatric cataract surgery. Clin Experiment Ophthalmol. 2000;28(5):361–3.

14 第14章 弱视治疗及遮盖疗法

Carey Drews-Botsch

14.1 前言

患有严重单眼先天性白内障的儿童通常视力低下。以往的研究报告表明，取得良好的视力需要做到以下几点：早期白内障手术、屈光矫正无晶状体眼或残余屈光误差，以及坚持遮盖对侧眼[1-5]。

Chak 和他的同事发现，单眼白内障治疗后仍然视力低下最主要的原因是缺乏依从性[6]。也有研究者表示，婴儿在出生后一年内有较好依从性，坚持训练，尽管后续时间里的依从性降低，依然能获得良好视力[7,8]。

然而，坚持遮盖治疗对于监护人而言是比较困难的[9-11]。例如：Allen 等人的报告中，小于 4 岁的单眼白内障患儿中，约有 1/3 患儿放弃了遮盖疗法[11]。早期有研究表明，语言障碍、父母受教育程度以及社会经济地位[12-16]都与弱视儿童坚持遮盖治疗的依从性有关。然而，由于这些研究中的大多数儿童年龄较大，接受遮盖的时间受到他们的生长发育和视力的影响，所以目前尚不清楚这些结果多大程度上适用于婴儿的遮盖依从性[7]。语言障碍、父母受教育程度、社会经济地位以及孩子自身逐渐增长的抗拒遮盖的能力，这些都是问题。相反地，小婴儿能否坚持遮盖训练主要依赖于监护人，因为他们没有

能力抗拒遮盖或自行拿掉眼贴，也因为这些孩子在开始时大多双眼视力相似。

单眼先天性白内障患儿想要获得良好的视力取决于对遮盖疗法的依从性，但也取决于他的视力情况，因为视力较差的患儿更难以坚持遮盖[9]。因此，我们就难以区分是良好依从性带来了遮盖疗法后的视力提高，还是原有视力较好提高了遮盖疗法的依从性。我们可以从婴儿无晶状体眼治疗研究（IATS）数据中揭示一些问题。我们从 IATS 的数据中了解能影响单眼先天性白内障术后的婴儿早期依从性的因素，描述患儿的接受遮盖的时间，评估遮盖与视力的关系。我们还描述了在 IATS 中用于评估遮盖依从性的方法。

14.2 婴儿无晶状体眼治疗研究 IATS

IATS 是美国国家眼科研究所开展的多中心、随机对照临床试验，观察 1~7 月龄患单眼先天性白内障的婴儿的治疗情况。其研究的目的是比较单眼先天性白内障摘除同时植入人工晶状体（IOL）的患儿视力和术后无晶状体眼的患儿视力[17]。IATS 早期研究表明，儿童单眼先天性白内障术后视力预后变化较大，但是 12 月龄的婴儿和 4 岁半的儿童的结果表明，治疗方法的选择与术后视力无明显

相关性[18,19]。

在 IATS 研究中，所有 5 岁前的患儿均需接受遮盖治疗。从白内障术后第二周开始，患儿在监护人的指导帮助下进行 1 小时 /（天·月）的健眼遮盖直至 8 月龄。此后，患儿遮盖清醒的一半时间，可以隔天进行全天遮盖，也可以每天遮盖患儿清醒的一半时间。

14.3　婴幼儿单眼先天性白内障遮盖方法的评估

遮盖治疗的依从性很难准确评估。现较多使用父母日记、回忆性访谈和遮盖剂量监视器（ODM）来进行评估。Fielder 表示报告记录的依从性和 ODM 客观评价的依从性之间有显著差异。他指出，父母报告的遮盖时间比在 ODM 上显示的要多 50%[20]。然而，尽管 ODM 可能是评估遮盖依从性最准确的方法，但是目前只用于调查性研究。由于目前配置的限制，ODM 在某些环境温度下难以进行评估，并且受电池寿命的限制[21,22]。因此，许多研究同时使用 ODM 和日记。在 IATS，患儿遵循医嘱进行屈光矫正及遮盖依从性的情况由 IATS 数据协调中心（DCC）的工作人员从监护人处获得。主要使用两种方法：每 3 个月一次的回顾性电话回访和每一年的前瞻性日记。电话回访和遮盖日记收集了相似的信息。在日记中，父母记录每天的睡眠模式、眼罩使用、隐形眼镜（或框架眼镜）佩戴情况（图 14.1）。日记在手术后 2 个月，以及 14、26、38、50 月龄分别完成。日记本寄给了监护人，完成数据收集后再把日记本寄回。电话回访每季度完成一次，从手术后 3 个月开始，到患儿 5 岁结束，并使用半结构式询问，进行前 48 小时电话回访，获取与日记报告中类似的信息。有报道说平日和周末有不同的遮盖情况[23]，于是回访的时间是使用一种算法选出一周内的首选时间。监护人无

法提前得知回访的具体日子或时间。回访由三名受过培训的回访者进行（一位说英语，一位说西班牙语和另一位说葡萄牙语），运用监护人的主要语言，以后每次回访都由同一个人进行。回访的绝大部分（>95%）是由英语回访员进行的。

遮盖依从性的评估来自于监护人对睡眠 / 苏醒时间的报告以及对患儿戴眼罩、隐形眼镜或框架眼镜的时间记录。我们通过监护人的记录计算患儿每天佩戴的小时数，患儿每天清醒时间内戴眼镜时间的百分比和患儿每天睡觉的时间。因此，依从性的评估是采用根据监护人报告的每天遮盖时间进行定量估计，而不是定性估计。监护人知晓，这些数据是独立于临床工作人员对患儿视力和眼部健康资料进行的监测。这些数据相比于其他场合得到的数据，有助于减轻结果的偏倚。此外，这些数据不能与临床医师获得的定性数据进行比较，因为无论是社会期望还是视力评价结果都可能会影响此项评估。

14.4　遮盖依从性数据的可靠性

平均来说，48 小时回访的完成率高于前瞻性日记。例如：87% 的监护人在手术后 2 个月完成了第一篇日记，而一个月后的 48 小时回访完成率为 91%。回访和日记的完成率随着时间的推移而下降（表 14.1）。尽管如此，手术后近 5 年，将近 3/4 的监护人完成了电话回访。1/2 的监护人在孩子 4 岁的时候寄回了日记。43 位（38%）完成所有的日记（5 份）和另 24 位（21%）完成了 5 份日记中的 4 份。8 位（7%）监护人没有完成任何日记。所有监护人完成了 48 小时回访和近 2/3（n=71,62.2%）完成超过 17 次的回访。所有参与者在术后的第一年都有良好依从性，有 3/4（n=89,78.1%）完成 1 年内的所有五次评估。在随后的时间，没有提供数据的监护人

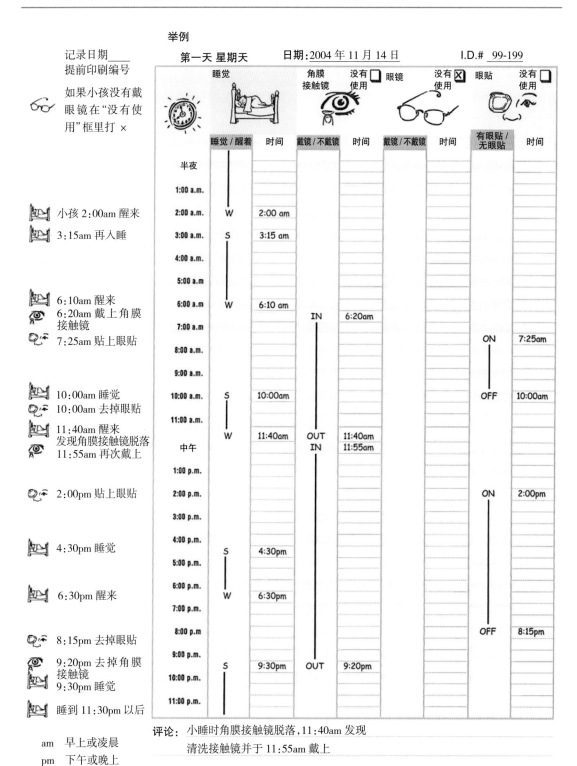

图 14.1　用于收集依从性数据的表格

表 14.1　IATS 各种方法和不同时间点的遮盖依从性和视觉矫正的报告完成情况

评估的时间点	收集方法	完成率[a]（n = 114）	联络量[b]
手术后 3 个月	48 小时回访	97.4%（111）	2（1~10）
手术后 6 个月	48 小时回访	97.4%（111）	2（1~14）
手术后 9 个月	48 小时回访	93.0%（106）	2（1~14）
手术后 12 个月	48 小时回访	93.0%（106）	2（1~15）
手术后 15 个月	48 小时回访	86.8%（99）	2（1~21）
手术后 18 个月	48 小时回访	92.1%（105）	2（1~12）
手术后 21 个月	48 小时回访	91.2%（104）	2（1~16）
手术后 24 个月	48 小时回访	86.8%（99）	2（1~11）
手术后 27 个月	48 小时回访	84.2%（96）	2（1~9）
手术后 30 个月	48 小时回访	85.1%（97）	2（1~14）
手术后 33 个月	48 小时回访	83.3%（95）	2（1~10）
手术后 36 个月	48 小时回访	83.3%（95）	2（1~10）
手术后 39 个月	48 小时回访	86.9%（99）	2（1~16）
手术后 42 个月	48 小时回访	82.4%（94）	2（1~16）
手术后 45 个月	48 小时回访	77.2%（88）	2（1~10）
手术后 48 个月	48 小时回访	79.8%（91）	3（1~9）
手术后 51 个月	48 小时回访	80.7%（92）	2（1~11）
手术后 54 个月	48 小时回访	79.8%（91）	2（1~9）
手术后 57 个月[c]	48 小时回访	73.2%（82）	2（1~6）
手术后 2 个月	日记	87.7%（100）	N/A
13 月龄	日记	72.8%（83）	N/A
25 月龄	日记	66.7%（76）	N/A
37 月龄	日记	56.1%（64）	N/A
49 月龄	日记	54.4%（62）	N/A

[a] 完成依从性评估的数目 / 参与者人数

[b] 中位数（范围）

[c] 112 位预期者，因为有两个参与者达到 5 周岁时尚未达到术后 57 个月

的依从性比提供数据的差，但是这些差异并没有统计学意义。

表 14.1 还记录了收集这些数据所需的工作量。无论是在手术后多久，一半的回访都是在两次电话中完成的。然而，需要多次尝试才能成功收集一些受试者的数据。在几乎所有的回访时间点，为了收集一个或多个受试者的数据，都需要进行 10 多次尝试。

总的来说，监护人报告了遮盖持续情况。例如：在前次回访中报告的遮盖时间与后 3 个月的遮盖密切相关。遮盖依从性的报告显示很好的可靠性，尤其是第一年（表 14.2）。尽管监护人对前瞻性日记报告的遮盖量略比对电话回访中的多，日记报告的遮盖量与回访的遮盖量仍有很好的相关性（表 14.3）。

表 14.2 报告的每天时间、醒时遮盖时间和睡眠时间

		每天醒时遮盖时间	
	N	中位数(IQR)	克隆巴赫(信度)系数(95% CI)
术后第一年的回访 [a]	96	4.07(2.69,5.37)	0.69(0.58,0.80)
术后第二年的回访 [b]	87	3.32(1.37,4.95)	0.85(0.79,0.90)
术后第三年的回访 [c]	72	3.50(1.91,5.34)	0.88(0.83,0.90)
术后第四年的回访 [d]	63	3.41(1.73,5.52)	0.87(0.80,0.91)
所有的日记 [e]	43	3.78(2.95,5.00)	0.86(0.78,0.92)

[a] 术后 3、6、9、12 个月进行的回访
[b] 术后 15、18、21 个月进行的回访
[c] 术后 24、27、30、33 个月进行的回访
[d] 术后 36、39、42、45 个月进行的回访
[e] 术后 2 个月和 14、26、38、50 月龄时的日记

表 14.3 每 7 天前瞻性日记报告的依从性和 48 小时电话回访中最接近日记报告的依从性比较 [a]

	人数	日记和回访的时间差 [b] 平均数 ± 标准差(范围)	回访与日记数据的相关性	每天报告的遮盖时间		平均每天遮盖的时间差异 (95% CI)
				回访	日记	
术后 2 个月	98	−19.07 ± 13.03(−64,33)	0.384*	4.27 ± 2.03	3.91 ± 1.65	0.36(−0.05,0.77)
14 月龄	84	−1.00 ± 30.41(−50,54)	0.765*	3.68 ± 2.36	4.22 ± 1.87	−0.54(−0.88,−0.21)
26 月龄	73	−8.30 ± 22.42(−57,46)	0.752*	3.64 ± 2.66	4.15 ± 2.32	−0.59(−0.93,−0.09)
38 月龄	56	−1.81 ± 25.34(−45,53)	0.848*	4.10 ± 2.98	3.89 ± 2.35	0.21(−0.22,0.63)
50 月龄	55	−3.96 ± 27.30(−57,58)	0.647*	3.22 ± 2.79	3.51 ± 2.49	−0.29(−0.91,0.32)

[a] 排除 50 月龄的睡眠时间,所有关联均具有统计学意义,$P<0.001$。
[b] 日记 - 回访,$P<0.05$

尽管部分观察者报告日记和 ODM 中记录的依从性一致[21],许多研究人员仍表示,使用 ODM 相比于家长的报告更能准确地估计遮盖的依从性[24]。他们甚至认为,父母的报告高估了遮盖的依从性,出现了无法纠正的偏倚,需要对治疗全过程进行观察[20]。然而,IATS 数据表明,监护人可以依照医嘱完成遮盖。这种方法可以应用在 ODM 不适用或不被接受的情况下。例如,有一些婴幼儿因为父母和伦理委员会 IRB 关于设备风险的担忧而不接受使用 ODM。同时我们监测

依从性的时间长达 5 年,监护人难以在这么长的时间里都使用 ODM。通过父母的报告,我们能够成功地监测遮盖、隐形眼镜和框架眼镜的使用依从性。分别监测眼镜佩戴和遮盖的方法现在还在研发中[25],目前来说,ODM 只能监控遮盖情况。

总之,我们相信通过婴幼儿监护人在较长一段时间的报告,我们可以成功获取患儿的遮盖依从性情况。我们进一步得出结论,尽管前瞻性日记或回顾性电话回访可以用来收集关于遮盖依从性的数据,每季度一次

的电话回访可能有更高的完成率。此外,经常电话联系可以提高临床研究中家长的配合度。

14.5 监护人报告的遮盖量

在遮盖时间的报告上存在较大变异,例如,在手术后第一年,监护人报告他们孩子的遮盖时间为 0.37~7.63 小时/天,四分位数范围为 2.7~4.7 小时/天。小于 1 岁患儿中 1/2 的监护人报告遮盖时间少于 3.7 小时/天(图 14.2)。1~4 岁患儿的监护人报告平均每天遮盖 3.39 小时,其中有 75% 每天遮盖 1.86~4.91 小时(图 14.3)。

这些数据表明,监护人给他们幼小的孩子实施遮盖治疗,可以成功坚持到学龄前。然而,父母报告的遮盖量随着时间而变化。例如:图 14.4 显示,监护人在整个 5 年报告的平均遮盖量为 3.8~4.2 小时/天的 5 位患儿在每一次回访中报告的遮盖量。此图显示

不同个体随时间变化的遮盖模式。此外,有监护人报告了在一些时间点遮盖量非常少,但是随后又能很好地完成遮盖。这对于监护人是一个重要信息,特别是 2 岁到 3 岁的幼儿可能对遮盖表示更多的抵抗[11,26]。

14.6 遮盖依从性的预测性

IATS 为我们提供了白内障手术后早期识别影响遮盖的因素。在患儿一岁之前,监护人对依从性的影响最大,而此时患儿的行为和视力差异没有太大影响。

在这些研究中,我们评估了监护人报告的能够在术后 3 个月内完成遮盖的比例。遮盖的依从性并不是由遮盖时间决定的,因为医嘱予一个月中 1 小时/天的遮盖量。因此,患儿年龄较小时,遮盖量取决于孩子的年龄。在术后 3 个月的依从性相关信息中,超过 40%(N = 48)的患儿小于 5 月龄,2/3(65.4%)的患儿小于 6 月龄,年龄最大的是 10 月龄,

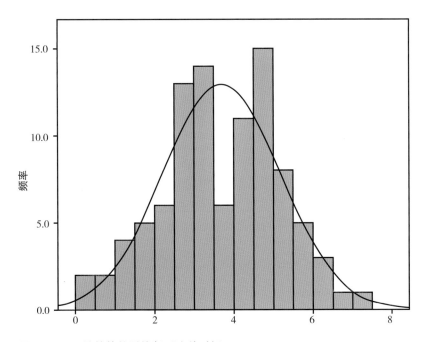

图 14.2 12 月龄前的平均每天遮盖时间

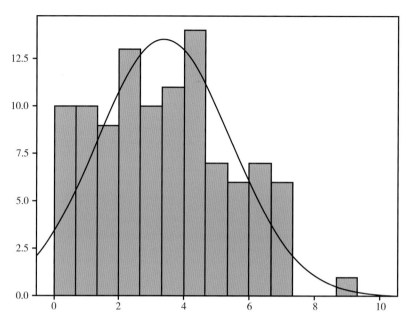

图 14.3 12~48 月龄间的平均每天遮盖时间

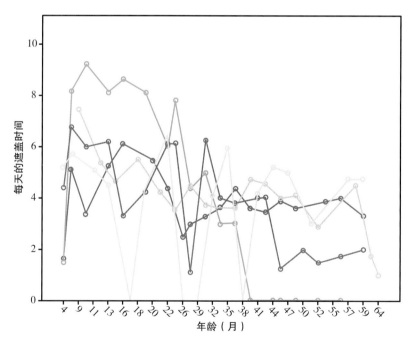

图 14.4 在 5 年研究期间平均遮盖 3.8~4.2 小时 / 天的 5 位 IATS 参与者的平均每天遮盖时间

因此大多数孩子还不会走路说话。

手术后 3 个月被随机分配植入 IOL 和随机保持无晶状体眼状态的患儿对于遮盖的依从性是类似的。具有较高社会经济地位的、母亲受教育程度较高和拥有私人保险的患儿监护人在手术后 3 个月更能坚持使用眼罩遮盖(表 14.4~ 表 14.6)。研究结果指出父母的养育压力越小,遮盖的依从性越高。总的养育压力与监护人报告达到的医嘱遮盖的比例呈负相关($r=-0.22$, $P=0.03$),但是与生活压力($r=-0.11$, $P=0.26$)和手术时的年龄(以天计算)($r=-0.07$, $P=0.48$)没有显著相关性。虽然平均依从性与手术年龄无关,但是手术时年龄较大的患儿相比较小的患儿,术后更难以达

表 14.4　IATS 患者中治疗、人口特征和压力水平以及白内障摘除术后 3 个月的遮盖依从性之间的关系

变量		人数	遮盖医嘱的完成率	
			平均数 ±SD	P^a
总数		104	82.5 ± 42.9	
治疗方式	IOL	51	81.0 ± 47.9	0.73
	CL	53	84.0 ± 37.9	
手术时年龄	28~48 天	46	91.0 ± 47.9	0.18
	49 天 ~3 月龄	30	78.4 ± 36.6	
	3.1~<7 月龄	28	73.1 ± 38.9	
性别	男	50	76.9 ± 48.0	0.20
	女	54	87.8 ± 37.2	
种族	白人	89	80.55 ± 41.8	0.25
	其他	16	93.74 ± 46.8	
是否为西班牙人	是	15	85.6 ± 59.6	0.77
	否	89	82.0 ± 39.8	
保险	私人	64	90.6 ± 39.4	0.01
	其他	40	69.6 ± 45.5	
母亲受教育程度	< 高中	10	60.1 ± 41.2	0.07
	高中毕业	23	79.7 ± 48.1	
	专科毕业	41	78.7 ± 41.1	
	大学毕业生	29	98.0 ± 38.3	
育儿压力	最低	37	97.1 ± 43.4	0.03
	中等	33	75.9 ± 38.4	
	最高	34	73.1 ± 43.4	
生活压力	最低	39	91.2 ± 40.47	0.06
	中等	33	68.2 ± 36.9	
	最高	32	86.7 ± 48.4	

a T 检验或方差分析

表 14.5 术后 2、3、6 个月的遮盖依从性和 12 月龄时的光栅视力之间 Spearman 相关系数（95% 置信区间）

	人数	相关系数 Spearman（95% CI）
总数	108	−0.26（−0.43，−0.08）
治疗方法		
IOL	55	−0.41（−0.61，−0.16）
CL	53	−0.03（−0.30，0.24）

表 14.6 在 12 月龄时，通过完成医嘱遮盖量的各比例实现正常光栅视力的可能性

	视力在正常范围内	低视力	未矫正 OR		矫正 OR[a]	
从未达到 ≥75% 医嘱量	8	13	0.36	（0.12，1.05）	0.45	（0.15，1.38）
有时达到 ≥75% 医嘱量	25	21	0.69	（0.29，1.62）	0.83	（0.33，2.06）
持续达到 ≥75% 医嘱量	26	15	1.0	Ref	1.0	Ref

[a] 矫正包括：手术年龄，IOL 植入术，是否在第一年经历过其他手术或不良事件

到医嘱的 90% 遮盖量。

这些结果表明，大多数监护人在单眼先天性白内障摘除术后早期能够按医嘱进行遮盖。矫正的类型（IOL 与角膜接触镜）似乎并不会显著影响遮盖的量，但年龄是影响的主要因素。此外，父母的社会经济状况，私人医疗保险情况，育儿压力，可能与婴儿期的遮盖依从性有关。因此，临床医生应该考虑到监护人的压力水平，并提供可能获得的支持方案。

应该注意的是，依从性和育儿压力之间的相关性并不明确，因为都是在术后 3 个月左右的 48 小时电话回访中报告有压力。育儿压力可能会影响监护人对患儿实施的遮盖量，也有可能是遮盖困难增加了他们的育儿压力。也可能是由于这两种效应的结合而产生的相关性。既往的一项研究发现，遮盖不会给监护人带来心理困扰[27]。但其他研究发现，监护人的压力与弱视儿童的遮盖有关[28,29]。我们的独特研究用了一个很有效的方法来验证育儿压力与遮盖没有具体关系。

14.7 遮盖与视力的关系

以往的研究表明，取得良好的视觉效果需要早期白内障手术，对无晶状体眼或 IOL 植入后残余屈光不正进行光学矫正，以及对侧眼遮盖的良好依从性[1,5]。Chak 和他的同事发现，儿童单眼白内障术后视力低下的最主要的原因就是遮盖依从性太差[6]。有人注意到，在出生后一年内能有良好遮盖依从性的婴儿视力较好，但此后的依从性会降低[7,8]。良好的视力可能取决于遮盖治疗的依从性，但是，遮盖依从性也取决于视力，对于一些视力较差的孩子来说遮盖是很困难的[9]。因此，良好的遮盖治疗依从性对视力结果的影响和视力对依从性的影响，这两者难以区分。

14.7.1　在12月龄测量的遮盖与光栅视力（Grating Visual Acuity）的关系

与一些手术后6个月内遮盖较少的患儿相比，那些能在出生第一年内接受良好遮盖的患儿会有更好的 logMAR 光栅视力。但是在植入 IOL 的患儿中，这种关联比无晶状体的患儿更明显。相比于那些没有不良事件的患儿（$r_{Spearman}=-0.10$），在经历不良事件的患儿中该关联更强，并具有统计学意义（$r_{Spearman}=-0.35$）。

在12月龄内达到正常范围视力的可能性取决于监护人在术后2、3个月和6个月对患儿遮盖治疗的时间。例如：IOL 植入与否、手术年龄、术后第一年是否经历不良事件，当对这些因素进行调整后，相比于持续保持至少75%的医嘱遮盖时间的患儿，那些从未达到75%的医嘱遮盖时间的患儿，恢复正常范围视力的可能性只有不到一半。

14.7.2　在54月龄遮盖依从性和视力表视力的关系

对12月龄患儿的评估，尽管了解遮盖和视力的关系很重要，但是光栅视力对于日后的生活中的视力没有较强的预测作用，其实用性受到限制[30~32]。另一方面，4.5 岁时的视力表视力有可能预示未来的视力。因为12月龄的视力评估可能会影响后续的遮盖工作，也因为先前已经观察到，出生后第一年遮盖依从性比后面高[16]，我们评估了两个时间点（①出生后第一年；②1周岁到4周岁）的视力与平均遮盖时间之间的关系。

事实上，对于12月龄时正常视力和视力较差的儿童来说，报告显示他们的遮盖行为是不同的。如图14.5 所示，在12月龄时光

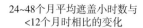

24~48个月平均遮盖小时数与<12个月时相比的变化

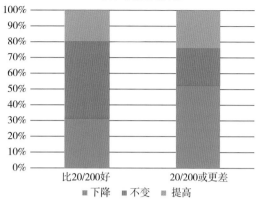

■ 下降　■ 不变　■ 提高

图 14.5　12 月龄前后的每日遮盖时间的变化和 12 月龄时的光栅视力

栅视力优于 20/200 的患儿中，有一半患儿在12月龄前后具有相似的遮盖量。20% 患儿在12月龄后每天至少遮盖 1 小时以上，有30% 比出生后第一年每天减少了至少 1 小时的遮盖时间。相反，在12月龄时视力较差的患儿中，比较少数继续之前的遮盖量，而大约一半患儿在12月龄后至少减少了 1 小时/天。这些说明了，因为监护人认为遮盖没有给孩子带来好处，或者因为孩子视力不佳更难进行遮盖，导致他们渐渐放弃了遮盖治疗。

在出生后第一年和随后几年的遮盖都与视力发育有关。例如：4 周岁前每天至少遮盖 4 小时的患儿会获得最好的视力，而在这整个时间段中，遮盖不到 1 小时/天的患儿视力最差（图 14.6）[33]。此外，在出生后第一年里，每天遮盖时间相对少的患儿，若在后面时间段里每天遮盖至少 4 小时也会获得较好的视力。同样，出生第一年每天遮盖至少 4 小时的患儿，如果随后时间里每天遮盖不少于 4 小时比接下来的 3 年中减少遮盖次数的患儿能获得更好的视力。然而，虽然有相同的遮盖量，视力预后差异性却很大，说明还有遮盖以外的因素影响了视力预后[33]。

回归分析提供了视力和遮盖之间联系

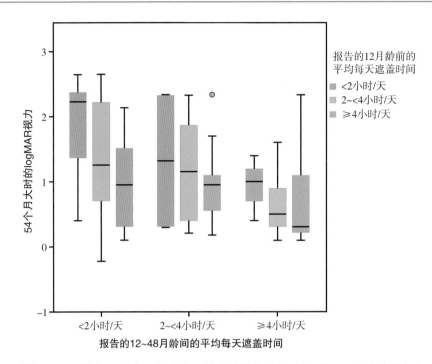

图 14.6 1 周岁、2 周岁、3 周岁和 4 周岁的平均遮盖时间,和 4.5 岁时的视力表视力

的证据。监护人在出生后第 1 年以及第 2、第 3、第 4 年中所报告的平均遮盖时间都与 4.5 岁时的视力表视力显著相关($r_{Spearman}=$ $-0.324,-0.359$)。无晶状体眼和 IOL 眼的患儿,遮盖和视力之间具有相似的相关性(前者在出生后第一年 $r_{Spearman}=-0.368$,12~48 月龄 $r_{Spearman}=-0.295$),后者在出生后第一年 $r_{Spearman}=-0.275$,12~48 月龄 $r_{Spearman}=-0.413$)[33]。然而,对患儿 4 岁半时评估的视力表明,平均遮盖时间只预测了视力表视力差异的 10%。

14.8 总结

总而言之,IATS 研究表明,遮盖依从性能够预测视力,尤其是在 4 岁半时的视力。这个发现支持了我们的设想以及在其他类型弱视儿童中观察到的现象。然而,我们的发现也证明,遮盖疗法和视力之间的关系是很复杂的。具体来说,我们的发现表明,早期的遮盖依从性能够预示视力,也预示了监护人后期是否愿意遮盖。所以,白内障术后第一年的遮盖尤为重要,因为这对后续能否继续遮盖以及患儿能否主动参与或抵制遮盖奠定了基础。此外,数据表明,育儿压力较大和社会经济地位较低的父母最难以完成医嘱的遮盖量,因此也会受益于一些这方面的扶持政策。最后,我们发现,尽管关于遮盖依从性的信息可以由父母进行较为可靠的报告,随着时间的推移,许多家庭所能达到的遮盖量变异范围很大。应该让家长建立信心努力实施遮盖疗法,即使一段时间里他们的遮盖量很小,后面还是应该继续进行足够的遮盖。

(赵云娥 译 瞿佳 校)

参考文献

1. Beller R, Hoyt CS, Marg E, Odom JV. Good visual function after neonatal surgery for congenital monocular cataracts. Am J Ophthalmol. 1981;91(5):559–65.
2. Birch EE, Stager DR. Prevalence of good visual acuity following surgery for congenital unilateral cataract. Arch Ophthalmol. 1988;106(1):40–3.
3. Birch EE, Stager DR, Wright WW. Grating acuity development after early surgery for congenital unilateral cataract. Arch Ophthalmol. 1986;104(12):1783–7.
4. Pratt-Johnson J, Tillson G. Visual results after removal of congenital cataracts before the age of 1 year. Can J Ophthalmol. 1981;16(1):19–21.
5. Lewis TL, Maurer D, Brent HP. Effects on perceptual development of visual deprivation during infancy. Br J Ophthalmol. 1986;70(3):214–20.
6. Chak M, Rahi JS. The health-related quality of life of children with congenital cataract: findings of the British Congenital Cataract Study. Br J Ophthalmol. 2007;91(7):922–6.
7. Lloyd IC, Dowler J, Kriss A, Speedwell L, Thompson D, Russell-Eggitt I, Taylor D. Modulation of amblyopia therapy following early surgery for unilateral congenital cataracts. Br J Ophthalmol. 1995;79(9):802–6.
8. Lambert SR, Plager DA, Lynn MJ, Wilson ME. Visual outcome following the reduction or cessation of patching therapy after early unilateral cataract surgery. Arch Ophthalmol. 2008;126(8):1071–4.
9. Dixon-Woods M, Awan M, Gottlob I. Why is compliance with occlusion therapy for amblyopia so hard? A qualitative study. Arch Dis Child. 2006;91(6):491–4.
10. Webber AL, Wood JM, Gole GA, Brown B. Effect of amblyopia on self-esteem in children. Optom Vis Sci Off Pub Am Acad Optometry. 2008;85(11):1074–81. doi:10.1097/OPX.0b013e31818b9911.
11. Allen R, Speedwell L, Russell-Eggitt I. Long-term visual outcome after extraction of unilateral congenital cataracts. Eye. 2010;24(7):1263–7.
12. Loudon SE, Passchier J, Chaker L, de Vos S, Fronius M, Harrad RA, Looman CW, Simonsz B, Simonsz HJ. Psychological causes of non-compliance with electronically monitored occlusion therapy for amblyopia. Br J Ophthalmol. 2009;93(11):1499–503. doi:10.1136/bjo.2008.149815.
13. Newsham D. Parental non-concordance with occlusion therapy. Br J Ophthalmol. 2000;84(9):957–62.
14. Searle A, Norman P, Harrad R, Vedhara K. Psychosocial and clinical determinants of compliance with occlusion therapy for amblyopic children. Eye. 2002;16(2):150–5.
15. Smith L, Thompson J, Woodruff G, Hiscox F. Factors affecting treatment compliance in amblyopia. J Pediatr Ophthalmol Strabismus. 1994;32(2):98–101.
16. Nucci P, Alfarano R, Piantanida A, Brancato R. Compliance in antiamblyopia occlusion therapy. Acta Ophthalmol. 1992;70(1):128–31.
17. Group IATS. The infant aphakia treatment study: design and clinical measures at enrollment. Arch Ophthalmol. 2010;128(1):21.
18. Group IATS. A randomized clinical trial comparing contact lens to intraocular lens correction of monocular aphakia during infancy: HOTV optotype acuity at age 4.5 years and clinical findings at age 5 years. JAMA Ophthalmol. 2014;132(6):676.
19. Group IATS. A randomized clinical trial comparing contact lens to intraocular lens correction of monocular aphakia during infancy: grating acuity and adverse events at age 1 year. Arch Ophthalmol. 2010;128(7):810.
20. Fielder A, Irwin M, Auld R, Cocker K, Jones H, Moseley M. Compliance in amblyopia therapy: objective monitoring of occlusion. Br J Ophthalmol. 1995;79:585–9.
21. Chopovska Y, Loudon S, Cirina L, Zubcov A, Simonsz H, Lüchtenberg M, Fronius M. Electronic recording of occlusion treatment for amblyopia: potential of the new technology. Graefes Arch Clin Exp Ophthalmol. 2005;243(6):539–44. doi:10.1007/s00417-004-1067-8.
22. Fronius M, Chopovska Y, Nolden J, Loudon S, Lüchtenberg M, Zubcov A, Pepler L. Occlusion treatment for amblyopia: assessing the performance of the electronic occlusion dose monitor. Strabismus. 2006;14(2):65. doi:10.1080/09273970600700962.
23. Wallace M, Stewart C, Moseley M, Stephens D, Fielder A. Compliance with occlusion therapy for childhood amblyopia. Invest Ophthalmol Vis Sci. 2013;54:6158–66.
24. Simonsz H, Polling J, Voorn R, Van Leeuwen J, Meester H, Romijn C, Dijkstra B. Electronic monitoring of treatment compliance in patching for amblyopia. Strabismus. 1999;7(2):113–23.
25. Januschowski K, Bechtold TE, Schott TC, Huelber-Januschowski MS, Blumenstock G, Bartz-Schmidt KU, Besch D, Schramm C. Measuring wearing times of glasses and ocular patches using a thermosensor device from orthodontics. Acta Ophthalmol. 2013;91(8):e635–40.
26. Chua BEG, Johnson K. A retrospective review of the associations between amblyopia type, patient age, treatment compliance and referral patterns. Clin Experiment Ophthalmol. 2004;32(2):175–9.
27. Choong Y, Lukman H, Martin S, Laws D. Childhood amblyopia treatment: psychosocial implications for patients and primary carers. Eye. 2004;18(4):369–75.
28. Carlton J, Kaltenthaler E. Amblyopia and quality of life: a systematic review. Eye. 2011;25(4):403–13.
29. Hrisos S, Clarke M, Wright C. The emotional impact of amblyopia treatment in preschool children: randomized controlled trial. Ophthalmology. 2004;111(8):1550–6.
30. Dobson V, Quinn G, Siatkowski R, Baker J, Hardy R, Reynolds J, Trese M, Tung B. Agreement between grating acuity at age 1 year and Snellen acuity at age 5.5 years in the preterm child. Cryotherapy for Retinopathy of Prematurity Cooperative Group. Invest Ophthalmol Vis Sci. 1999;40(2):496–503.
31. Hall HL, Courage ML, Adams RJ. The predictive utility of the Teller acuity cards for assessing visual out-

come in children with preterm birth and associated perinatal risks. Vision Res. 2000;40(15):2067–76.

32. Prager TC, Zou YL, Jensen CL, Fraley JK, Anderson RE, Heird WC. Evaluation of methods for assessing visual function of infants. J Am Asso Pedi Ophthalmol Strab. 1999;3(5):275–82.

33. Drews-Botsch C, Celano M, Cotsonis G, Hartmann EE, Lambert SR. The relationship between occlusion therapy and optotype visual acuity at 4 1/2 years using data from a randomized clinical trial, the Infant Aphakia Treatment Study. In press, JAMA Ophthalmology.

第15章 婴幼儿无晶状体眼及人工晶状体眼的屈光矫正 **15**

Cindy Tromans and Helen Wilson

15.1 前言

婴幼儿白内障患者的成功治疗，包括早期手术干预、术后准确的眼镜验配和坚持佩戴（框架眼镜或接触镜）、联合遮盖治疗。

随着人工晶状体（intraocular lens, IOL）的制作工艺和显微外科技术的提升以及对婴幼儿眼屈光状态的发育过程的进一步了解，目前婴幼儿白内障患者植入 IOL 已经被小儿眼科医生普遍接受。而随着婴幼儿年龄不断增长，眼轴长度相应增大，从而发生"近视漂移"，为了匹配这种变化来获得远期满意的屈光状态，婴幼儿白内障患者在植入 IOL 后需保留一定程度的远视状态[14]。

本章节将会着重介绍无晶状体眼和人工晶状体眼的屈光矫正方法。

15.2 无晶状体眼

为了尽可能减少形觉剥夺性弱视的形成，使患眼获得视觉发育的最佳时间，先天性白内障及婴儿白内障患者通常在出生 6 周内进行手术[3]。在对这些患者术后无晶状体眼的屈光矫正过程中，最重要的是了解新生儿

出生数月内眼球的快速发育。初生婴儿的角膜平均曲率半径是 6.90mm[8]到 7.18mm[9]左右，并在随后的 6 个月内快速变平。角膜直径在出生时约 10mm[19]。眼轴也会在出生时的大约 17.00mm 迅速增长至 6 个月时的 21.00mm 左右，随后增长速度减缓[13]。IATS 小组发现单眼白内障患眼的眼轴比对侧健眼短，术后通过接触镜屈光矫正的无晶状体眼比 IOL 植入眼的眼轴增长更慢[11]。上述这些改变便是引起"近视漂移"的原因，因此无晶状体眼屈光矫正的数年内，屈光度可以从 +35.00D 下降到 +20.00D，直到患儿眼部发育基本完成。然而，许多先天性白内障患儿常常合并有其他病变，比如：永存性胚胎血管（persistent fetal vasculature, PFV）和小眼球等，这些合并病变常会使屈光矫正度数超过 +50.00D。

双眼无晶状体眼可以使用框架眼镜进行屈光矫正（图 15.1）。框架眼镜是一种安全简便的屈光矫正方式，并且可以改变放大率来提高患儿的视力。然而高屈光度的正镜处方，镜片往往会过于厚重。当正镜屈光度数达到 +26.00D 时，更是需要采取双凸透镜设计形式[20]。与此同时，常常难以找到适合幼小婴孩的眼镜架，尤其是塑料镜架。不合适的眼镜架会从鼻梁向下滑并且不美观。高屈光度的双凸正镜片还会导致诸如视野受限，环形盲区以及周边区域物象畸变等问题，所

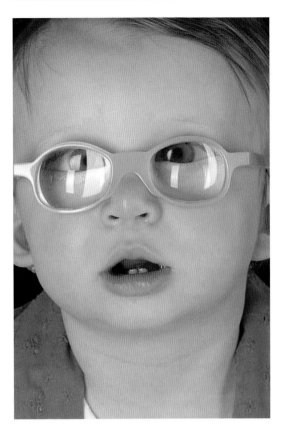

图 15.1 婴儿使用框架眼镜进行屈光矫正

以框架眼镜验配时需要尽量减小镜眼距离，并且根据顶点距离的变化进行有效屈光力的换算。

对于单眼无晶状体眼，通常不选择框架眼镜进行屈光矫正。最主要的原因是双眼形成不等像和棱镜失衡[17]。对于这类屈光参差患者，一般选择接触镜进行屈光矫正。而在某些情况下，父母未能较好掌握隐形眼镜佩戴时，框架眼镜依旧是可选择的屈光矫正方式，可以仅仅在对侧眼遮盖的情况下佩戴。

15.3 人工晶状体眼

正如之前所说，目前 IOL 在先天性白内障中的使用越来越普遍。IOL 眼通常会残余一定程度的远视度数来补偿婴儿生长发育中眼轴增长带来的近视漂移。通常 10 周龄内的儿童的屈光度数的设计是在术后残余 8~9D 远视，并在 1 周岁时下降至 4D，2 周岁时下降至 2D。随着眼轴发育的停止，最后屈光状态刚好达到正视化或残余低度近视[14]。近期，IATS 小组将 IOL 度数设计进行了校正，4~6 周龄患儿术后残余 8D，7 周龄至 7 月龄患儿术后残余 6D[10]。这些患儿的残余屈光不正可以选择框架眼镜，其中单眼 IOL 眼患儿可以在早期选用接触镜，逐渐减少处方度数，直到屈光状态稳定达到正视化或改用框架眼镜。

曼彻斯特皇家眼科医院发表的一份回顾性研究[22]，报告了 17 位年龄在 6 个月及以下的婴儿共 23 只 IOL 眼进行接触镜验配，其中 6 位婴儿是双眼 IOL 眼。上述 23 眼中有一半术后残余屈光度在 +8.00D 至 +9.00D，另外 35% 为 +7.00D，剩下的在 +9.00D 至 +11.5D 之间。屈光不正的中位数是 +9.00DS。到 1 周岁时，屈光不正的中位数是 +3.00DS，范围在平光到 +8.00DS 之间，近视漂移度数的中位数是 −6.00D。

在 2 周岁时，25% 眼的屈光度在平光至 −3.00DS 之间，45% 眼在 +0.25DS 至 +3.00DS 之间，20% 眼则在 +3.25DS 至 +4.25DS 之间。剩余两眼未记录其屈光度数据，因为其中一眼被诊断为眼前节发育不全，另一眼被诊断为 PFV。上述两位患儿均患有全身多系统功能障碍，在视力评估时记录"无兴趣"。所有婴儿都验配了接触镜进行屈光矫正，直至 1 周岁时，48% 患眼仍然在使用接触镜，剩余 52% 的患儿，有一部分屈光不正度数降低到无需进行屈光矫正（平光到 −2.00DS）而停戴接触镜，还有一部分则改用框架眼镜进行屈光矫正（平光至 +5.00DS）。而到 2 周岁时，所有患儿均停戴接触镜。

15.4　眼科检查及接触镜验配

15.4.1　病史

　　详细的病史对这类患者验配接触镜有非常重要的作用。如果患者是早产儿,那么他的角膜曲率可能会更加陡峭[8]并且角膜总直径会更小[16]。许多这类患儿常常合并有全身系统疾病,家长需要处理多家医院的就诊预约,使接触镜验配不容易成功。同样非常重要的是询问家长自己有无接触镜取戴和护理的经验,以及家长是否存在视力障碍影响接触镜取戴。IATS 曾进行过一项调查,比较植入 IOL 的婴儿和使用接触镜进行屈光矫正的单眼无晶状体眼的婴儿对家长产生的压力影响大小。他们预期的结果是接触镜的取戴对家长带来的压力更大,但实际却发现两者没有明显区别[5]。

15.4.2　眼前节检查

　　和成年患者相同,眼前节检查在婴幼儿接触镜验配及护理中也非常重要。一个非常简单的检查方式便可以确定是否存在角膜点染和溃疡,即对角膜进行荧光染色和钴蓝光线进行观察,了解病变的位置和程度。对小婴幼儿可采用手持式裂隙灯来获得眼前节的更多细节,对于 3~4 岁稍年长儿童可让他们跪坐于裂隙灯前,并指导他们贴紧头靠。

15.4.3　角膜曲率测量

　　婴儿和年幼儿童无法坐在常规角膜曲率计前进行检查时,可以采用手持式自动角膜曲率计来获取角膜曲率半径(图 15.2)。

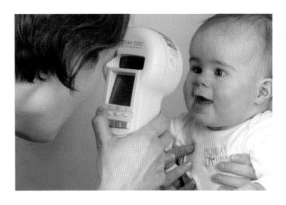

图 15.2　手持式角膜曲率计

15.4.4　验光

　　通常使用检影镜和手持透镜(或者,较大的儿童可以戴上小儿试镜架)进行客观检影验光,确定婴幼儿屈光不正以及接触镜的过矫状态。当患儿有一只健眼存在正常调节功能时我们建议使用睫状肌麻痹剂,若无晶状体眼及人工晶状体眼出现瞳孔较小、瞳孔移位或屈光介质明显的混浊如后囊膜增厚,同样可以进行散瞳。

　　因为在出生后早期婴幼儿视觉系统发育需要的焦点在眼前 30~50cm,比如:看人脸,所以在接触镜验配时通常需要过矫 2~3D。过矫的度数在 18 月龄至 2 周岁时要有所减少,因为这个年龄段的儿童有能力自行走动,能够注视远处物体。处于 3~4 周岁学前教育期的儿童可以验配双光镜和阅读镜进行屈光矫正。

15.4.5　生物学测量

　　白内障手术前,可以获得超声测量的眼轴长度,以及角膜曲率计测量的角膜曲率半径等数据。这些数据通过 IOL 计算公式来确定术后的接触镜验配的屈光度数,比如:Holladay 公式,可以确定术后角膜平面的屈光度数。公式法的好处在于能够提前预定一个屈光度数,减少接触镜初步验配时的试镜需求,减少镜片库存。

15.4.6　角膜直径测量

通常在患儿术中全身麻醉状态下测量以获得准确的角膜直径。准确的角膜直径测量,能够指导接触镜验配时接触镜直径的选择。

15.5　接触镜选择

过去 10~15 年来,接触镜技术发生了巨大改变,为婴儿无晶状体眼和 IOL 眼提供了很多选择。包括软镜如:水凝胶和硅水凝胶镜、硬镜、硅胶镜。

15.5.1　水凝胶软镜

高含水量的水凝胶接触镜是目前小儿应用最广泛的传统类型,因为这类接触镜类型的验配简单,佩戴舒适;制作参数范围广,能满足大多数人眼需求;多种型号接触镜储备,不需要定制。由于水凝胶软镜的特性,家长一般无需担心接触镜的取戴存在难度,要积极鼓励日戴,以最大程度降低由于高度数镜片导致的氧传导性下降而引发的感染风险[1]。不过,婴幼儿在白天睡觉时不必取出。

水凝胶软镜也存在一些缺点,婴幼儿瞬目频率相对较低,容易发生干眼并使镜片脱水;水凝胶软镜无法矫正角膜散光;当婴幼儿使劲闭眼或睑裂较小时,不仅容易出现戴镜困难,还经常出现镜片的丢失和损坏;另外,材料的低透氧性以及角膜厚度增加会导致角膜出现一定程度的缺氧,而长期角膜缺氧容易导致角膜缘新生血管化,角膜基质水肿和慢性内皮功能紊乱[4]。

通常根据年龄、角膜曲率和直径来验配

接触镜,表 15.1 列举了各个年龄段适当的镜片参数选择。

表 15.1　水凝胶接触镜根据年龄矫正正常大小无晶状体眼的参数规格

年龄 (月)	后表面中央曲率 半径(mm)	总直径 (mm)	屈光度 (D)
1	7.00	12.00	+35.00
2	7.20	12.50	+32.00
3	7.50	13.00	+30.00
6	7.80	13.50	+25.00
12	8.10	13.50	+20.00

15.5.2　硅水凝胶接触镜

为无晶状体眼和 IOL 眼验配硅水凝胶材质的接触镜时,能够个性化定制不同的基弧,直径和屈光度。这类接触镜目前通常作为首选(图 15.3)。

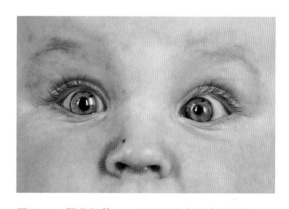

图 15.3　婴儿佩戴 +32.00DS 硅水凝胶接触镜

硅水凝胶接触镜有很多优势,包括弹性模量或刚度的提高,使接触镜取戴更容易操作,减少镜片丢失及损坏的风险;硅水凝胶接触镜戴入后更加稳定,中心定位比普通水凝胶接触镜更好。因为硅水凝胶接触镜不像水凝胶接触镜完全覆盖在角膜上,因此在验配时需要更加精确[9]。另外,硅水凝胶材质的氧通透性大大增加[6],减少了角膜缺氧的风险。但是,硅水凝胶接触镜仍然存在镜片易于脱水的缺点,并且增加了脂质在镜片上的沉积[7]。

15.5.3　硅胶接触镜

硅胶接触镜常用于矫正婴幼儿屈光不正,尤其是针对眼球表面干燥的患儿和接触镜频繁丢失的情况。可以使用荧光素染色和钴蓝光线评估接触镜配适情况。硅胶接触镜需要一段时间比如 30 分钟的配适情况观察[21]。IATS 研究发现 70% 患眼验配了硅胶接触镜,因为它易于佩戴并且透氧性高[18]。

硅胶接触镜最大的优势在于其高透氧性和镜片不易脱水。而且硅胶接触镜不易从眼睛上揉出,减少了镜片丢失和损坏的可能性[20]。

然而,硅胶接触镜可供选择的参数范围存在限制,其最大屈光度为 +32.00DS,且屈光度只能以 3D 为阶梯进行制造,并且只有 3 种基弧能够制造 +20.00DS 以上屈光度,上述三种中最陡峭的基弧是 7.5mm,即使是最陡峭的基弧也比大多数白内障患儿的角膜曲率更平坦[15]。而在验配时,硅胶接触镜需要更精确的配适,并且需要一段时间的观察,因此要花费更多的时间。如果镜片过紧,负压效应会使镜片吸附于角膜上[20]。在使用寿命方面,由于表面涂层易变性,所以更换较为频繁。而且硅胶接触镜的价格高于水凝胶接触镜以及硬性接触镜。

目前,由于硅水凝胶接触镜发展迅速,参数定制的范围更加广,这类硅胶接触镜的使用已经逐渐减少。

15.5.4　硬性接触镜

随着自动手持式角膜曲率计和硬性接触镜的逐渐发展,目前硬性接触镜在儿童中的使用开始普及。这类接触镜能够对婴儿无晶状体眼进行屈光矫正,并且验配过程中不需要全身麻醉[2]。在 IATS 研究中同样用到了硬性接触镜,作为除了硅胶接触镜的以外的另一种选择。

硬性接触镜的设计参数范围很大,具有极高透氧性,能够减少角膜缺氧。并且能够矫正各类角膜散光。可以直接使用荧光素染色进行配适评估。硬性的材质能大大提高接触镜耐用性,而且日常取戴操作更加方便。缺点是若戴入困难时易出现角膜擦伤。在给稍年长的儿童验配硬性接触镜时会更加困难,因为初戴这类镜片时不适感较强烈。

15.6　接触镜操作

当需要长期佩戴接触镜时,接触镜的每日戴上和取出是首选的佩戴方法,以尽可能减少或杜绝感染性角膜炎,角膜缺氧,新生血管等接触镜相关并发症。

婴幼儿需要使用改良的接触镜取戴方式(图 15.4)。

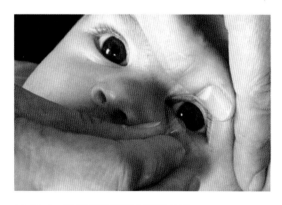

图 15.4　给婴儿眼佩戴水凝胶软镜

接触镜验配后需对家长进行宣教,告知接触镜日常清洁和消毒的重要性。嘱家长使用护理液,无菌生理盐水,过氧化氢消毒液进行每日的护理和消毒。

术后用到的所有局部药物应该使用无

防腐剂的种类,即使在佩戴接触镜时也可以使用。

下列几点建议在婴幼儿的接触镜操作中可以使用:

- 婴幼儿躺于坚实的平台,方便接触镜取戴,如检查床。使用食指将接触镜从上眼睑下滑入并对准角膜表面戴入。
- 将婴幼儿裹入毛毯中避免其手臂挥动干扰操作。
- 为婴儿取戴接触镜远比为活泼的或蹒跚学步的儿童取戴接触镜简单,因此应该鼓励家长及照顾者从接触镜验配的最初时就学习操作。
- 建议家长或照顾者每天规律取戴接触镜,形成日常生活习惯,一般建议佩戴 12 个小时,比如:上午 7 点至晚上 7 点。
- 如果对小婴儿眼接触镜操作存在困难,可以在婴儿睡眠时进行取戴,一般在其睡醒前或入睡后的 1 小时进行操作。
- 从一开始即阻止婴幼儿揉挤眼部,防止接触镜损坏或丢失。
- 向眼内滴入生理盐水可以帮助取出接触镜。
- 通过挤压眼睑的方式取出软镜更加容易,类似成年人硬性接触镜的取出方式。
- 18 月龄以上儿童的接触镜操作逐渐变得困难,双眼无晶状体眼患儿此时建议改戴框架眼镜,屈光参差患儿进行遮盖治疗时也可以使用框架眼镜。
- 2~5 岁儿童在初戴接触镜的一段时期内可能非常不配合。如果接触镜取戴麻烦远超其带来的优点时,框架眼镜可能是更好的选择。

15.7　戴镜后随访

对佩戴接触镜的患儿必须进行规律的随访。随访当中,医生需要对以下几个方面进行完整的评估:

15.7.1　病史

向家长及照顾者询问病史时,需要了解接触镜的佩戴情况:接触镜在什么时候取戴? 是否出现眼红或流泪症状? 婴幼儿是否有揉挤眼睛导致镜片掉出? 接触镜定位是否完全覆盖瞳孔? 取戴接触镜过程是否存在困难?

还需要询问他们日常护理接触镜的具体步骤,确保良好的理解和依从性。

15.7.2　接触镜配适状态评估

首先需要观察接触镜的中心定位及活动度情况是否依然正常,婴儿可以直接观察,而稍年长的儿童可以利用裂隙灯观察。若验配的是硬性接触镜或硅胶接触镜,则需要荧光素染色进行评估。若接触镜中心定位不良或活动度较大,则需要在接触镜处方中增加总直径来提高稳定性,或改换不同类型接触镜。

15.7.3　屈光过矫

每次随访都应该进行检影验光确定患儿的屈光状态是否处于过矫状态。由于婴幼儿眼球处于快速发育阶段,在接触镜验配后的最初三个月随访中可能需要频繁更换接触镜的度数。正如之前所说,小婴儿在确定屈光度数时通常有意过矫 +2.00D,使其能够聚焦于近处。当患儿 12 月龄或开始学会走路时,将过矫度数调整至 +1.00D。到学前教育阶段,不再过矫,代之以双光镜。

对检影验光过程中的眼底反光进行评估也很重要,通过反光情况可以了解患儿屈光介质是否存在混浊。

15.7.4 裂隙灯检查

当患儿年龄增长,能够坐于裂隙灯前时,我们需要对患儿角膜进行详尽的检查,主要观察接触镜佩戴过程中可能带来的角膜改变,并且进行荧光素染色,确定是否存在角膜点染。

15.7.5 随访照顾要注意的常见问题

除了接触镜佩戴及操作过程中可能出现的问题,以下列举一些其他常见问题:

- 红眼或分泌物增加—原因可能有很多,如:接触镜过紧,感染,炎症或过敏反应。应告知家长或照顾者立即取出接触镜,并紧急就诊。
- 新生血管—多见于长时间佩戴厚度过大的水凝胶接触镜。可以重新验配硬性接触镜或硅水凝胶接触镜,并建议从一开始就每天取戴。
- 巨乳头性结膜炎—该病是患儿对护理液或者沉积在接触镜上的蛋白质产生的过敏反应,初期表现为经常揉眼,表明眼部存在刺激症状。所以必须教会家长日常的接触镜护理,在接触镜上滴入护理液,用手摩擦去除沉积的蛋白质和脂质,同时使用过氧化氢溶液进行消毒,这样才能减少患该病的风险。
- 青光眼—有研究发现,先天性白内障术后儿童观察 10 年,大约有 2/3 会进展成青光眼或可疑青光眼[12],故长期监测眼压是必要的。使用手持式非接触式眼压计如Pulsair,或者回弹式眼压计如 iCare,可以测量婴幼儿眼压,建议每次随访均进行检查。任何快速的或预料之外的近视漂移,接触镜配适的意外改变,如硬性接触镜突然变得过陡或过小,都需要仔细检查以排除青光眼的可能性[15]。

15.8 总结

接触镜的优点在于,它可以提供光学矫正,而不需要婴儿佩戴大而厚重的框架眼镜,后者很容易被婴儿摘掉。而且接触镜有利于高度屈光参差的单眼无晶状体眼和 IOL 眼的屈光矫正。适当时机验配接触镜,家长努力掌握接触镜操作和护理知识,可以给患儿带来成功的光学治疗。

致谢 感谢曼彻斯特皇家眼科医院眼科影像部门提供给本章的插图。

(赵云娥 译 瞿佳 校)

参考文献

1. Amaya LG, Speedwell L, Taylor D. Contact lenses for infant aphakia. Br J Ophthalmol. 1990;74:150–4.
2. Amos C, Lambert SR, Ward M. Rigid gas permeable correction of aphakia following congenital cataract removal during infancy. J Pediatr Ophthalmol Strabismus. 1992;26:290–5.
3. Birch EE, Cheng C, Stager Jr DR, Weakley Jr DR, Stager Sr DR. The critical period for surgical treatment of dense congenital bilateral cataracts. JAAPOS. 2009;13:67–71.
4. Bruce AS, Brennan NA. Corneal pathophysiology with contact lens wear. Surv Ophthalmol. 1990;35:25–58.
5. Celano M, Hartmann EE, Drews-Botsch CD. Parenting stress in the Infant Aphakia Treatment Study. J Pediatr Psychol. 2013;38(5):484–93.
6. Efron N, Morgan PB, Cameron ID, Brennan NA, Goodwin M. Oxygen permeability and water content of silicone hydrogel contact lens materials. Optom Vis Sci. 2007;84:328–37.
7. Ghormley N, Jones LW. Managing lipid deposition on silicone hydrogel lenses. Contact Lens Spectrum. 2006;21:21.
8. Inagaki Y. The rapid change in corneal curvature in the neonatal period and infancy. Arch Ophthalmol. 1986;104:1026–7.
9. Jones L, Dumbleton K. Soft contact lens fitting. In: Phillips AJ, Speedwell L, editors. Contact lenses. 5th ed. London: Butterworth-Heinemann; 2006. p. 230–5.
10. Lambert SR, Buckley EG, Drews-Botsch C, DuBois L, Hartmann E, Lynn M, Plager D, Wilson ME. The

Infant Aphakia Treatment Study: design and clinical measures at enrollment. Arch Ophthalmol. 2010;128:21–7.

11. Lambert SR, Lynn MJ, DuBois LG, Cotsonis GA, Hartmann EE, Wilson ME. Axial elongation following cataract surgery during the first year of life in the Infant Aphakia Treatment Study. Invest Ophthalmol Vis Sci. 2012;53:7539–45.

12. Lambert SR, Purohit A, Superak HM, Lynn MJ, Beck AD. Long-term risk of glaucoma after congenital cataract surgery. Am J Ophthalmol. 2013;156:355–61.

13. Larsen JS. The sagittal growth of the eye: IV: ultrasonic measurement of the axial length of the eye from birth to puberty. Acta Ophthalmol. 1971;49:873–86.

14. Lloyd IC, Ashworth J, Biswas S, Abadi RV. Advances in the management of congenital and infantile cataract. Eye. 2007;21:1301–9.

15. Lindsay RG, Chi JT. Management of infantile aphakia. Clin Exp Optom. 2010;93:3–14.

16. Moore BD. Mensuration data in infant eyes with unilateral congenital cataracts. Am J Optom Physiol Opt. 1987;64:204–10.

17. Moore BD. Paediatric cataracts-diagnosis and treatment. Optom Vis Sci. 1994;71:168–73.

18. Russell B, Ward MA, Lynn M, DuBois L, Lambert S. The Infant Aphakia Treatment Study conact lens experience: one-year outcomes. Eye Contact Lens. 2012;38(4):234–9.

19. Sorsby A, Sheridan M. The eye at birth: measurement of the principal diameters in forty-eight cadavers. J Anat. 1960;94:192–5.

20. Tromans C. Paediatric contact lenses. In: Efron N, editor. Contact lenses. 2nd ed. Butterworth: Heinemen; 2010. p. 303–9.

21. Visser ES. The silicone rubber contact lens: clinical indications and fitting technique. Cont Lens Anterior Eye. 1997;20:S19–25.

22. Wilson HL, Tromans C, Ashworth J, Biswas S, Lloyd IC. The use of contact lenses to correct the residual refractive error in pseudophakic infants at Manchester Royal Eye Hospital. 2012, Presented at MREH 200 Conference 2014 and as a poster presentation at BIPOSA 2013.

David A. Plager

第16章　先天性白内障术后并发症

16

16.1　前言

自从 1957 年 Costenbader 和 Albert 提出"坚决反对单眼先天性白内障的手术治疗"，婴幼儿的白内障手术在接下来半个世纪里发生了巨大的改变[1]。尽管关于最佳手术时机，手术技巧，光学通路重建等仍然存在很大争议，目前手术已成为先天性白内障的常规治疗方式，并在多数情况下获得良好的视觉效果。此外先天性白内障手术依然存在诸多严重的并发症，其中许多并发症是儿童尤其是婴儿特有的。根据发生时间将并发症分为术中并发症（术中立即发生），早期并发症（术后一周内发生）和晚期并发症（术后较长时间发生，但与手术直接相关）。

与年长的儿童或成年人的眼部生理特性不同，婴幼儿的眼球非常柔软、易变形。此外，婴幼儿的晶状体囊袋和皮质也有很大不同。正是这些差异导致了婴幼儿白内障手术并发症与常规白内障手术并发症的区别。

16.2　术中并发症

16.2.1　虹膜脱出

虹膜脱出在不植入人工晶状体（IOL）的婴幼儿白内障手术中通常不会发生，因为角膜 / 巩膜切口很小。然而在婴幼儿无晶状体眼的治疗研究（IATS）中，在植入 IOL 时由于婴幼儿眼球柔软及切口较大的综合因素，虹膜脱出率达到 21%[2-6]。进入前房时手术切口位置前移，同时注意控制眼内压可以减少此类并发症的发生。

16.2.2　虹膜损伤

虹膜损伤最常见的原因是不受控制的虹膜脱出或者术中被晶状体切割设备（玻璃体切割头）直接损伤。用玻璃体切割头在眼内操作时一定要非常小心，因为婴幼儿虹膜相对柔软，与玻璃体切割头头端靠近时，有可能被负压吸引，进入玻璃体切割头（图 16.1）。

16.2.3　前房积血

前房积血是一种少见的并发症，在 IATS

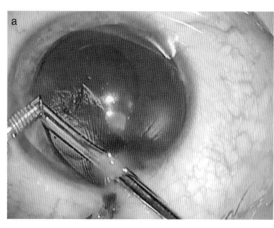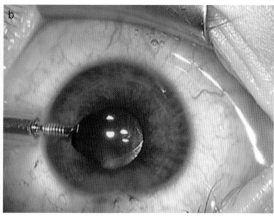

图16.1 (a)玻璃体切割头与虹膜靠得太近虹膜被吸入玻璃体切割头头端。(b)术毕可见虹膜缺损

的病人中发生率小于5%[3]。玻璃体血管常见于永存性胚胎血管(PFV),但很少引起眼内出血。

16.2.4 晶状体后囊膜破裂

如果在儿童白内障术中保持后囊膜完整,术后会很快出现后囊膜完全混浊,所以一般进行术中后囊膜截开。术中用玻璃体切割头对后囊膜进行切割时,该过程是安全有效的。如果后囊膜过早破裂,玻璃体不可控地进入前房或嵌顿于角膜切口,可能出现黄斑囊样水肿(CME)、视网膜脱离、瞳孔阻滞性青光眼、瞳孔异位等并发症[7~9]。

16.2.5 人工晶体位置异常

术者需要尽力确保IOL植入在囊袋内。尽管有些IOL可以被放在睫状沟,但是目前公认的IOL最佳放置位置是囊袋内(图16.2和图16.3)。例如:并发症之一UGH综合征(葡萄膜炎-青光眼-前房积血)最常见的原因就是IOL异位。

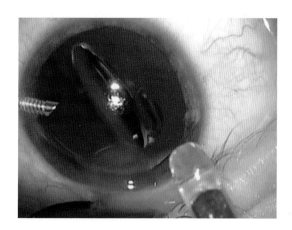

图16.2 IOL异位的一种类型:IOL植入时穿过后囊口。所以一些手术医生喜欢在IOL安全地植入囊袋之后,再行后囊膜切开术

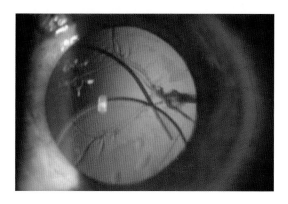

图16.3 睫状沟植入IOL后一段时间,发生位置变化

16.3　术后早期并发症

16.3.1　切口渗漏 / 裂开

由于婴幼儿的巩膜柔软易变形，所有切口包括微小未缝合的切口都会被放大，导致切口渗漏、虹膜脱出、潜在的眼内炎。因此强烈建议小儿手术切口缝合密闭。除了由于儿童巩膜未成熟之外，术后早期愈合过程中儿童的手指有可能接触切口等因素都会影响切口的愈合。基于这样的理念在 IATS 的 114 名患儿中没有出现一例切口裂开[3]。

16.3.2　眼内炎

眼内炎可能是所有内眼手术最严重的并发症。幸运的是，儿童眼内炎的发生率和成人一样非常低。最新的大规模研究表明，成人术后眼内炎的发生率在 0.04%~0.34% 之间[10-13]。但是儿童由于相对发病率较低，目前还没有得出公认的发病率数值。

成人眼内炎的致病微生物有革兰氏阳性的表皮葡萄球菌、金黄色葡萄球菌，革兰氏阴性的肠球菌。儿童眼内炎中特殊的致病微生物还有流感病毒和肺炎球菌[14,15]。

近年来，干预性地预防以减少眼内炎的发生成为了有争议的话题。具体地说，有些术者在术中用使用加入抗生素的前房灌注液冲洗前房和 / 或在手术结束时直接在眼内注射抗生素[16]。然而，支持这些措施的科学证据和成本 / 效益比率使这些措施不那么有吸引力。在体外研究中，加入抗生素的灌注液的有效性受到质疑，同时没有一项体内的研究证明这一措施有统计学优势[17]。

提供一级证据支持术中使用抗生素的是欧洲的一项研究，他们在手术结束时直接将抗生素注射到眼内[10]。这项研究表明：眼内注射头孢呋辛的实验组眼内炎的发生率为 0.07%，而没有注射抗生素的对照组眼内炎的发生率为 0.34%。但是这一结果受到了质疑，原因是对照组眼内炎的发生率远大于其他已发表的大样本研究。他们选择的抗生素头孢呋辛也受到质疑，因为其对抗耐甲氧西林金黄色葡萄球菌（MRSA）和革兰氏阴性菌的抗菌效果较差[17]。其他研究也不支持这项结论[18]。除此之外，每一例的前房冲洗液都是手工配备的（至少在美国如此），配备过程中造成的稀释误差也会导致不良影响多于其优势。此外，有报告表明，稀释误差还可以引起造成视力损伤的并发症，例如：黄斑梗死、浆液性脱离、黄斑囊样水肿、注射抗生素的非剂量依赖性特殊反应[19]。

在白内障术后注射万古霉素会出现严重的不良反应。由于这种不良反应会在几天甚至几周之后才会出现，而第二只眼往往会在第一只眼出现症状且被诊断之前就被手术，以致第二只眼也会遭受相同的命运。

莫西沙星由于其安全性和不含防腐剂而无需重新配制，已经成为了最受欢迎的前房注射用的抗生素。然而随着使用的增加，这种抗生素的耐药性也随之增加，为了预防这一罕见的并发症所付出的成本也受到了质疑[20]。笔者在一家门诊得知，单剂量莫西沙星注射液的费用高于白内障的手术费用。

16.3.3　严重的炎症反应 / 瞳孔渗出膜 / 瞳孔异位

在白内障术后会发生一定程度的炎症反应，尤其是植入了 IOL 时，这种炎症反应在儿童特别是婴儿更加严重。如果不加以控制，这些反应会产生渗出膜，这些渗出膜会引起瞳孔区混浊和 / 或瞳孔异位。儿童白内障术后需积极使用类固醇药物。关于给药途径是局部、前房内、结膜下注射还是口服尚未明确[21,22]。有趣的是，IATS 虽然没有解答这个问题,但是他们发现在球结膜下注射类固醇药物后并没有减少此类并发症的发生,球结膜下注射类固醇药物和局部滴眼液,瞳孔炎性膜的发生率为16%,而单纯局部使用类固醇类眼药水点眼的发生率为13%[23]。

16.3.4 视网膜出血

婴幼儿白内障术后视网膜出血是很常见的并发症,但这些出血大多是自限性的,不会威胁视力。

16.3.5 玻璃体积血

据报告,先天性白内障术后的眼内出血多出现在PFV的患者中,但就笔者的经验而言,这种情况是非常罕见的。即使原先存在完整的玻璃体内血管,被切断后出血也是轻微的,另外也可以通过提高灌注压的方式在短时间内得到控制。

16.4 术后晚期并发症

16.4.1 晶状体上皮细胞再次增殖进入视轴区

在小于7个月婴幼儿的白内障手术中植入IOL后,最常见的并发症是晶状体上皮细胞增殖进入视轴区(VOA)。必须强调的是,这种并发症在低年龄段植入IOL时较常见,例如:在6个月内植入IOL。在IATS中,有24/57(42%)婴幼儿在植入IOL后发生,未植入IOL患儿仅为1/57[3,4]。同样,在不同年龄段儿童植入IOL与未植入IOL的比较研究中,有80%的小于6个月的婴幼儿植入IOL后发生VOA,同年龄组的未植入IOL的发生率为12%。值得注意的是,在大于8个月的儿童中,即使植入了IOL,也没有VOA发生[24]。

16.4.2 为什么VOA只在婴幼儿和植入了IOL后发生?

晶状体上皮细胞在刚出生的6个月里仍处于快速增殖状态。在这个时间里行晶状体切除术,即使囊袋内所有可见的皮质都被吸除干净,还会出现晶状体上皮细胞增生。在大多数情况下,这些增生的上皮细胞会形成Soemmerring环,被隔离在视轴区以外(图16.4)。当在囊袋内植入IOL,阻止了前后囊膜的融合,导致晶状体上皮细胞增殖,在视轴区自由生长(图16.5)。它们通常会在IOL的

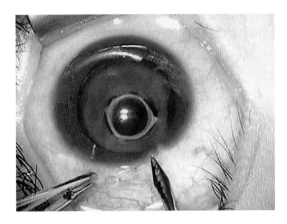

图16.4 出生后几个月进行晶状体切除术,几年内形成一个典型的大Soemmerring环,囊袋内未植入IOL

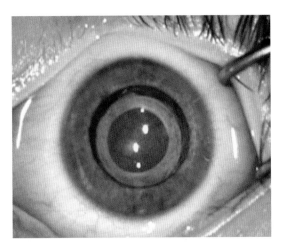

图16.5 晶状体摘除联合后囊膜及前段玻璃体切除术后,囊袋内植入IOL的婴幼儿几个月后出现了视轴区混浊

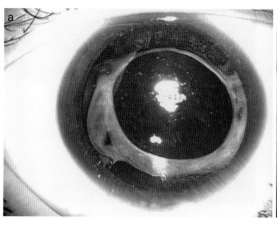
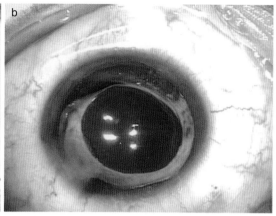

图 16.6　（a）后囊膜完整的较大的孩子出现整个后囊膜混浊。（b）清醒时不能配合行 YAG 激光后囊膜切开术的儿童行经睫状体的后囊膜切开术

后表面增殖，前表面也会出现。发生这种情况之后，我们就需要再次手术吸除增殖细胞（图 16.6）。

如果在白内障手术中拿掉整个囊袋，晶状体上皮细胞的增殖将被阻止（这是一种在 IOL 广泛运用于儿童之前的常用手术方式），但是这样会破坏了初次或二期植入 IOL 的最合理位置。

16.4.3　后囊膜混浊

众所周知，儿童的后囊膜如果保持完整，术后都会出现混浊。在年龄较大的儿童中，可能需要几年时间。可以在不麻醉的情况下配合行 YAG 激光后囊膜切开术[25]。在年龄较小的儿童尤其是婴儿中，完整保留的后囊膜会在短短几周内再次出现混浊。因此，所有小于四岁的儿童都需要在初次手术中行后囊膜切开和前段玻璃体切除术。

16.4.4　视网膜脱离

在儿童白内障手术中，即使行经睫状体平坦部的玻璃体切除术，视网膜脱离也是非常少见的。在 IATS 中，114 位儿童中有 2 位患儿出现了视网膜脱离：1 位是在 1 月龄时行常规晶状体切除并前段玻璃体切除术，另一位是因为视轴区的炎性斑块行经睫状体平坦部的玻璃体切除术[4]。这两位患儿均未植入 IOL。

16.4.5　黄斑囊样水肿（CME）

CME 在儿童中的发病率是未知的，但是并不是影响视力的主要因素。这可能是因为正常儿童的健康血管不容易发展成 CME，也可能是因为在儿童中 CME 的检查和 / 或记录存在很大困难。实际上，术者并未关注白内障术后患儿是否存在 CME，也不会进行详细的排查。

16.4.6　IOL 闪辉

闪辉是光线通过 IOL 中的微水泡引起折射而发生的（图 16.7）。闪辉可以在现在所用的 IOL 的材料中出现，包括 PMMA、亲水和疏水的丙烯酸酯、硅凝胶。长期的研究未发现闪辉对视力及对比敏感度有影响[26]。

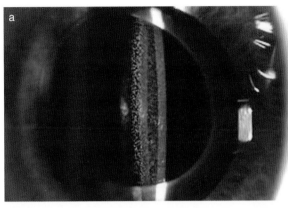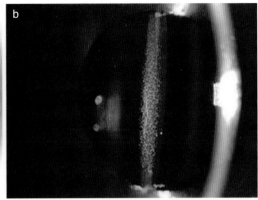

图 16.7　疏水性丙烯酸酯材料的 IOL 闪辉

16.5　其他

16.5.1　青光眼

儿童白内障术后的无晶状体眼(人工晶状体眼)发展成青光眼是一件不幸的事。在第二十章我们会对这一问题进行详细讨论。通常情况下,儿童青光眼几乎都是在患有先天性(非获得性)白内障且年幼的时候行白内障手术的儿童中发生。IOL 对儿童到底是无影响的有损伤的、还是保护性的,还没有权威的证据。在 IATS 中,植入 IOL 组和无晶状体眼组的患儿在 5 岁时确诊或者疑似青光眼的概率没有明显差别。

引起青光眼的原因或者青光眼发生的高危因素是前房的解剖结构异常,这些异常常在先天性白内障(特别是 PFV 患者)及年幼时进行过白内障手术的儿童中发现。目前还没有方法降低这一高危人群的青光眼发生率。必须一生密切跟踪随访这些接受过手术治疗的先天性白内障儿童的青光眼发展情况。

16.5.2　不可预知的屈光不正

一般来说,在植入 IOL 时,预留屈光度准

确性与患儿植入 IOL 的年龄成反比。换句话说,年龄越大的儿童术后的屈光变化越小。在另一方面,婴儿的术后屈光状态变化非常大。这是因为从 IOL 植入到视觉发育成熟有数年的时间。在 IATS 中,尽管所有的婴儿植入的 IOL 术后短期的预留屈光度为 +6D~+8D,但是在患儿 5 岁时的屈光不正范围是 +5D~−19D[6]!

(张劲松 译　赵云娥 校)

参考文献

1. Costenbader FD, Albert DG. Conservatism in the management of congenital cataract. AMA Arch Ophthalmol. 1957;58(3):426–30.
2. Lambert SR, Buckley EG, Drews-Botsch C, et al. The infant aphakia treatment study: design and clinical measures at enrollment. Arch Ophthalmol. 2010; 128(1):21–7.
3. Plager DA, Lynn MJ, Buckley EG, et al. Complications, adverse events, and additional intraocular surgery 1 year after cataract surgery in the infant Aphakia Treatment Study. Ophthalmology. 2011;118(12):2330–4.
4. Plager DA, Lynn MJ, Buckley EG, Wilson ME, Lambert SR, Infant Aphakia Treatment Study Group. Complications, in the first 5 years following cataract surgery in infants with and without intraocular lens implantation in the Infant Aphakia Treatment Study. Am J Ophthalmol. 2014;158:892–8.
5. Lambert SR, Buckley EG, Drews-Botsch C, et al. A randomized clinical trial comparing contact lens with intraocular lens correction of monocular aphakia during infancy: grating acuity and adverse events at age 1 year. Arch Ophthalmol. 2010;128(7):810–8.
6. Lambert SR, Lynn MJ, Hartmann EE, et al.

Comparison of contact lens and intraocular lens correction of monocular aphakia during infancy: a randomized clinical trial of HOTV optotype acuity at age 4.5 years and clinical findings at age 5 years. JAMA Ophthalmol. 2014;132(6):676–82.

7. Kuhli-Hattenbach C, Luchtenberg M, Kohnen T, Hattenbach LO. Risk factors for complications after congenital cataract surgery without intraocular lens implantation in the first 18 months of life. Am J Ophthalmol. 2008;146(1):1–7.

8. Rabiah PK, Du H, Hahn EA. Frequency and predictors of retinal detachment after pediatric cataract surgery without primary intraocular lens implantation. J AAPOS. 2005;9(2):152–9.

9. Haargaard B, Andersen EW, Oudin A, et al. Risk of retinal detachmentafter pediatric cataract surgery. Invest Ophthalmol Vis Sci. 2014;55(5):2947–51.

10. Endophthalmitis Study Group, European Society of Cataract & Refractive Surgeons. Prophylaxis of postoperative endophthalmitis following cataract surgery: results of the ESCRS multicenter study and identification of risk factors. J Cataract Refract Surg. 2007; 33(6):978–88.

11. Eifrig CW, Flynn Jr HW, Scott IU, Newton J. Acute-onset postoperative endophthalmitis: review of incidence and visual outcomes (1995–2001). Ophthalmic Surg Lasers. 2002;33(5):373–8.

12. Taban M, Behrens A, Newcomb RL, et al. Acute endophthalmitis following cataract surgery: a systematic review of the literature. Arch Ophthalmol. 2005;123(5):613–20.

13. Packer M, Chang DF, Dewey SH, ASCRS Cataract Clinical Committee, et al. Prevention, diagnosis, and management of acute postoperative bacterial endophthalmitis. J Cataract Refract Surg. 2011;37(9): 1699–714.

14. Good WV, Hing S, Irvine AR, et al. Postoperative endophthalmitis in children following cataract surgery. J Pediatr Ophthalmol Strabismus. 1990;27(6):283–5.

15. Wheeler DT, Stager DR, Weakley Jr DR. Endophthalmitis following pediatric intraocular surgery for congenital cataracts and congenital glaucoma. J Pediatr Ophthalmol Strabismus. 1992;29(3):139–41.

16. Gills JP. Filters and antibiotics in irrigating solution for cataract surgery. J Cataract Refract Surg. 1991; 17(3):385.

17. Schimel AM, Alfonso EC, Flynn Jr HW. Endophthalmitis prophylaxis for cataract surgery: are intracameral antibiotics necessary? JAMA Ophthalmol. 2014;132(11):1269–70.

18. Sharma S, Sahu SK, Dhillon V, Das S, Rath S. Reevaluating intracameral cefuroxime as a prophylaxis against endophthalmitis after cataract surgery in India. J Cataract Refract Surg. 2015;41(2):393–9.

19. Alfonso EC, Flynn Jr HW. Controversies in endophthalmitis prevention: the risk for emerging resistance to vancomycin. Arch Ophthalmol. 1995;113(11):1369–70.

20. Schimel AM, Miller D, Flynn Jr HW. Endophthalmitis isolates and antibiotic susceptibilities: a 10-year review of culture-proven cases. Am J Ophthalmol. 2013;156(1):50–2, e1.

21. Cleary CA, Lanigan B, O'Keeffe M. Intracameral triamcinolone acetonide after pediatric cataract surgery. J Cataract Refract Surg. 2010;36(10):1676–81.

22. Dixit NV, Shah SK, Vasavada V, et al. Outcomes of cataract surgery and intraocular lens implantation with and without intracameral triamcinolone in pediatric eyes. J Cataract Refract Surg. 2010;36(9): 1494–8.

23. Lambert SR, Plager DA, Buckley EG, Wilson ME, DuBois L, Drews-Botsch CD, Hartmann EE, Lynn MJ, Infant Aphakia Treatment Study Group. The Infant Aphakia Treatment Study: further on intra- and postoperative complications in the intraocular lens group. J AAPOS. 2015;19(2):101–3.

24. Plager DA, Yang S, Neely DE, Sprunger DT, Sondhi N. Complications in the first year following cataract surgery with and without IOL in infants and older children. J AAPOS. 2002;6(1):9–14.

25. Plager DA, Lipsky SN, Snyder SK, et al. Capsular management and refractive error in pediatric intraocular lenses. Ophthalmology. 1997;104:600–7.

26. Henriksen BS, Kinard K, Olson RJ. Effect of intraocular lens glistening size on visual quality. J Cataract Refract Surg. 2015;41(6):1190–8.

17 第 17 章 先天性白内障术后继发青光眼

John Grigg and Cecilia Fenerty

17.1 前言

对于经历白内障手术的儿童来说,青光眼是一种常见的、伴随终生、潜在威胁视力的并发症。世界青光眼协会把儿童青光眼定义为眼压相关的眼损伤,以此反映眼压升高对儿童眼结构带来的损害[1]。这些改变可能严重危害儿童的视力,因此对于接受了白内障手术的儿童来说,青光眼的监测有其必要性。

17.2 儿童白内障

儿童白内障的病因包括:先天性特发性白内障、先天性白内障伴其他眼部异常/系统性疾病(如:无虹膜、先天性风疹综合征等)以及后天性白内障。

在先天性特发性白内障中,通常不存在青光眼的眼部特征,前房角镜的观察结果是正常的。因此在这样的儿童群体中,青光眼的发生与手术直接相关,并在无晶状体或者人工晶状体眼中均有可能出现[2-6]。

在先天性白内障伴其他眼部异常或系统性疾病的病例中,可能会存在与白内障手术无关的青光眼的倾向。然而潜在的眼部异常仍可导致青光眼并影响后续治疗。

17.3 青光眼

儿童青光眼研究组织提出,若儿童出现下述两条及以上的体征[7],则诊断为青光眼:

- 眼压:眼压高于 21mmHg;
- 视盘特征:盘沿变窄,视杯扩大,C/D 比持续增大,双眼 C/D 比不对称≥0.2(假定视盘大小相近)(图 17.1);
- 角膜特征:Haab 条纹,角膜扩张(新生儿≥11mm,1 周岁以下婴儿大于 12mm,其余年龄段 >13mm);
- 屈光不正:进展性近视,或因眼轴异常增长导致的近视漂移;
- 视野:与青光眼视盘结果相吻合,视野缺损无其他原因可解释。

17.3.1 可疑青光眼

当一系列相关特征不完整时,可能为可疑青光眼,例如:眼球增大而眼压不高,或者眼压升高而没有其他青光眼特征。这些儿童需要长时间的密切随访,才能诊断或排除青光眼。

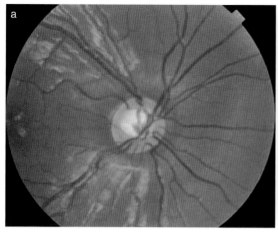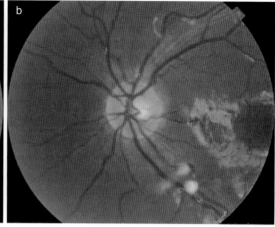

图 17.1　双眼视盘不对称:右眼盘沿较左眼窄

17.4　发病率

最近的一个多中心前瞻性研究显示,在白内障术后一年的监测中,青光眼的发病率为 10%,其病例包括无晶状体眼和人工晶状体眼患儿[2,3]。英国一项 165 个病例的回顾性分析显示,白内障术后青光眼的年发病率为 5.25/100[8],同时另外一个澳大利亚的研究显示年发病率为 3.9/100[9]。因此青光眼是白内障术后的常见并发症,风险伴随终身[2,3,8-13]。

17.5　青光眼的发病机制

在大多数病例中,术前的前房角形态无法提示青光眼的病理特征[13]。晶状体手术对青光眼的发生有直接影响[14]。以下为青光眼的两种主要发病机制:

- 开角型(房角开放 >180°)
- 闭角型(房角开放 <180°),存在以下两种因素之一:

  - 急性瞳孔阻滞

  - 进展性周边虹膜前粘连(peripheral anterior synechiae,PAS)的形成

17.6　儿童白内障术后开角型青光眼的发病机理

开角型青光眼是白内障术后最常见的类型,并可能在术后任何时间出现。发病机理目前尚不明确,但可能包括以下几项:

- 炎症和细胞阻塞发展成的小梁网功能障碍;
- 晶状体上皮细胞或玻璃体的干扰导致房角结构的损伤,房水生成或者流出障碍[15];
- 皮质类固醇类药物引起[16,17];
- 小梁网因缺乏睫状肌牵引而崩塌;
- 术后炎症伴随小梁网损伤,可能导致房角关闭。

  危险因素包括:
- 进行白内障手术时的年龄——年龄越小,风险越高[4,10,12,18-22];
- 小角膜[2,3,8,18,23];
- 慢性葡萄膜炎;
- 白内障术后青光眼家族史[12]。

17.7　儿童白内障手术后闭角型青光眼的发病机制

房角关闭机制可能随着瞳孔阻滞发生，也可能伴随术后炎症反应后 PAS 形成。它通常在手术后早期出现。

危险因素包括：
- 小角膜[2.3.8.18.23]；
- 散瞳困难；
- 晶状体物质残留；
- 晶状体上皮细胞增殖；
- 睫状沟植入人工晶状体；
- 葡萄膜炎伴随瞳孔区渗出膜形成。

17.8　白内障手术后发生青光眼的危险因素

在白内障手术前，必须确认已经存在的眼部异常特征。而与手术直接相关的风险可以通过细致的手术技巧和仔细的术后管理来降低。

小角膜　是术后发生青光眼的高危因素[2,3,8,12,18,23]，不论是开角型还是闭角型。在一项研究中，作为研究对象的 48 眼无晶状体青光眼，其中 45 眼（94%）为小角膜[23]。

永存性胚胎血管　也可能会增加青光眼的风险，尽管证据是矛盾的[2,3,24]。

人工晶状体植入　在人工晶状体植入术后发生青光眼的风险引起了很多争论[25]。一项初步报告显示，人工晶状体的存在防止了青光眼的发生，这也被一个大型多中心循证研究支持[26]。然而，选择偏差可能会导致这些研究中接受人工晶状体植入的婴儿青光眼发生率偏低，因为接受人工晶状体植入的 12 个月以内的婴儿只有少数选择性病例。

另外三个研究显示眼内人工晶状体对青光眼的发展没有延缓作用[2,4,5]。婴儿无晶状体眼研究小组近五年的研究结果显示，这两个群体的青光眼发病率没有不同[3]。现代手术技术并不能消除先天性白内障术后青光眼的早期发展，不论有无人工晶状体植入[2]。这些研究强调了对白内障术后患者终生随访的必要性。

低眼压　是一种威胁视力的并发症，它增加了青光眼的风险。早期通常存在浅前房，如果不及时治疗，可能会导致 PAS 进而诱发闭角型青光眼，甚至更严重的房水逆流。术中低眼压的预防，包括前房灌注，缝合密闭所有手术切口防止渗漏。术后睫状肌麻痹剂的使用有助于加深前房，减少 PAS 和房水逆流的可能性。

术后炎症　可能会直接破坏小梁网的功能，或导致渐进性周边前粘连继而房角关闭，或由瞳孔渗出膜导致瞳孔阻滞性青光眼。术中彻底清除晶状体皮质，避免不必要的虹膜损伤，术中眼内使用肝素，术毕结膜下注射皮质类固醇药物[27,28]，可以减少炎症。术后局部使用皮质类固醇激素（如最开始每日 3~4 次地塞米松），并在必要时进行球周皮质类固醇注射。

17.9　青光眼的评估和监测

患青光眼的风险终生存在[2,3,10-13]，应长期定期随访，而且应该在儿童视力受到影响和出现症状之前，进行早期诊断。

17.9.1　病史

儿童监护人可能识别出眼压升高的特征，包括：畏光、流泪、眼睑痉挛、隐形眼镜不耐受、眼球扩大、角膜反光改变（有时被儿童的父母描述为眼睛颜色改变）、睡眠不良、抑郁寡欢、拒绝进食和发育不良。这些症状和体征与眼球扩大及角膜水肿有关。在诊室观察孩子也经常会发现上述征象。

17.9.2 检查

为了检测和评估青光眼的存在,临床医生应有耐心,并根据儿童的年龄和他们的配合程度调整检查技术(图 17.2)。可能需要多次随访才能获得所有的必要信息。当孩子畏光时,可降低环境亮度,可以在婴儿进食或睡眠状态下适时检查。

现代设备条件允许在门诊对大部分儿童进行评估,然而如果要完全确诊青光眼,有必要在麻醉下检查。吸入麻醉药剂会引起眼压下降,因此应该在麻醉师配合下尽早测量眼压。氯胺酮对眼压的影响不像吸入麻醉那样强,但目前临床使用较少。

随访时间应根据患青光眼风险,并根据每次随访可能评估的广度和准确性来进行确定。如果确信已经获得了足够的检查而无青光眼的证据,一些专家提出了以下随访时间:术后 1 周,术后 1 个月,术后 2~4 个月;此后,高危病例可按 2~4 个月间隔随访,低风险病例则间隔 6~12 个月[29]。然而当青光眼可疑或无法进行全面评估时,应提前复查(表 17.1)。

其他辅助青光眼评估措施包括:前节 OCT 和 UBM 可以观察睫状体及房角,B 超检查后极部,从而排除其他病理改变如视网膜脱离或脉络膜上腔出血。

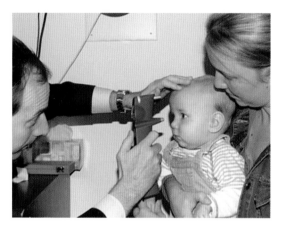

图 17.2 iCare™ 回弹式眼压计(Icare,万塔,芬兰),可用于常规眼压监测

表 17.1 检查及技术

测试	特征	设备	备注
视力	对视力改变的连续评估	婴儿:汴视视标	
		幼儿:图形视标	
		学龄前儿童:字母视标	
		学龄儿童:单个或线型字符的 Snellen 视力表或 LogMAR 视力表	
眼压(IOP)	连续记录:准确性可能会受到角膜厚度、离轴测量、角膜瘢痕、眼睑挤压、呼吸控制、哭泣,和使用开睑器或手指撑开眼睑的影响	Goldmann 压平眼压计(GAT)可使用 Perkins 压平眼压计	GAT 是眼压测量的"金标准"
		其他方法:iCare 回弹式眼压计 Pneuno 眼压计 Tonopen 眼压计	非 GAT 方法在正常范围内测得的眼压值准确,但眼压值高于正常范围时,测得值相对 GAT 会偏高[30~40]

续表

测试		特征	设备	备注
角膜评估		角膜直径	测径器和测量尺可精确到接近 0.25 毫米	最好在水平子午线上进行角膜缘到角膜缘的测量。角膜直径增长可能表明眼压控制不良[41]
		角膜水肿	直接观察	可能表明眼压升高
		Haab 条纹	直接观察	
		中央角膜厚度(CCT)	角膜厚度测量仪	白内障术后角膜厚度常常增加[42-48]。CCT 的改变可能影响眼压测量的准确性
前房评估(AC)		前房深度	Redmond Smith 方法[49]、前节 OCT、UBM	
		虹膜和瞳孔形态	直接观察	例如:伴随瞳孔阻滞,或周边高褶虹膜造成 PAS 形成
		炎症	直接观察	在监测和治疗过程中,应根据炎症的程度划分等级
		房角	前房角镜检查	
		其他特征:例如瞳孔渗出膜、Elschnig 小体、玻璃体溢出进入前房	直接观察	
视盘评估		大小、形状、颜色、盘沿形态、杯盘比、神经纤维层缺损、先天性异常	直接或间接检眼镜图像检查如眼底照相、OCT、HRT、GDx	基线时需要获取与进一步的检查或发生进展时的检查一样的影像资料
眼轴长度测量		连续记录 3 岁以内儿童的眼轴长度	A 超或 B 超	超过正常增长的眼轴长度改变可能表明眼压升高[41,50,51]。当眼压控制后,眼轴有时会出现逆转
屈光度		连续测量	检影法或者自动验光法	近视漂移,通常伴随眼轴增长出现,可能表明了眼压控制不良;眼压控制后可能出现近视逆转
视野评估		连续记录	面对面视野检查或自动视野计	当儿童的能力允许时,使用自动视野计监测视野进展

17.10   治疗

白内障术后青光眼或眼压升高的治疗取决于导致眼压升高的机制。

17.10.1   皮质类固醇诱导眼压升高

局部皮质类固醇治疗是控制白内障术后炎症的主要方法。然而对儿童来说,皮质类固醇具有较大的升高眼压的风险。研究表明,儿童达到皮质类固醇反应峰值的发生频率更高并且发展迅速,后果更严重。皮质类固醇的效能和给药方式在皮质类固醇反应的程度上起着重要的作用[16,17]。不要削弱对术后炎症的治疗,可以添加局部降眼压药物减缓眼压升高。

17.10.2　瞳孔阻滞

瞳孔阻滞主要在术后出现,由于过度的炎症、瞳孔渗出膜的形成、玻璃体、残余囊袋或增生的晶状体纤维造成瞳孔区房水流通受阻。为了解除阻滞,应当手术介入。另外,周边虹膜切除术也可作为预防瞳孔阻滞复发的措施。前房注入肝素[27,28]和加强术后局部皮质类固醇用量有助于减轻术后炎症。迟发性瞳孔阻滞,通常是由于晶状体增生[52]或Soemmerring 环的形成(尤其在较小的眼睛中),也需要手术处理(图 17.3)。

17.10.3　无瞳孔阻滞的青光眼

这是白内障手术后青光眼最常见的表现形式,在选择合适的治疗方法时需要考虑以下几点:

- 青光眼的潜在原因和眼部特征:白内障手术可能是青光眼的唯一原因,其作用机制可能是房角开放,也可能周边虹膜前粘连引起的房角关闭。或者可能术前存在一种与青光眼相关的先天性异常,如:先天性无虹膜。

- 青光眼的严重程度包括眼压的升高程度和相关眼部改变的程度,如视盘改变、角膜直径和眼轴长度的改变。早期青光眼眼压轻中度升高对局部药物可能会有良好的反应。重度青光眼通常需要手术干预。如果演变成"牛眼",手术将更具有挑战性,更容易出现并发症,如:低眼压。

- 对局部药物的不耐受性和过敏:局部药物的用量没有根据体重计算,因此与成人相比,儿童可能会因不成熟的代谢功能、血脑屏障及排泄系统而药物负担更大,遭受更大的副作用。局部副作用可能会降低患者的耐受性,特别是戴隐形眼镜时。对于不耐受防腐剂或角膜上皮功能较差(如先天性无虹膜)的患儿可以使用不含防腐剂的药物。

- 家庭和社会因素:任何局部药物的有效性都依赖于可靠的给药,同时坚持规律而长期的用药方案。家长和照顾者应该根据孩子的年龄和配合程度而有所不同,学习最

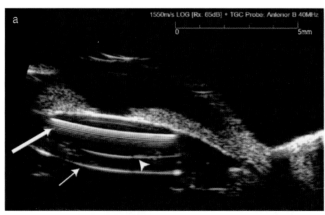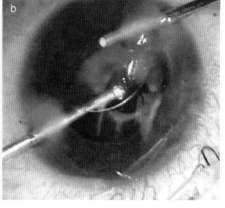

图 17.3 (a)UBM 检查眼前段发现一例人工晶状体状眼房角关闭。后房型 IOL 位于睫状沟(长箭头),前囊膜(箭头头端)及后囊膜(细箭头)以及囊袋内皮质增生形成的 Soemmerring 环。晶状体增生和睫状沟植入的 IOL 导致房角关闭。(b)23G 玻璃体切割头及灌注切除 IOL 下方的增生晶状体(a 图和 b 图来自同一患眼)

好的给药方式。在确定可行的给药方案时，必须考虑到社会家庭因素和其他制约因素。手术治疗可减少或消除中长期局部用药的需要。然而手术往往带来很大的风险，需要在术后立即采取力度更强的局部治疗方案，并在短期内频繁到医院复查、评估和监测。

因此治疗方案需要根据不同的儿童个体进行量身定制，并且因为环境的改变，需要与父母和照顾者商定进行规律的复查。

17.11   药物疗法

在没有瞳孔阻滞的情况下，对于大多数白内障术后青光眼的患儿来说，局部药物治疗是首要治疗手段。最有效的药物应该最先使用最低有效剂量，以尽量减少副作用并提高依从性。在不同的医疗保健系统中，药物的可用性和许可是不同的，目前可用的药物类别如下（表 17.2）：

17.12   激光疗法

经巩膜或内窥镜途径进行睫状体光凝术，两者均有相似的疗效，分别有 54% 和 43% 的成功率[53,54]。有报道再次治疗的成功率可达 66%。因此这种治疗方法通常作为药物治疗的辅助手段或手术前的临时措施。

17.13   手术疗法

当药物无法控制眼压，或患者不耐受药物，或青光眼持续进展时，通常需要手术治疗。最终手术的选择将取决于每个病例的临床特征和医生的手术经验。然而重要的是，要注意为患儿选择的第一次手术往往是获得长期疗效的最好机会。

- **房角手术**（前房角切开术或小梁切开术） 白

表 17.2   青光眼的药物治疗

药物类别	使用	主要副作用	备注
β- 受体阻滞药	一线用药	支气管狭窄 呼吸暂停 心动过缓	即使在没有哮喘的儿童中也可能出现呼吸方面的副作用
前列腺素衍生物	一线用药	睫毛增长 充血	在一些儿童身上的效果有限
碳酸酐酶抑制剂[a]	二线用药	局部刺痛感、灼烧感、瘙痒、充血 全身性副作用：昏睡、食欲缺乏、胃肠功能失调、代谢性酸中毒	因为会出现交叉反应，对磺酰胺类药物的过敏反应是禁忌证
肾上腺素能激动剂	受限	嗜睡 昏迷 呼吸抑制	不能被用于 6 岁以下或体重低于 20kg 的儿童
缩瞳剂	通常不做一线用药	发汗 流涎 瞳孔缩小 心动过缓	对无晶状体性青光眼的患者有效

[a] 碳酸酐酶抑制剂也可用于系统治疗，但由于副作用和不可耐受性的限制，只能在短期内使用，通常只是作为手术前的临时措施。适当的剂量应根据儿童的体重计算，使用最小有效剂量

内障手术术后青光眼的房角手术数据有限,而且主要局限于无晶状体眼。绝对成功率可能低至 15%,条件成功率最高可达57%[13,18,55]。

- **小梁切除术**　对于无晶状体眼和 1 岁以内的病例来说,小梁切除术的成功率特别低[56,57]。有研究称无晶状体眼和人工晶状体眼的 3 年随访的手术绝对成功率为36.8%[58]。小梁切除术后需要加强随访,有时需要多种干预措施,如:缝线调整/拆除以及应用额外的抗代谢产物。一些年纪稍大的儿童可能可以忍受表面麻醉后在裂隙灯下进行这些干预措施。但是大多数儿童需要在全麻下处理。因此这些因素会影响小梁切除术对合适病例的选择。当需要接触镜屈光矫正时,应避免使用这种方法,因为有可能会增加滤过泡感染和眼内炎的风险[3,58,59]。
- **青光眼引流装置**(GDDs)　已成为白内障术后青光眼治疗的首选手术方式[60],部分原因如下:手术恢复后儿童仍可佩戴隐形眼镜矫正视力;术后随访的干预(如:缝线调整或抗代谢物的应用),不像小梁切除术那么强;在无晶状体眼中,成功率比小梁切除术更高,可能发生的并发症更少[59,61]。

引流植入物可用有阀装置(Ahmed 是最常用的)和无阀装置(Baerveldt 和 Molteno 是最常用的)[60]。所有这些植入物可以有不同的尺寸范围供使用,而大尺寸的植入物有利于实现较低的眼压,这需要考虑低眼压的风险(图 17.4)。

17.13.1　成功率

有一组报告显示,在白内障术后的青光眼病例中,青光眼引流装置术后的 1 年成功率为 90%,但 10 年下降到 55%[62]。有研究显示在无晶状体眼中,Ahmed 引流阀植入的条件成功率高达 68%[63],同时可能达到低

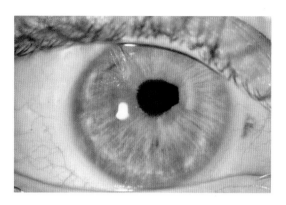

图 17.4　一例无晶状体眼青光眼患儿,青光眼引流装置位于眼球颞上方

眼压水平[64]。另一个研究表明,在一系列人工晶状体眼和无晶状体眼的病例中植入Molteno 管,术后 11 年的成功率为 85%[65]。当单独的引流术无法完全控制眼压时,需要使用局部药物治疗,但在某些情况下可能需要第二个青光眼引流装置。

17.13.2　并发症

尽管青光眼引流装置较其他手术有许多优势,但它们同样带来了严重的并发症,尤其是低眼压或者引流装置自身的并发症[59,60,65~71]。

低眼压是一种严重威胁视力的并发症,可能伴随浅前房、黄斑病变、脉络膜渗漏、浆液性视网膜脱离和脉络膜上腔出血。如果不及时治疗,可能会出现房水逆流,或最终导致眼球萎缩。低巩膜硬度的"牛眼"尤其危险[62,72~74]。在整个手术过程中,可用前房灌注协助维持恒定的眼压,使用 25G 或 27G 的套管并且制作一个长隧道,减少术后渗漏[60],降低风险。其他的手术技术在不断发展,以避免低眼压的风险。引流阀装置可以通过两个阶段分期手术植入[75],或使用一种可吸收的导管腔外线结[76],伴随或不伴随额外的腔内支架[77]。引流阀装置的低眼压风险还受到患者其他因素的影响。

与导管相关的并发症包括：

- 结膜糜烂——这是一个很大的风险，可能导致感染和眼内炎，最终需要拆除引流装置。从角膜缘后数毫米开始，为导管制作一段非常长的巩膜隧道，或用一个贴片覆盖导管，例如：异体巩膜、角膜或心包膜或自体筋膜如阔筋膜、颞肌筋膜[60]，可以减少被侵蚀的风险。

- 导管尖被残余囊膜、纤维蛋白或玻璃体堵塞。应注意将导管置于远离虹膜和囊膜的位置，并对无晶状体眼进行仔细的玻璃体切除术，特别是当导管通过睫状体平坦部安装时。术后炎症的积极处理可避免纤维蛋白和炎性碎屑的阻塞。

- "导管接触导致的并发症"，由于管的位置不佳或管的移动导致的，可能是因为术中未正确的安装底盘，或因眼压下降引起的眼球大小变化。角膜接触和内皮损伤可以通过将管道安装在虹膜平面前或使用睫状体平坦部插入来避免。确保插入管远离虹膜根部，避免虹膜接触、导致持续的葡萄膜炎和瞳孔异位。

- 导管移位——用不可吸收缝线固定底盘，确保在愈合和包裹发生过程中底盘不向角膜缘迁移，然而眼球大小与眼压的变化可能导致眼内管部分的移动。

- 不管引流管植入在什么位置，眼内部分应该足够长使得引流管的前段开口可以被观察到。这有助于评估虹膜，玻璃体或残余囊膜堵塞管口的情况，为引流管提供一定位移"误差余地"。

- 引流装置植入可能引起眼球运动受限，尤其是为了放置引流盘时需要分离直肌的情况。

术后处理：频繁使用皮质类固醇类药物和抗生素。此外，一些手术医生使用睫状肌麻痹药物维持前房深度，并且使用系统性抗炎药物或免疫抑制剂减少巩膜和表层巩膜组织的炎症。

17.14 视力预后

早期发现青光眼和成功控制眼压是防止儿童白内障术后永久性视力丧失的关键。然而，这些孩子的视力低下也可能是弱视所致。虽然白内障本身可导致形觉剥夺性弱视，高眼压导致角膜水肿可能会进一步加重弱视。白内障手术后需要屈光矫正促进视力发育，然而眼压变化导致的眼轴和曲率的变化会引起显著的屈光矫正误差。屈光变化可能发展迅速、随着高眼压的控制也可能逆转，因此需要定期验光，必要时调整度数，尤其是当发现视力变差时需要特别注意。

眼球运动异常和斜视可出现在儿童白内障术后，但是这也是青光眼引流阀植入后一个潜在并发症。

及时诊断和正确治疗青光眼非常重要，在治疗青光眼的同时要注意评估和处理屈光不正、弱视和斜视，以获得最佳的视力结果。

（梁远波 译 赵云娥 校）

参考文献

1. Beck A, Chen T, Freedman S. Definition, Classification, Differential Diagnosis. In: Weinreb R, Grajewski A, Papadopoulos A, Grigg J, Freedman S, editors. Childhood Glaucoma: World Glaucoma Association, Consensus Series - 9. Amersterdam, The Netherlands: Kugler Pubications; 2013. Ch 1 p. 3.

2. Beck AD, Freedman SF, Lynn MJ, Bothun E, Neely DE, Lambert SR, et al. Glaucoma-related adverse events in the Infant Aphakia Treatment Study: 1-year results. Arch Ophthalmol. 2012;130(3):300–5.

3. Freedman SF, Lynn MJ, Beck AD, Bothun ED, Orge FH, Lambert SR, et al. Glaucoma-related adverse events in the first 5 years after unilateral cataract removal in the Infant Aphakia Treatment Study. JAMA Ophthalmol. 2015;133(8):907–14.

4. Trivedi RH, Wilson Jr ME, Golub RL. Incidence and risk factors for glaucoma after pediatric cataract surgery with and without intraocular lens implantation. J AAPOS. 2006;10(2):117–23.

5. Wong IB, Sukthankar VD, Cortina-Borja M, Nischal KK. Incidence of early-onset glaucoma after infant cataract extraction with and without intraocular lens implantation. Br J Ophthalmol. 2009;93(9):1200–3.

6. Urban B, Bakunowicz-Lazarczyk A. Aphakic glaucoma after congenital cataract surgery with and without intraocular lens implantation. Klin Oczna. 2010;112(4–6):105–7.

7. Beck A, Chen T, Freedman S. Definition, Classification, Differential Diagnosis. In: Weinreb R, Grajewski A, Papadopoulos A, Grigg J, Freedman S, editors. Childhood Glaucoma: World Glaucoma Association, Consensus Series - 9. Amersterdam, The Netherlands: Kugler Pubications; 2013. Ch 1 p. 5–6.

8. Chak M, Rahi JS, British Congenital Cataract Interest Group. Incidence of and factors associated with glaucoma after surgery for congenital cataract: findings from the British Congenital Cataract Study. Ophthalmology. 2008;115(6):1013–8.e2.

9. Ruddle JB, Staffieri SE, Crowston JG, Sherwin JC, Mackey DA. Incidence and predictors of glaucoma following surgery for congenital cataract in the first year of life in Victoria, Australia. Clin Experiment Ophthalmol. 2013;41(7):653–61.

10. Rabiah PK. Frequency and predictors of glaucoma after pediatric cataract surgery. Am J Ophthalmol. 2004;137(1):30–7.

11. Simon JW, Mehta N, Simmons ST, Catalano RA, Lininger LL. Glaucoma after pediatric lensectomy/vitrectomy. Ophthalmology. 1991;98(5):670–4.

12. Swamy BN, Billson F, Martin F, Donaldson C, Hing S, Jamieson R, et al. Secondary glaucoma after paediatric cataract surgery. Br J Ophthalmol. 2007;91(12):1627–30.

13. Walton DS. Pediatric aphakic glaucoma: a study of 65 patients. Trans Am Ophthalmol Soc. 1995;93:403–13; discussion 13–20.

14. Levin AV. Aphakic glaucoma: a never-ending story? Br J Ophthalmol. 2007;91(12):1574–5.

15. Michael I, Shmoish M, Walton DS, Levenberg S. Interactions between trabecular meshwork cells and lens epithelial cells: a possible mechanism in infantile aphakic glaucoma. Invest Ophthalmol Vis Sci. 2008;49(9):3981–7.

16. Lam D, Fan D, Ng J, Yu C, Wong C, Cheung A. Ocular hypertensive and anti-inflammatory responses to different dosages of topical dexamethasone in children: a randomized trial. Clin Experiment Ophthalmol. 2005;33:252–8.

17. Jones RI, Rhee D. Corticosteroid-induced ocular hypertension and glaucoma: a brief review and update of the literature. Curr Opin Ophthalmol. 2006;17(2):163–7.

18. Chen TC, Walton DS, Bhatia LS. Aphakic glaucoma after congenital cataract surgery. Arch Ophthalmol. 2004;122(12):1819–25.

19. Vishwanath M, Cheong-Leen R, Taylor D, Russell-Eggitt I, Rahi J. Is early surgery for congenital cataract a risk factor for glaucoma? Br J Ophthalmol. 2004;88(7):905–10.

20. Lambert SR, Lynn M, Drews-Botsch C, Loupe D, Plager DA, Medow NB, et al. A comparison of grating visual acuity, strabismus, and reoperation outcomes among children with aphakia and pseudophakia after unilateral cataract surgery during the first six months of life. J AAPOS. 2001;5(2):70–5.

21. Haargaard B, Ritz C, Oudin A, Wohlfahrt J, Thygesen J, Olsen T, et al. Risk of glaucoma after pediatric cataract surgery. Invest Ophthalmol Vis Sci. 2008;49(5):1791–6.

22. Koc F, Kargi S, Biglan AW, Chu CT, Davis JS. The aetiology in paediatric aphakic glaucoma. Eye (Lond). 2006;20(12):1360–5.

23. Wallace DK, Plager DA. Corneal diameter in childhood aphakic glaucoma. J Pediatr Ophthalmol Strabismus. 1996;33(5):230–4.

24. Johnson CP, Keech RV. Prevalence of glaucoma after surgery for PHPV and infantile cataracts. J Pediatr Ophthalmol Strabismus. 1996;33(1):14–7.

25. Ahmadieh H, Javadi MA. Intra-ocular lens implantation in children. Curr Opin Ophthalmol. 2001;12(1):30–4.

26. Mataftsi A, Haidich A-B, Kokkali S, Rabiah PK, Birch E, Stager Jr DR, et al. Postoperative glaucoma following infantile cataract surgery an individual patient data meta-analysis. JAMA Ophthalmol. 2014;132(9):1059–67.

27. Vasavada VA, Praveen MR, Shah SK, Trivedi RH, Vasavada AR. Anti-inflammatory effect of low-molecular-weight heparin in pediatric cataract surgery: a randomized clinical trial. Am J Ophthalmol. 2012;154(2):252–8.e4.

28. Dada T, Dada VK, Sharma N, Vajpayee RB. Primary posterior capsulorhexis with optic capture and intracameral heparin in paediatric cataract surgery. Clin Experiment Ophthalmol. 2000;28(5):361–3.

29. Fenerty C, Freeman N, Grigg J. Glaucoma Following Cataract Surgery. In: Weinreb R, Grajewski A, Papadopoulos M, Grigg J, Freedman S, editors. Childhood Glaucoma World Glaucoma Association Consensus Series -9. Amsterdam: Kugler; 2013. Ch 10 p. 233-7.

30. Flemmons MS, Hsiao YC, Dzau J, Asrani S, Jones S, Freedman SF. Icare rebound tonometry in children with known and suspected glaucoma. J AAPOS. 2011;15(2):153–7.

31. Dahlmann-Noor AH, Puertas R, Tabasa-Lim S, El-Karmouty A, Kadhim M, Wride NK, et al. Comparison of handheld rebound tonometry with Goldmann applanation tonometry in children with glaucoma: a cohort study. BMJ open. 2013;3(4):1–6.

32. Poostchi A, Mitchell R, Nicholas S, Purdie G, Wells A. The iCare rebound tonometer: comparisons with Goldmann tonometry, and influence of central corneal thickness. Clin Experiment Ophthalmol. 2009;37(7):687–91.

33. Martinez-de-la-Casa JM, Garcia-Feijoo J, Saenz-Frances F, Vizzeri G, Fernandez-Vidal A, Mendez-Hernandez C, et al. Comparison of rebound tonometer and Goldmann handheld applanation tonometer in congenital glaucoma. J Glaucoma. 2009;18(1):49–52.

34. Lambert SR, Melia M, Buffenn AN, Chiang MF, Simpson JL, Yang MB. Rebound tonometry in children: a report by the American Academy of Ophthalmology. Ophthalmology. 2013;120(4):e21–7.

35. Radtke ND, Cohan BE. Intraocular pressure measurement in the newborn. Am J Ophthalmol. 1974; 78(3):501–4.

36. Sihota R, Tuli D, Dada T, Gupta V, Sachdeva MM. Distribution and determinants of intraocular pressure in a normal pediatric population. J Pediatr Ophthalmol Strabismus. 2006;43(1):14–8.

37. Levy J, Lifshitz T, Rosen S, Tessler Z, Biedner BZ. Is the tono-pen accurate for measuring intraocular pressure in young children with congenital glaucoma? J AAPOS. 2005;9(4):321–5.

38. Garcia-Resua C, Gonzalez-Meijome JM, Gilino J, Yebra-Pimentel E. Accuracy of the new ICare rebound tonometer vs. other portable tonometers in healthy eyes. Optom Vis Sci. 2006;83(2):102–7.

39. Bradfield YS, Kaminski BM, Repka MX, Melia M; Pediatric Eye Disease Investigator Group; Davitt BV, et al. Comparison of Tono-Pen and Goldmann applanation tonometers for measurement of intraocular pressure in healthy children. J AAPOS. 2012; 16(3):242–8.

40. Eisenberg DL, Sherman BG, McKeown CA, Schuman JS. Tonometry in adults and children. A manometric evaluation of pneumatonometry, applanation, and TonoPen in vitro and in vivo. Ophthalmology. 1998;105(7):1173–81.

41. Sampaolesi R. Corneal diameter and axial length in congenital glaucoma. Can J Ophthalmol. 1988;23(1):42–4.

42. Simon JW, O'Malley MR, Gandham SB, Ghaiy R, Zobal-Ratner J, Simmons ST. Central corneal thickness and glaucoma in aphakic and pseudophakic children. J AAPOS. 2005;9(4):326–9.

43. Simsek T, Mutluay AH, Elgin U, Gursel R, Batman A. Glaucoma and increased central corneal thickness in aphakic and pseudophakic patients after congenital cataract surgery. Br J Ophthalmol. 2006;90(9):1103–6.

44. Tai TY, Mills MD, Beck AD, Joos KM, Ying GS, Liu C, et al. Central corneal thickness and corneal diameter in patients with childhood glaucoma. J Glaucoma. 2006;15(6):524–8.

45. Lim Z, Muir KW, Duncan L, Freedman SF. Acquired central corneal thickness increase following removal of childhood cataracts. Am J Ophthalmol. 2011; 151(3):434–41.e1.

46. Resende GM, Lupinacci AP, Arieta CE, Costa VP. Central corneal thickness and intraocular pressure in children undergoing congenital cataract surgery: a prospective, longitudinal study. Br J Ophthalmol. 2012;96(9):1190–4.

47. Ventura MC, Ventura BV, Ventura CV, Ventura LO, Nose W. Congenital cataract surgery with intracameral triamcinolone: pre- and postoperative central corneal thickness and intraocular pressure. J AAPOS. 2012;16(5):441–4.

48. Filous A, Osmera J, Hlozanek M, Mahelkova G. Central corneal thickness in microphthalmic eyes with or without history of congenital cataract surgery. Eur J Ophthalmol. 2011;21(4):374–8.

49. Smith RJ. A new method of estimating the depth of the anterior chamber. Br J Ophthalmol. 1979;63(4):215–20.

50. Sampaolesi R, Caruso R. Ocular echometry in the diagnosis of congenital glaucoma. Arch Ophthalmol. 1982;100(4):574–7.

51. Law SK, Bui D, Caprioli J. Serial axial length measurements in congenital glaucoma. Am J Ophthalmol. 2001;132(6):926–8.

52. Kappelhof JP, Vrensen GFJM, de Jong PTVM, Pameyer J, Willekens BLJC. The ring of Soemmerring in man: an ultrastructural study. Graefes Arch Clin Exp Ophthalmol. 1987;225(1):77–83.

53. Kirwan JF, Shah P, Khaw PT. Diode laser cyclophotocoagulation: role in the management of refractory pediatric glaucomas. Ophthalmology. 2002;109(2): 316–23.

54. Neely DE, Plager DA. Endocyclophotocoagulation for management of difficult pediatric glaucomas. J AAPOS. 2001;5(4):221–9.

55. Bothun ED, Guo Y, Christiansen SP, Summers CG, Anderson JS, Wright MM, et al. Outcome of angle surgery in children with aphakic glaucoma. J AAPOS. 2010;14(3):235–9.

56. Azuara-Blanco A, Wilson RP, Spaeth GL, Schmidt CM, Augsburger JJ. Filtration procedures supplemented with mitomycin C in the management of childhood glaucoma. Br J Ophthalmol. 1999;83(2):151–6.

57. Beck AD, Wilson WR, Lynch MG, Lynn MJ, Noe R. Trabeculectomy with adjunctive mitomycin C in pediatric glaucoma. Am J Ophthalmol. 1998;126(5):648–57.

58. Mandal AK, Bagga H, Nutheti R, Gothwal VK, Nanda AK. Trabeculectomy with or without mitomycin-C for paediatric glaucoma in aphakia and pseudophakia following congenital cataract surgery. Eye (Lond). 2003;17(1):53–62.

59. Beck AD, Freedman S, Kammer J, Jin J. Aqueous shunt devices compared with trabeculectomy with mitomycin-C for children in the first two years of life. Am J Ophthalmol. 2003;136(6):994–1000.

60. Papadopoulos M, Edmunds B, Chiang M, Mandal A, Grajewski A, Khaw PT. Glaucoma surgery in children. In: Weinreb RN, Grajewski AL, Papadopoulos M, Grigg J, Freedman S, editors. Childhood glaucoma. World Glaucoma Association consensus series – 9. Amsterdam: Kugler Publications; 2013. p. 118.

61. Pakravan M, Homayoon N, Shahin Y, Ali Reza BR. Trabeculectomy with mitomycin C versus Ahmed glaucoma implant with mitomycin C for treatment of pediatric aphakic glaucoma. J Glaucoma. 2007;16(7):631–6.

62. O'Malley Schotthoefer E, Yanovitch TL, Freedman SF. Aqueous drainage device surgery in refractory pediatric glaucomas: I. Long-term outcomes. J AAPOS. 2008;12(1):33–9.

63. Kirwan C, O'Keefe M, Lanigan B, Mahmood U. Ahmed valve drainage implant surgery in the management of paediatric aphakic glaucoma. Br J Ophthalmol. 2005;89(7):855–8.

64. Chen TC, Bhatia LS, Walton DS. Ahmed valve surgery for refractory pediatric glaucoma: a report of 52

eyes. J Pediatr Ophthalmol Strabismus. 2005;42(5): 274–83; quiz 304–5.

65. Cunliffe IA, Molteno AC. Long-term follow-up of Molteno drains used in the treatment of glaucoma presenting in childhood. Eye (Lond). 1998;12(Pt 3a): 379–85.

66. Fellenbaum PS, Sidoti PA, Heuer DK, Minckler DS, Baerveldt G, Lee PP. Experience with the baerveldt implant in young patients with complicated glaucomas. J Glaucoma. 1995;4(2):91–7.

67. Al-Mobarak F, Khan AO. Two-year survival of Ahmed valve implantation in the first 2 years of life with and without intraoperative mitomycin-C. Ophthalmology. 2009;116(10):1862–5.

68. Hill RA, Heuer DK, Baerveldt G, Minckler DS, Martone JF. Molteno implantation for glaucoma in young patients. Ophthalmology. 1991;98(7):1042–6.

69. Eid TE, Katz LJ, Spaeth GL, Augsburger JJ. Long-term effects of tube-shunt procedures on management of refractory childhood glaucoma. Ophthalmology. 1997;104(6):1011–6.

70. Djodeyre MR, Peralta Calvo J, Abelairas GJ. Clinical evaluation and risk factors of time to failure of Ahmed Glaucoma Valve implant in pediatric patients. Ophthalmology. 2001;108(3):614–20.

71. Al-Torbak AA, Al-Shahwan S, Al-Jadaan I, Al-Hommadi A, Edward DP. Endophthalmitis associated with the Ahmed glaucoma valve implant. Br J Ophthalmol. 2005;89(4):454–8.

72. Coleman AL, Smyth RJ, Wilson MR, Tam M. Initial clinical experience with the Ahmed Glaucoma Valve implant in pediatric patients. Arch Ophthalmol. 1997;115(2):186–91.

73. Englert JA, Freedman SF, Cox TA. The Ahmed valve in refractory pediatric glaucoma. Am J Ophthalmol. 1999;127(1):34–42.

74. Morales J, Al Shahwan S, Al Odhayb S, Al Jadaan I, Edward DP. Current surgical options for the management of pediatric glaucoma. J Ophthalmol. 2013; 2013:763735.

75. Molteno AC, Ancker E, Van Biljon G. Surgical technique for advanced juvenile glaucoma. Arch Ophthalmol. 1984;102(1):51–7.

76. Molteno AC, Polkinghorne PJ, Bowbyes JA. The vicryl tie technique for inserting a draining implant in the treatment of secondary glaucoma. Aust N Z J Ophthalmol. 1986;14(4):343–54.

77. Sherwood MB, Smith MF. Prevention of early hypotony associated with Molteno implants by a new occluding stent technique. Ophthalmology. 1993; 100(1):85–90.

第五部分

结局

18 第18章 视觉效果

Scott R. Lambert

18.1 历史背景

1957年,Costenbader 和 Albert 发表了一篇题为"先天性白内障保守疗法"的文章,将患有先天性白内障的儿童分为5组:(第1组)双眼轻度白内障,(第2组)单眼白内障,(第3组)双眼中度绕核性白内障,(第4组)双眼核性白内障,(第5组)双眼完全性白内障[8]。除了第5组外,他们建议将白内障手术推迟到1周岁以后。对于患有单眼白内障(第2组)的儿童,他们的建议如下:建议不要进行手术,除非白内障已发展到过熟期,因为手术不会改善眼部外观,对功能恢复没有帮助,而且对眼球可能造成损害。

随着对神经发育理解的加强、新生儿红光反射筛查的广泛采用、手术技术的改进以及高含氧透气性接触镜和可折叠人工晶状体(intraocular lenses,IOL)的投入使用,先天性白内障的治疗发生了很大的变化。对于曾经认为是导致儿童终生视力损害的先天性白内障,现在已经成为可避免的儿童期视力损害的最重要病因之一[19]。实际上,手术已成为较严重白内障儿童(除了 Costenbader 分类标准里的第1组)的选择。

18.2 视觉效果的影响因素

18.2.1 手术年龄

与年龄较大的儿童和成人的白内障不同,先天性白内障干扰了中枢视觉通路的发展,因此,早期手术对于获得良好的视觉效果是至关重要的。基础科学研究和临床研究都为我们了解先天性白内障患儿实施手术年龄和视觉效果之间的重要联系提供了帮助。

18.2.1.1 潜伏期和关键期

动物模型

在20世纪60年代,Hubel 和 Wiesel 为中枢视觉通路发展引入了"潜伏期"和"关键期"的概念[16]。在对幼猫的研究中,他们注意到,从出生到4周的潜伏阶段,单眼眼睑缝合对该眼的视力并没有长期的影响;然而,在潜伏期后到3个月内有一个关键的时期,此时形觉剥夺会导致剥夺眼不可逆的视力丧失,这与剥夺眼外侧膝状体神经元变小有关。此外,他们还指出,在关键期,双侧视觉剥夺会导致视皮质内的双侧神经细胞减少[37]。潜伏期和关键期有物种特异性,单眼和双眼的形觉剥夺也存在差异[9]。据报道,人类的单眼形觉剥夺的潜伏期至少可达

6 周[11]，对于双眼形觉剥夺的潜伏期达成的共识较少，可能会持续到 8~10 周。普遍认为关键期持续到 7 岁[6]。因此，先天性白内障患儿的视觉效果因白内障手术实施的年龄而异。

单眼白内障手术

单眼先天性白内障儿童最佳的手术年龄一般认为是在 4~6 周。Stager 和 Birch 对 45 名刚出生就被诊断为重度单眼先天性白内障儿童手术的年龄和视觉效果之间的关系进行了研究[6]，该研究纳入对角膜接触镜、框架眼镜和遮盖疗法有很好依从性的儿童，双线性模型与得到的数据拟合最佳(图 18.1)。他们发现，对于在出生 6 周内接受手术的儿童，手术年龄和视觉效果之间没有相关性；然而，在 6 周后进行手术的儿童，白内障手术年龄与视觉效果呈负线性关系，他们认为，单眼白内障患儿的潜伏期为出生后 6 周以前。最近，Hartmann 等对"婴儿无晶状体眼治疗研究"(the Infant Aphakia Treatment Study, IATS) 纳入的儿童白内障手术年龄和视觉效果的关系进行了评估，发现白内障手术的年龄与视力仅呈弱相关(图 18.2)[13,20]，虽然在 4~6 周行白内障手术的患儿视力中位数较好，但白内障手术时间和视觉效果之间的相关性比 Birch 和 Stager 报道的要弱[6]。这两个研究的不同之处在于，Hartmann 等分析了所有来自 IATS 的纳入儿童的视觉效果，而 Birch 等只分析对光学和遮盖治疗依从性好的儿童的视觉效果；此外，Birch 等只纳入了出生时就被诊断为单眼重度白内障的新生儿，而 Hartmann 的纳入标准并未涉及这点。

双眼白内障手术

一般认为，双眼先天性白内障应在 8 周时行摘除术以达到最佳的视觉效果。Lambert 等对 43 名患有双眼重度先天性白内障儿童的长期视觉效果进行评估，发现白内障手术的年龄和视力较好眼视觉效果成线性相关(相关系数为 0.28)(图 18.3)[22]。他们指出，将白内障手术推迟到 10 周或更晚，可能会导致视力预后不佳(20/100 或更差)。而 Birch 等对 37 名患有双眼重度先天性白内障婴儿的手术年龄和视觉效果的关系进行评估，发现具有双线性关系[4]：患儿在出生到 14 周，手术时间越迟，术后视觉效果越差(手术时间每迟 3 周，视力下降 1 行)；然而，在 14~31 周，视觉效果与白内障手术时的年龄无关(图 18.4)。这两项研究表明，与单眼患

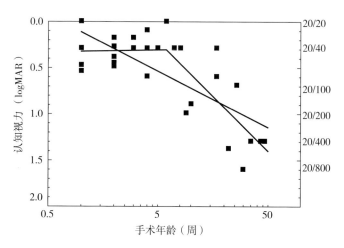

图 18.1 接受治疗的先天性单眼白内障儿童的认知敏锐度与手术年龄的关系显示双线性模型比单线型模型匹配度更好(经 Stager 和 Birch 的许可转载[6])

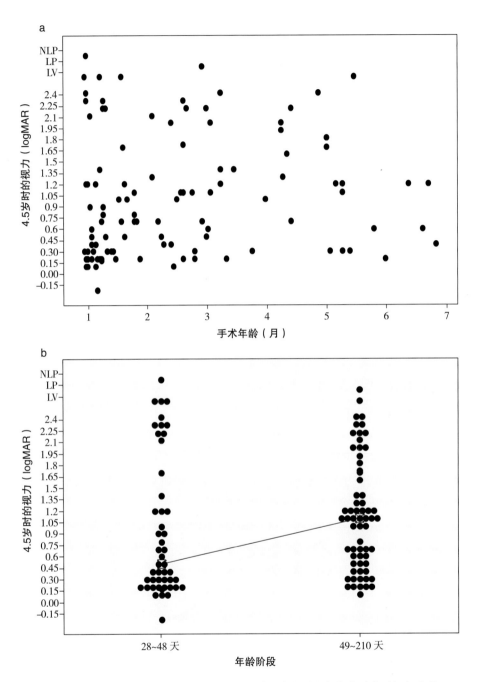

图18.2 IATS112位先天性白内障儿童的视觉效果资料:(a)白内障手术时间与患儿4.5岁时认知视力的散点图。(b)不同白内障手术分组与患儿4.5岁时认知视力关系的对比图(经 Hartmann 等人的许可转载)

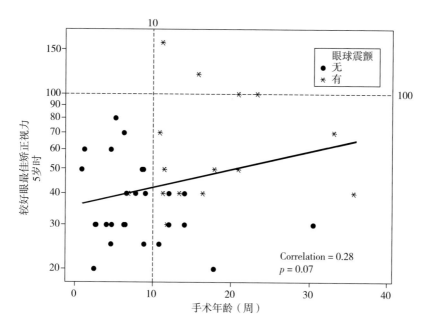

图18.3 43名接受过双眼手术的重度先天性白内障儿童5岁时候的最佳矫正视力（best-corrected visual acuity，BCVA）与手术年龄的相关性。图中符号表示在最初的检查中眼球震颤的状态，横向虚线表示 BCVA 为20/80，纵向表示年龄为10周（经 Lambert 等人的许可转载[22]）

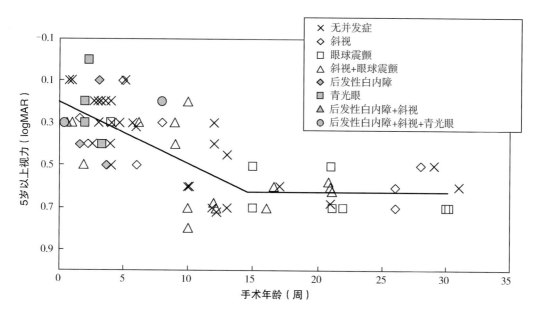

图18.4 37名双眼重度先天性白内障儿童长期视觉效果数据，与关键期数据最拟合的线性模型（经 Birch 等人的转载许可，*JAAPOS.* 2009；13：67-71）

儿不同,双眼先天性白内障患儿并没有明确的潜伏期。手术的时机还需考虑其他的因素,如患儿的并存疾病,以及过早期的白内障手术导致青光眼风险的增加。

18.2.2　白内障形态学

白内障的类型是视觉效果的一个预测因素[34],然而混淆变量的存在使白内障类型在视觉效果上的具体作用程度很难明确。当然,晶状体混浊度和发病年龄是重要的考虑因素。例如:出生后获得的部分白内障(如后球形晶状体和绕核性白内障,图18.5)通常比先天性致密混浊(如核性白内障,图18.6)有更好的视觉效果[30]。据报道,永存性胚胎血管(persistent fetal vasculature,PFV)引起的白内障的视觉预后较差,但在其严重程度上有很大差异,一些亚型的视觉预后可能良好[31]。虽然有些病例可以通过个人(生活)照片确定白内障的发病年龄,但仅通过图片对白内障的进展速度进行确定仍较困难[35]。

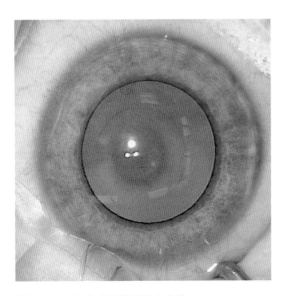

图18.5　2岁儿童的绕核性白内障

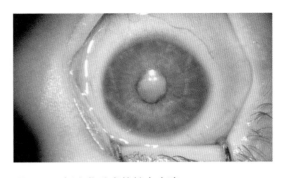

图18.6　新生儿重度核性白内障

18.2.3　弱视治疗

遮盖疗法是单眼先天性白内障患儿手术后视力成功恢复的关键,部分双眼患儿术后也需要遮盖治疗。单眼先天性白内障术后优化视力和双眼视功能的最佳遮盖方案目前仍知之甚少。Lambert等回顾了对9例在出生6周内行单眼先天性白内障手术的儿童的医疗记录[23],所有患儿接受遮盖治疗至12个月,并进行光学矫正到6岁。在12个月时,对侧眼每天平均遮盖6.7小时,6岁时遮盖时间减少到平均每天1.7小时。9个患儿中有4个在3~6岁之间完全放弃了遮盖治疗,停止遮盖治疗后,仅1名患儿视力变差,这表明在对于那些采取光学矫正的儿童,早期终止遮盖治疗并不会对视力造成不良影响。

不同于屈光参差性弱视与斜视性弱视的遮盖治疗,单眼无晶状体眼的遮盖治疗目前尚无证据支持[15,25,36],然而,近年来我们发现减少患儿每天的遮盖时间可以增强双眼视功能[18,21]。每天遮盖超过6小时可能并不会改善视觉效果,还可能会损害双眼视,并导致斜视,我的两个临床病例证明了这一点。这两名儿童均在婴儿期进行了单眼先天性白内障手术,且他们无晶状体眼的视力都达到了20/20。病例1几乎全天遮盖对侧眼2.5年,他现在丧失了立体视觉,并且需要进行两次斜视手术来达到较好的双眼正位;相反,病例2的对侧眼每天遮盖时间未超过6个小时,而且在 14 个月后遮盖时间逐渐减少,这说明部分时间遮盖可以达到良好的视觉效果,且可以促进双眼视觉的发育。基于对病例 2 遮盖方案所达到的良好视觉和立体视效果,我现在建议父母在患儿 14 个月前,对侧眼遮盖时间为患儿醒着时间的一半,在 14 个月后逐渐减少遮盖的频率,7 岁时停止遮盖治疗。

病例 1

患儿左眼患有重度核性白内障,出生 3 周时进行了白内障摘除手术,术后术眼立即给予角膜接触镜佩戴,对侧眼在其一半的清醒时间内给予遮盖治疗。在患儿 8 个月时遮盖时间增加到 9.5h/d,在 18 个月时增加到 11h/d 直至 4 周岁,4 周岁以后遮盖时间逐渐减少(4 岁:每周有 3 天进行 10 小时遮

盖,4.5 岁:每天遮盖 6~7 小时,5 岁:每周有 3 天进行 4 小时遮盖,6 岁:每周有 2 天进行 4 小时遮盖),在 7.5 周岁时终止遮盖治疗。患者 10 个月大时接受左眼内侧直肌后退术以矫正内斜视;在 17 岁时,接受左眼内直肌前移术以矫正持续性外斜视。21 岁时左眼植入 IOL。30 岁时(图 18.7),右眼 BCVA 为 20/15,左眼为 20/20 到 20/22。他表述在夜间只能使用左眼来进行阅读,因为这只眼的近视度数较低,右眼则是高度近视。他从未获得可测量的立体视,且伴有外斜视复发。

病例 2

患儿左眼患有重度核性白内障,出生 6 周时接受了晶状体摘除术,术后 1 周患眼开始配戴角膜接触镜,对侧眼开始每天 1 小时

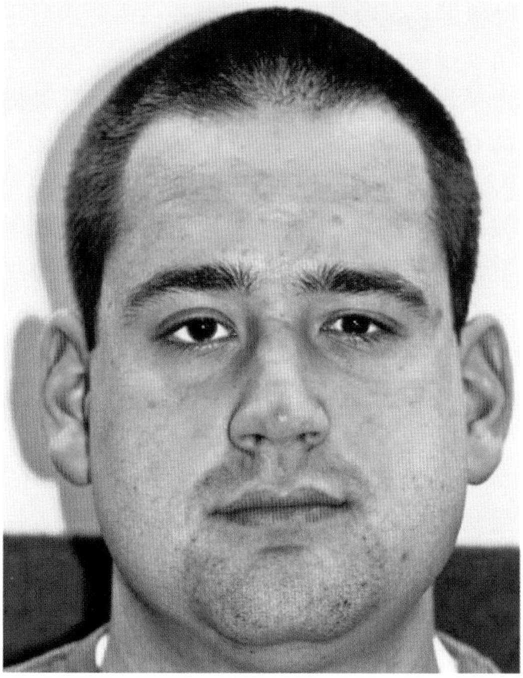

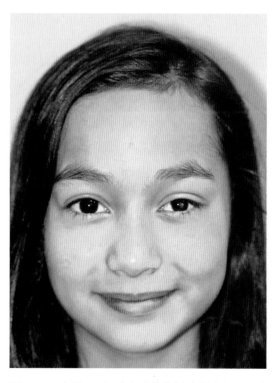

图 18.7 该患者在新生儿期左眼被诊断为重度白内障。在 3 周时行晶状体摘除术,并佩戴角膜接触镜,直到 21 岁时植入 IOL。4 岁前,右眼持续进行几乎全程遮盖治疗。他现在 30 岁,右眼视力为 20/15,左眼视力为 20/20。他接受过两次斜视矫正手术,并持续有垂直分离性斜视和小角度的外斜视,没有立体视

图 18.8 患者 12 岁,在新生儿期被诊断为左眼重度白内障。6 周时左眼行晶状体摘除术。术后右眼佩戴角膜接触镜,同时右眼接受部分遮盖疗法直到 7 岁。她的左眼持续佩戴角膜接触镜。现在她是正位眼,有 120 弧秒的立体视。双眼 BCVA 为 20/20

的遮盖疗法。遮盖时间由 1h/d,按每月增加 1h/d 的速度逐渐增加到 6h/d,直到 14 个月时减少到每天 5 小时。随后,遮盖时间逐渐减少(2.5 岁:3~4h/d,3 岁:2h/d,4 岁:隔天 4 小时,5 岁:每周 2 天每次 4 小时),7.5 岁时停止遮盖。在 12 岁时(图 18.8),双眼的 BCVA 为 20/20。她是正视眼,且 Randot 立体视检查结果是 120 弧秒。

18.2.4 眼球震颤

眼球震颤通常发生于双眼先天性白内障的患儿。如果不及时治疗白内障,眼球震颤通常在 10~12 周之间发生。据 Lambert 等报道,对于双眼先天性白内障患儿,术前的眼球震颤相较白内障手术年龄而言,更能预测视力不佳的情况(图 18.3)[22],仅 38% 术前眼球震颤的儿童获得好于 20/40 的 BCVA,而术前无眼球震颤的儿童这个比例则为 74%。术前患有眼球震颤的儿童平均在 18 周时接受白内障手术,而无眼球震颤儿童接受白内障手术的年龄为 8 周。Young 等也指出,双眼先天性白内障的患儿,眼球震颤是视力预后差的预测指标,但大多数儿童都是在白内障术后出现眼球震颤,而非术前[38]。然而,白内障术后出现眼球震颤并不常见,眼球震颤很有可能在手术前已存在,而这项回顾性研究并没有记录下来。

18.2.5 光学矫正的类型

只要先天性白内障患儿能持续进行光学矫正,那么其矫正方式并不会影响视觉效果,但某些特定类型光学矫正的依从性可能会比其他类型更好。IATS 发现,术后植入 IOL 或采用角膜接触镜矫正的单眼先天性白内障患儿在 4.5 岁时有类似的视觉效果(图 18.9)[17]。Birch 等也报道,对于严重单眼白内障的患儿,只要他们佩戴角膜接触镜

的依从性好,无论术后是否植入 IOL 都能获得类似的视觉效果;当摘除晶状体后的患儿对佩戴隐形眼镜的依从性为中低度时,则会出现较差的视觉效果[3]。另一项病例系列研究显示,15 名接受双眼先天性白内障手术后行一期 IOL 植入术的儿童,与 18 名接受双眼晶状体摘除术后首先佩戴角膜接触镜再行二期 IOL 植入术的儿童,有着相似的视觉效果[28]。因此,只要光学矫正的依从性良好,光学矫正的类型并不是决定视觉效果的主要因素。

18.2.6 视觉效果

视觉改善的方式

Maurer 等评估了先天性单眼和双眼白内障患儿行白内障摘除手术后佩戴角膜接触镜的视觉改善情况[29],发现白内障术后用角膜接触镜矫正的患儿在 1 小时后,单眼视力平均提高 0.40octave(单位),1 个月后又提高 0.60octave。单双眼白内障术后视觉改善方式相似,并且与白内障手术时的年龄无关。他们推测,单纯图形化的视觉输入就能带来一定程度的视觉改善,而与对侧眼竞争无关。

18.2.6.1 双眼先天性白内障

视力

最近的一项美国多中心研究报道显示,接受手术年龄平均为 11.5 周的双眼先天性白内障患儿中,在长期随访后发现有 28% 的人较好眼的视力可达到 20/30 或以上(图 18.3),没有人视力低于 20/100[22],Sweden 的研究也报道了类似的视觉结果(表 18.1)[26]。相比之下,印度最近的一项报告显示,只有 22% 的双眼白内障儿童在手术后较好眼可获得优于 20/60 的视力,59% 的儿童视力低于 20/200[12]。印度患儿视力预后差的一个可能原因是白内障手术时机常被

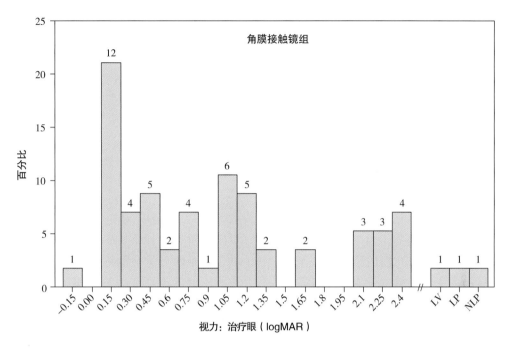

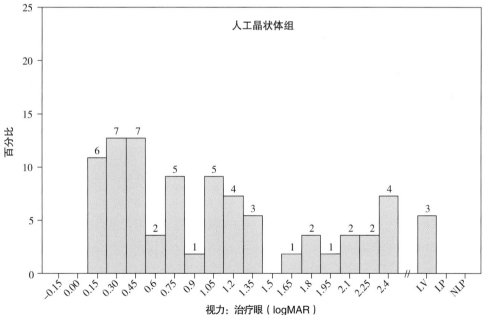

图 18.9 IATS:112 名接受治疗的先天性单眼白内障儿童 4.5 岁时的认知视力直方图。两组视力的中位数均为 0.90logMAR（20/159）。LP 表示光感，LV 表示低视力（Teller 视力卡），NLP 表示无光感（经 IATS 中心许可转载）

表 18.1 双眼先天性白内障儿童的视觉效果

国家	病例数	平均手术年龄（月）	视力 ≥ 20/30（%）	视力 20/40~20/100（%）	视力 ≤ 20/200（%）
瑞典[26]	13	1	31	61	8
美国[22]	43	3	28	72	0
印度[12]	32	NA	NA[a]	41	59
坦桑尼亚[7]	94	NA	NA[a]	62	13
孟加拉国[32]	408	87	13	29	58

[a] 只记录了视力为 20/20 到 20/60 的数据,缺少视力 ≥ 20/30 的百分比数据

延迟到儿童后期:在 46 名儿童中,只有 18 人(38%)在 6 个月内接受了白内障手术。在坦桑尼亚的系列报道中,白内障手术甚至延迟到更晚,手术平均年龄为 4 岁。这些儿童中仅 25% 有术前眼球震颤,这可能是由于有一些患儿为后天性白内障[7]。

孟加拉国的先天性白内障患者比例可能更高,因为有 50% 的患者存在术前眼球震颤。较差的视觉效果反映了患儿白内障首次被父母发现到患儿施行手术中间延迟了平均 5 年余的时间[32]。尽管这些儿童大多数可能患有先天性白内障,但仅 12% 的儿童在出生后的第一年就接受了白内障手术。虽然行连续的双眼白内障手术被认为可以缩小先天性白内障儿童的视觉差异,但目前没有任何经验数据证实这样可以获得更好的视觉效果[10]。

立体视缺陷

印度的 Prakash 项目对在较大年龄行白内障摘除手术的印度先天性白内障患儿的视觉改善进行了评估。Ostrovsky 等指出,这些孩子很难区分重叠的静态图像,且难以识别重叠图像的正确空间关系,但能成功地将运动的物体从背景里识别出来[33],这些孩子也很难辨认出他们以前触摸过的物体,然而,在术后 1 周之后,他们整合视觉和触觉的能力有所提高[14]。LeGrand 等还注意到,很长一段时间里,双眼先天性白内障术后的儿童在识别细微的面部特征差异上存在缺陷,这与他们术前的视力及术前视觉缺陷的时间长度无关。

18.2.6.2 单眼先天性白内障

视力

接受单眼先天性白内障手术的患者中,只有不到 20% 的患者的治疗眼(表 18.2)有很好的视觉效果。虽然治疗眼也可能达到正常的视力,但这需要白内障手术的早期介入,

表 18.2 单眼先天性白内障儿童的视觉效果

国家	病例数	平均手术年龄（周）	视力 ≥ 20/30（%）	视力 20/40~20/100（%）	视力 ≤ 20/200（%）
瑞典[27]	30	15	3	16	81
捷克[2]	41	12	5	93	2[a]
英国[1]	62	5	6	67	27
美国[17]	114	10	17	34	49

[a] 只纳入了接受光学和遮盖疗法的患者

还需要对正确的光学矫正和遮盖治疗有很好的依从性。IATS 报告称,参与这一随机临床试验的儿童中,近 50% 的人治疗眼视力预后不佳;而 Autrata 等的研究表明只有一小部分患者视觉效果很差,因为他们排除了对光学矫正和遮盖疗法依从性不佳的儿童[2]。

阅读表现

Birch 等发现,单眼先天性白内障儿童术眼的视力结果好的情况下,术眼与对侧眼在单眼阅读表现上同正常眼一样无差异;然而,在术眼视力下降的情况下,单眼阅读表现低于正常[5]。

结论

约 30% 双眼和 20% 单眼先天性白内障儿童在婴儿时期被诊断和治疗后获得了很好的视力。然而,在高收入国家大约 50% 单眼和低于 10% 双眼先天性白内障儿童视觉效果不佳。低收入国家因为治疗经常被推迟而使得术后视觉效果更差。更早期的诊断和治疗以及对遮盖疗法的改进将让更多的单眼先天性白内障儿童获得理想的视觉效果。

（黄锦海　译　赵云娥　校）

参考文献

1. Allen RJ, Speedwell L, Russell-Eggitt I. Long-term visual outcome after extraction of unilateral congenital cataracts. Eye (Lond). 2010;24(7):1263–7. doi:eye2009295 [pii]. 10.1038/eye.2009.295.
2. Autrata R, Rehurek J, Vodickova K. Visual results after primary intraocular lens implantation or contact lens correction for aphakia in the first year of age. Ophthalmologica. 2005;219(2):72–9. doi:OPH2005219002072 [pii]. 10.1159/000083264.
3. Birch EE, Cheng C, Stager Jr DR, Felius J. Visual acuity development after the implantation of unilateral intraocular lenses in infants and young children. J AAPOS. 2005;9(6):527–32. doi:S1091-8531(05)00228-4 [pii]. 10.1016/j.jaapos.2005.07.008.
4. Birch EE, Cheng C, Stager DR, Jr., Weakley DR, Jr., Stager DR, Sr. The critical period for surgical treat-ment of dense congenital bilateral cataracts. J AAPOS. 2009;13(1):67–71.
5. Birch EE, Cheng C, Vu C, Stager Jr DR. Oral reading after treatment of dense congenital unilateral cataract. J AAPOS. 2010;14(3):227–31. doi:S1091-8531(10)00236-3 [pii]. 10.1016/j.jaapos.2010.04.007.
6. Birch EE, Stager DR. The critical period for surgical treatment of dense congenital unilateral cataract. Invest Ophthalmol Vis Sci. 1996;37(8):1532–8.
7. Bowman RJ, Kabiru J, Negretti G, Wood ML. Outcomes of bilateral cataract surgery in Tanzanian children. Ophthalmology. 2007;114(12):2287–92. doi:S0161-6420(07)00127-3 [pii]. 10.1016/j.ophtha.2007.01.030.
8. Costenbader FD, Albert DG. Conservatism in the management of congenital cataract. AMA Arch Ophthalmol. 1957;58(3):426–30.
9. Crawford ML, Blake R, Cool SJ, von Noorden GK. Physiological consequences of unilateral and bilateral eye closure in macaque monkeys: some further observations. Brain Res. 1975;84(1):150–4.
10. Dave H, Phoenix V, Becker ER, Lambert SR. Simultaneous vs sequential bilateral cataract surgery for infants with congenital cataracts: Visual outcomes, adverse events, and economic costs. Arch Ophthalmol. 2010;128(8):1050–4. doi:128/8/1050 [pii]. 10.1001/archophthalmol.2010.136.
11. Elston JS, Timms C. Clinical evidence for the onset of the sensitive period in infancy. Br J Ophthalmol. 1992;76(6):327–8.
12. Gogate PM, Sahasrabudhe M, Shah M, Patil S, Kulkarni AN, Trivedi R, Bhasa D, Tamboli R, Mane R. Long term outcomes of bilateral congenital and developmental cataracts operated in Maharashtra, India. Miraj pediatric cataract study III. Indian J Ophthalmol. 2014;62(2):186–95. doi:10.4103/0301-4738.128630.
13. Hartmann EE, Lynn MJ, Lambert SR, Infant Aphakia Treatment Study G. Baseline characteristics of the infant aphakia treatment study population: predicting recognition acuity at 4.5 years of age. Invest Ophthalmol Vis Sci. 2015;56(1):388–95. doi:10.1167/iovs.14-15464.
14. Held R, Ostrovsky Y, de Gelder B, Gandhi T, Ganesh S, Mathur U, Sinha P. The newly sighted fail to match seen with felt. Nat Neurosci. 2011;14(5):551–3. doi:10.1038/nn.2795.
15. Holmes JM, Kraker RT, Beck RW, Birch EE, Cotter SA, Everett DF, Hertle RW, Quinn GE, Repka MX, Scheiman MM, Wallace DK. A randomized trial of prescribed patching regimens for treatment of severe amblyopia in children. Ophthalmology. 2003;110(11):2075–87.
16. Hubel DH, Wiesel TN. The period of susceptibility to the physiological effects of unilateral eye closure in kittens. J Physiol. 1970;206(2):419–36.
17. Infant Aphakia Treatment Study G, Lambert SR, Lynn MJ, Hartmann EE, DuBois L, Drews-Botsch C, Freedman SF, Plager DA, Buckley EG, Wilson ME. Comparison of contact lens and intraocular lens correction of monocular aphakia during infancy: a randomized clinical trial of HOTV optotype acuity at age 4.5 years and clinical findings at age 5 years.

JAMA Ophthalmol 2014;132(6):676–82. doi:10.1001/jamaophthalmol.2014.531

18. Jeffrey BG, Birch EE, Stager DR, Jr., Stager DR, Sr., Weakley DR, Jr. Early binocular visual experience may improve binocular sensory outcomes in children after surgery for congenital unilateral cataract. J AAPOS. 2001;5:209–16.

19. Kong L, Fry M, Al-Samarraie M, Gilbert C, Steinkuller PG. An update on progress and the changing epidemiology of causes of childhood blindness worldwide. J AAPOS. 2012;16(6):501–7. doi:10.1016/j.jaapos.2012.09.004.

20. Lambert SR, Buckley EG, Drews-Botsch C, DuBois L, Hartmann E, Lynn MJ, Plager DA, Wilson ME. The infant aphakia treatment study: design and clinical measures at enrollment. Arch Ophthalmol. 2010;128(1):21–7. doi:128/1/21 [pii]. 10.1001/archophthalmol.2009.350.

21. Lambert SR, DuBois L, Cotsonis G, Hartmann EE, Drews-Botsch C. Factors Associated with a Good Visual Acuity Outcome and Stereopsis in the Infant Aphakia Treatment Study Eye. 2016;30:1221–1228.

22. Lambert SR, Lynn MJ, Reeves R, Plager DA, Buckley EG, Wilson ME. Is there a latent period for the surgical treatment of children with dense bilateral congenital cataracts? J AAPOS. 2006;10(1):30–6. doi:S1091-8531(05)00297-1 [pii]. 10.1016/j.jaapos.2005.10.002.

23. Lambert SR, Plager DA, Lynn MJ, Wilson ME. Visual outcome following the reduction or cessation of patching therapy after early unilateral cataract surgery. Arch Ophthalmol. 2008;126(8):1071–4. doi:126/8/1071 [pii]. 10.1001/archopht.126.8.1071 [doi].

24. Le Grand R, Mondloch CJ, Maurer D, Brent HP. Neuroperception. Early visual experience and face processing. Nature. 2001;410(6831):890. doi:10.1038/35073749.

25. Lloyd IC, Dowler JG, Kriss A, Speedwell L, Thompson DA, Russell-Eggitt I, Taylor D. Modulation of amblyopia therapy following early surgery for unilateral congenital cataracts. Br J Ophthalmol. 1995;79(9):802–6.

26. Lundvall A, Kugelberg U. Outcome after treatment of congenital bilateral cataract. Acta Ophthalmol Scand. 2002;80(6):593–7. doi:aos800607 [pii].

27. Lundvall A, Kugelberg U. Outcome after treatment of congenital unilateral cataract. Acta Ophthalmol Scand. 2002;80(6):588–92. doi:aos800606 [pii].

28. Magli A, Forte R, Rombetto L. Long-term outcome of primary versus secondary intraocular lens implantation after simultaneous removal of bilateral congenital cataract. Graefes Arch Clin Exp Ophthalmol. 2013;251(1): 309–14. doi:10.1007/s00417-012-1979-7.

29. Maurer D, Lewis TL, Brent HP, Levin AV. Rapid improvement in the acuity of infants after visual input. Science. 1999;286(5437):108–10.

30. Mistr SK, Trivedi RH, Wilson ME. Preoperative considerations and outcomes of primary intraocular lens implantation in children with posterior polar and posterior lentiglobus cataract. J AAPOS. 2008;12(1):58–61. doi:S1091-8531(07)00418-1 [pii]. 10.1016/j.jaapos.2007.08.003.

31. Morrison DG, Wilson ME, Trivedi RH, Lambert SR, Lynn MJ. Infant Aphakia Treatment Study: effects of persistent fetal vasculature on outcome at 1 year of age. J AAPOS. 2011;15(5):427–31. doi:10.1016/j.jaapos.2011.06.004. S1091-8531(11)00476-9 [pii].

32. Negretti GS, Ayoub T, Ahmed S, Deb R, Majumder U, Jewel J, Muhit M, Gilbert CE, Bowman RJ. Cataract surgery outcomes in Bangladeshi children. Ophthalmology. 2015. doi:10.1016/j.ophtha.2015.01.013.

33. Ostrovsky Y, Meyers E, Ganesh S, Mathur U, Sinha P. Visual parsing after recovery from blindness. Psychol Sci. 2009;20(12):1484–91. doi:10.1111/j.1467-9280.2009.02471.x.

34. Parks MM, Johnson DA, Reed GW. Long-term visual results and complications in children with aphakia. A function of cataract type. Ophthalmology. 1993; 100(6):826–40; discussion 840–21.

35. Sawhney GK, Hutchinson AK, Lambert SR. The value of serial personal photographs in timing the onset of unilateral cataracts in children. J AAPOS. 2009; 13(5):459–62. doi:10.1016/j.jaapos.2009.08.007. doi:S1091-8531(09)00272-9 [pii].

36. Wallace DK, Pediatric Eye Disease Investigator G, Edwards AR, Cotter SA, Beck RW, Arnold RW, Astle WF, Barnhardt CN, Birch EE, Donahue SP, Everett DF, Felius J, Holmes JM, Kraker RT, Melia M, Repka MX, Sala NA, Silbert DI, Weise KK. A randomized trial to evaluate 2 hours of daily patching for strabismic and anisometropic amblyopia in children. Ophthalmology 2006;113(6):904–12. doi:10.1016/j.ophtha.2006.01.069

37. Wiesel TN, Hubel DH. Comparison of the effects of unilateral and bilateral eye closure on cortical unit responses in kittens. J Neurophysiol. 1965;28(6): 1029–40.

38. Young MP, Heidary G, VanderVeen DK. Relationship between the timing of cataract surgery and development of nystagmus in patients with bilateral infantile cataracts. J AAPOS. 2012;16(6):554–7. doi:10.1016/j.jaapos.2012.08.008.

第 19 章　儿童白内障与斜视

19

Erick D. Bothun

先天性白内障会影响视觉未成熟儿童的双眼视功能发育及正位视的维持[1~12]。许多与小儿晶状体异常有关的影响因素会破坏运动性与知觉性正常眼位。这些因素包括由白内障、眼部异常、遮盖治疗、屈光参差、不等像所致的抑制。大约 50% 的先天性白内障儿童会出现斜视[9]。这些斜视儿童可伴有双眼或者单眼不同严重程度的晶状体混浊，后者更为多见。白内障发病年龄越小，晶状体混浊程度越重，出现斜视的风险越高。因此，一旦出现斜视可以提示该白内障属于早期发生且病程较长，和/或伴发弱视。相反发病年龄较大、晶状体部分混浊、术前视力较好的患儿，更可能保持正位眼。及时处理白内障患儿的视力对视觉的发育具有重要作用。然而即使白内障处理方式得当，但术后仍有可能发生斜视，这与屈光不正和弱视训练无关。

19.1　前言

文献报道已经证实了先天性白内障手术与斜视之间的关系。在 1997 年，Hiles 和 Sheridan 曾报道 350 例患儿经白内障手术之后，其中有 50% 出现了斜视[9]。他们认为双眼白内障患儿发生斜视发生率等同于单眼白内障患儿（49% vs 45%）。在 1984 年，France

和 Frank 也曾报道先天性白内障患儿经康复治疗后斜视发生率为 71%[13]。虽说近年来手术技巧和眼部护理大有发展，但斜视的发生率似乎仍未发生变化。在 2003 年，Watts 团队结果表明双眼白内障患儿斜视发生率为 42%，单眼白内障斜视发生率为 50%[8]。从 1980 年开始，Wilson 团队对先天性白内障术后患儿进行随访，发现斜视发生率为 78%[14]。有文献报道单眼先天性白内障治疗后斜视的发生率从 34% 到 100% 不等[1~12]。婴幼儿无晶状体眼治疗研究（IATS）在随机临床研究中发现单眼白内障术后 12 个月有 70% 的患儿会出现斜视[15]（图 19.1）。

19.2　白内障形态学

对于先天性白内障和斜视之间的病因学和形态学的关系仍是有争议的。这种相关性可能会被大量的眼相关症状、综合征和神经异常所掩盖，然而上述也是此类患儿发生斜视的危险因素。Hiles 并没有发现白内障严重程度、白内障类型或者伴随的眼部或全身症状会增加斜视发生率[9]，Weisberg 团队在观察不同白内障类型时也未发现斜视的发生率有何不同[16]。然而，Gregg 和 Parks 却报道白内障形态与斜视发生率极其相关。斜视发生率在绕核性白内障为 21%，后极部球形晶

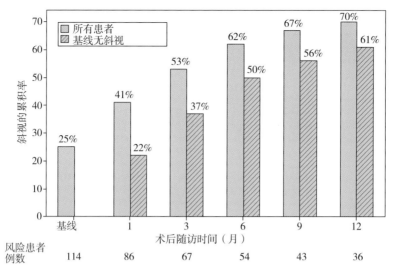

图 19.1 患儿术后斜视发生的时间表[15]

体为 48%，核性白内障为 65%，永存性胚胎血管为 100%[17]。Hosal 等人研究显示外伤性白内障，后极部圆锥形晶状体仍能具备较好的双眼视功能，但在先天性和并发性白内障中双眼视功能却较差[6]。France 和 Frank 发现相对于先天性白内障，获得性小儿白内障的斜视发生率较低（61% vs 86%）[13]。在获得性和外伤性小儿白内障中斜视发生率较低可能是因为在眼部外伤前已经形成了良好的双眼视功能，并得以及时的手术治疗。

19.3 斜视的类型

尽管文献报道不一，但是内斜视是白内障儿童中最常见的斜视类型。研究发现有 50%~76% 的白内障儿童为内斜视（Lambert 报道为 50%[1]，Spanou 团队研究结果为 76.5%[3]，Parks 和 Hiles 报道为 66%[11]，Cheng 报道为 59%[5]）。Hiles、Cheng 以及最近的 IATS 发现内斜视的数量已经超过外斜视，比例为 2∶1。IATS 发现在 5 岁儿童中内斜视（2~70 个棱镜度，prism diopters，PD）的发生率为 50%，而外斜视（3~50PD）的发生率

为 27%。水平性斜视通常是恒定的，远距与近距兼有之。外斜视常见于获得性白内障或者白内障早期治疗后延迟发作的斜视。小度数垂直斜视、下斜肌功能亢进、A-V 型斜视鲜有报道。

19.3.1 斜视的病程

已有文献报道，即使及时的成功的白内障手术治疗后仍然出现斜视的纵向发展。Hiles[9]、France[13]、Wilson[14] 和 Bothun[15] 的研究发现，在白内障术后至少有一半的病例出现了斜视。Wilson 在术后病人随访中发现，斜视发生率从术前的 33% 上升到术后的 78%。在 IATS 的单眼白内障预测研究中，斜视发生率从术前的 24% 上升到术后 12 个月的 70% 以及 5 岁的 81%[18]。尽管很多因素可能促进斜视的发生和发展，但该研究发现眼位在白内障术后一年仍不稳定。

19.3.2 斜视的自愈率

即使通过白内障摘除和视力康复治疗后获得很好的视力，斜视自行康复并不常见。

在 Awner 的回顾性研究报道中,21 名白内障儿童中只有术后 2 位恢复正位视[10]。IATS 发现 27 名斜视患儿在术后 12 个月只有 5 名恢复并维持正位眼[15]。Hiles 的研究发现 82 例白内障术后患儿中有 19 例是正位的[9]。最后,IATS 发现斜视的发展或病程与初次婴儿期白内障摘除术后并发症或再次眼内手术无关。

19.3.3　双眼视与斜视的关系

婴幼儿早期白内障所致的抑制可能会破坏视力和双眼视的发育。因此,在知觉性融合停止发育的关键期之前及时行白内障手术能够降低斜视发生率。France 研究发现先天性白内障患儿在出生后 2 周内做手术,术后斜视发生率较低。IATS 发现早期白内障手术儿童(出生后 28~48 天之间)中有 27% 维持正位眼,而在较晚期做手术的儿童中却只有 13%(P=0.085)[18]。

令人遗憾的是,在婴幼儿白内障术后维持正位眼并不能确保有临床意义的立体视觉。尽管有少数婴幼儿白内障术后存在高等级立体视觉的报道,但大多数儿童在单眼先天性白内障手术康复后并未表现出立体视觉。除了白内障或屈光不正引起的知觉破坏之外,弱视的全天遮盖治疗也被认为是破坏立体视觉的潜在因素。直到 20 世纪 90 年代,部分时间遮盖治疗方案的回顾性研究表明该治疗方案能够改善眼球运动性融合和知觉性融合[4,7,19,20],使人们增加了恢复立体视觉的希望。Wright 团队对出生后 6 个月内的 13 例患儿进行部分时间遮盖疗法,有 3 例获得了知觉融合,其中 1 例的随机点立体视锐度为 250 弧秒。在 IATS 的遮盖方案中,4.5 岁的儿童中有 25.5% 进行三项测试中的一项或多项来测量立体视觉[21]。正位眼儿童检测出的立体视觉概率近三倍于斜视眼儿童(46% vs 18%,P=0.005)。Hartmann 的研究发

现用 Frisby 立体视觉检查可以有更高的立体视觉(其中 2 例有 170 弧秒)。

19.3.4　光学矫正和斜视的关系

有一些研究表明一期人工晶状体(IOL)植入可能会降低斜视的发生率并提高立体视觉。Lambert 团队发现在婴幼儿单眼白内障术后植入 IOL 组发生斜视的概率为 75%,而配戴角膜接触镜组发生斜视的概率为 92%[1]。Autrata 也有相似的研究结果:植入 IOL 发生斜视的概率为 55%,配戴角膜接触镜发生斜视的概率为 83%。Greenwald 和 Glaser 研究报道病人植入 IOL 后拥有更好的立体视觉[22]。然而这些回顾性研究有一致的缺陷是 IOL 并不是随机植入。手术风险高的眼植入 IOL 的可能性较小,如:年龄较小和伴发眼球结构缺陷。最近已完成的 IATS 研究对比了单眼白内障术后婴儿随机接受接触镜和 IOL 进行无晶状体治疗[23-25],该研究发现在患儿 5 岁以后,无论接受角膜接触镜还是初次 IOL 植入来矫正单眼无晶状体眼,斜视的发生情况相似(86% vs 77%,P=0.33)[18]。

19.3.5　斜视手术的时机选择

通过视力康复和弱视治疗可以观察先天性白内障儿童斜视的变化。其中一种常见的方法是,最大程度提高视力再施行斜视手术。这提供了进一步评估显性斜视的稳定性或发生斜视的频率,以及促进完善家庭长期管理方案。由于大多数先天性无晶状体眼或人工晶状体眼患儿的眼球运动障碍是恒定性斜视,因此通常需要进行眼外肌手术。斜视手术是择期手术,手术须在麻醉下完成相关检查之后进行,为了避免负面的社会心理影响,手术时机可安排在上小学之前。Hiles 报道了在先天性白内障术后做斜视手术的患者中有 80% 成功将斜视度矫正在 10 个棱镜度

以内[9]。大部分病例都是单眼一退一截式术式，在白内障术后进行手术。Weisber[16]、Hiles[9] 和 Merino[26] 也报道了在年龄较大的儿童中成功率达到 75%~83%。

总结

先天性白内障患儿尽管术后视力显著提高，但是仍然有很高的斜视发生率且立体视觉较差。斜视在双眼和单眼白内障中都很常见。无论何种光学矫正方法治疗无晶状体眼，斜视会在患儿治疗与康复过程中任何时间点发生。虽然通过及时的手术治疗，有效的光学矫正和可控的遮盖治疗方案，可能会降低斜视的发生率，但是我们还没有找到提高双眼视功能的关键所在。

(侯立杰 译 黄锦海 校)

参考文献

1. Lambert SR, Lynn M, Drews-Botsch C, et al. A comparison of grating visual acuity, strabismus, and reoperation outcomes among infants with aphakia and pseudophakia after unilateral cataract surgery during the first six months of life. J AAPOS. 2001;5:70–5.
2. Autrata R, Rehurek J, Vodickova K. Visual results after primary intraocular lens implantation or contract lens correction for aphakia in the first year of age. Ophthalmologica. 2005;219:72–9.
3. Spanou N, Alexopoulos L, Manta G, et al. Strabismus in pediatric lens disorders. J Pediatr Ophthalmol Strabismus. 2011;48:163–6.
4. Wright KW, Matsumoto E, Edelman PM. Binocular fusion and stereopsis associated with early surgery for monocular congenital cataracts. Arch Ophthalmol. 1992;110:1607–9.
5. Cheng KP, Hiles DA, Biglan AW, et al. Visual results after early surgical treatment of unilateral congenital cataract. Ophthalmology. 1991;98:903–10.
6. Hosal BM, Biglan AW, Elhan AH. High levels of binocular function are achievable after removal of monocular cataracts in infants before 8 years of age. Ophthalmology. 2000;107:1647–55.
7. Brown SM, Archer SA, Del Monte MA. Stereopsis and binocular vision after surgery for unilateral infantile cataract. J AAPOS. 1999;3(2):109–13.
8. Watts P, Abdolell M, Levin AV. Complications in infants undergoing surgery for congenital cataract in the first 12 weeks of life: is early surgery better? J AAPOS. 2003;7:81–5.
9. Hiles DA, Sheridan SJ. Strabismus associated with infantile cataracts. Int Ophthalmol Clin. 1977;17(4):193–202.
10. Awner S, Buckley EG, DeVaro JM, et al. Unilateral pseudophakia in children under 4 years. J Pediatr Ophthalmol Strabismus. 1996;33:230–6.
11. Parks MM, Hiles DA. Management of infantile cataracts. Am J Ophthalmol. 1967;63:10–9.
12. Deweese MW. A survey of the surgical management of congenital cataracts. Am J Ophthalmol. 1962;53:853–8.
13. France TD, Frank JW. The association of strabismus and aphakia in infants. J Pediatr Ophthalmol Strabismus. 1984;21:223–6.
14. Wilson Jr ME, Trivedi RH, Hoxie JP, et al. Treatment outcomes of congenital monocular cataracts: the effects of surgical timing and patching compliance. J Pediatr Ophthalmol Strabismus. 2003;40:323–9.
15. Bothun ED, Cleveland J, Lynn MJ, et al. Infant Aphakic Treatment Study. One-year strabismus outcomes in the Infant Aphakia Treatment Study. Ophthalmology. 2013;120(6):1227–31.
16. Weisberg OL, Sprunger DT, Plager DA, et al. Strabismus in pediatric pseudophakia. Ophthalmology. 2005;112:1625–8.
17. Gregg FM, Parks MM. Stereopsis after congenital monocular cataract extraction. Am J Ophthalmol. 1992;114:314–7.
18. Bothun ED, Lynn MJ, Christiansen SP, Neely DE, Vanderveen DK, Kruger SJ, Lambert SR; Infant Aphakia Treatment Study. Sensorimotor outcomes by age 5 years after monocular cataract surgery in the Infant Aphakia Treatment Study (IATS). JAAPOS. 2016;20(1):49–53.
19. Birch EE, Swanson WH, Stager DR, et al. Outcome after very early treatment of dense congenital unilateral cataract. Invest Ophthalmol Vis Sci. 1993;34(13):3687–99.
20. Fawcett SL, Wang Y, Birch EE. The critical period for susceptibility of human stereopsis. Invest Ophthalmol Vis Sci. 2005;46:521–5.
21. Hartman EE, Stout AU, Lynn MJ, et al. Infant Aphakia Treatment Study. Stereopsis results at 4.5 years of age in the infant aphakia treatment study. Am J Ophthalmol. 2015;159:64–70.
22. Greenwald MJ, Glaser SR. Visual outcomes after surgery for unilateral cataract in children more than two years old; posterior chamber intraocular lens implantation verses contact lens correction of aphakia. J AAPOS. 1998;2:168–76.
23. Infant Aphakia Treatment Study Group. The Infant Aphakia Treatment Study: design and clinical measures at enrollment. Arch Ophthalmol. 2010;128:21–7.
24. Infant Aphakia Treatment Study Group, Lambert SR, Lynn MJ, Hartmann EE, et al. Comparison of contact lens and intraocular lens correction of monocular aphakia during infancy: a randomized clinical trial of HOTV optotype acuity at age 4.5 years and clinical

findings at age 5 years. JAMA Ophthalmol. 2014; 132(6):676–82.

25. Plager DA, Lynn MJ, Buckley EG, et al. Infant Aphakia Treatment Study Group. Complications in the first 5 years following cataract surgery in infants with and without intraocular lens implantation in the Infant Aphakia Treatment Study. Am J Ophthalmol. 2014;158(5):892–8.

26. Merino P, Gomez-de-Liano P, Gil MR, et al. Strabismus and congenital cataract. Arch Soc Esp Oftalmol. 2007;82:623–8.

20 第20章 先天性白内障儿童眼球震颤

Jay Self and Ian Christopher Lloyd

20.1 人类眼球运动：简述

眼球运动已经进化到可以满足一部分生物体的特定视觉需求。例如：类似老鼠这样无黄斑中心凹的动物，在头部移动的时候需要通过眼球移动来稳定眼球的位置。为了达到这一目的，在这样的头部运动下，有两种不同的机制参与稳定视网膜上的图像。第一种是前庭-眼动反射，它依赖于迷路的机械感受器感知头部加速度。第二种由视觉介导的反射构成（视动和滑移追踪），这取决于大脑控制视网膜图像漂移速度的能力。总之，这些反射可以稳定注视的角度，使得在头部运动时，眼球仍能指向注视目标[5]。

随着黄斑中心凹的进化，视线需要独立于头部运动。眼球运动子系统的发育是将非中心凹目标引入并稳定到黄斑中心凹上[5]。扫视是有中心凹的眼球把注视对象带到中心凹的快速运动。早在19世纪晚期，美国的眼科医师威廉詹姆斯就已经描述了这种运动："周边的视网膜就像是一个哨兵，当一个物体落在它上面时，它大喊：'看，有人到那里去了'然后把中心凹叫到这里[6]。"

然而，即使是静止物体也需要保持在中心凹的位置。为了达到这个目的，注视维持系统逐渐形成。这个系统能不断将注视到的物体维持在中心凹位置，并防止视线偏离目标。

随着正面视觉和双眼视觉的进化，需要同时将感兴趣的对象放置在两眼的中心凹位置上。聚散运动属于双眼运动，它通过双眼同时向相反的方向运动来完成，比如：一眼内收，另一眼外展。

因此，对于像人类这样的具有中心凹的灵长类动物，眼球运动系统由几个子系统组成。这些子系统在不同的刺激下产生不同类型的眼球运动[7]。这些系统的发育和发育过程中的必要分层使得它们容易在婴儿早期阶段被破坏。这些破坏被认为是引起包括眼球震颤[8]在内的一系列眼球运动失调的原因。

20.2 什么是眼球震颤？

眼球震颤是一类眼球运动障碍，它可以被定义为"由'慢相'开始的一种循环往复的眼球运动"[7]。

"眼球震颤"这个词来源于希腊语的"nustagmos"，意思是点头或打瞌睡。这个词被引申的原因是像打瞌睡一样表现为一种缓慢的向下移动和猛然的抬头[9]。

在人类中，有三种主要的控制机制来维持稳定的注视；注视运动，前庭-眼动反射和注视维持系统。这些控制系统的任何异常均可破坏眼球注视的稳定性,可造成两种类型的异常注视:眼球震颤和扫视侵入/振荡。它们之间的不同之处在于视线从注视的物体上离开时的最初运动。扫视性振荡的最初异常运动是一种快速的扫视运动。而眼球震颤,实际是一种补偿运动,是一个缓慢漂移或"慢相"远离目标后紧跟着的纠偏运动(在跳跃性眼球震颤情况下是一种快速眼动)。

有人认为,眼球震颤是由于注视维持通路异常或包括脑干在内的组织异常所引起的,这些组织包含维持横向注视所需的紧张神经(神经整合者)。

20.3　眼球震颤的类型

重要的是,要记住"眼球震颤"仅仅是一个描述性术语。它发生在令人眼花缭乱的临床场景中。例如:它可以是极度向侧方注视(端点眼球震颤)时的正常表现,它也可以作为一种貌似孤立的现象出现,也可以是视觉或神经系统受损的第一个征兆[1,2]。因此,由于其存在的意义如此复杂和模糊,医生们试图对它进行分类以理解"眼球震颤"。基于这个原因,在文献和专业术语中有超过四十种不同的命名,它们之间常常互相矛盾,一些分类系统依赖于眼动行为(凝视诱发的眼球震颤),一些通过方向来分类(向下的眼球震颤),一些通过发病年龄来分类(早发性眼球震颤),还有一些单纯使用名字命名(例如:Bruns 眼球震颤)[4,10]。不同的研究小组或临床医生会根据自己的喜好来使用这些不同的分类或定义。

2001 年,美国国家眼科研究所赞助了一个由眼科运动异常和斜视分类委员会(Classification of Eye Movement Abnormalities and Strabismus,CEMAS)举办的研讨会。这项研究的目的是"为包括眼球震颤在内的眼球运动异常提供一个新的分类系统",该系统

基于最新的临床和科学信息,并被设计为一种供科学家、临床工作者和教育者使用的资源[3]。这个系统也有局限性,但是为了明确性和一致性,在本章中我们将使用它的分类方法(在谨慎的情况下参考旧的命名方法)。

我们将着重讨论小儿白内障临床中最常见的两种类型的眼球震颤:融合发育不良性眼球震颤综合征(Fusion Maldevelopment Nystagmus Syndrome,FMNS)[之前被称作显性潜伏性眼球震颤(Manifest Latent Nystagmus,MLN)]和婴儿眼球震颤综合征(Infantile Nystagmus Syndrome, INS)[之前被称作先天性特发性眼球震颤(Congenital Idiopathic Nystagmus,CIN),还有某些形式的感觉缺陷性眼球震颤(Sensory Deficit Nystagmus,SDN)]。我们还将讨论被称为"扫视侵入"的眼球运动,并非眼球震颤,然而也经常在白内障患儿中观察到。

20.4　融合发育不良性眼球震颤综合征 FMNS

FMNS 描述了一种婴儿期的眼球震颤,通常与斜视有关,在眼球运动记录上有线性或减速的"慢相"运动(见图 20.1),在眼球注视方向上跳动,可能包括一个高频低振幅摆动。它经常与斜视和弱视相关,并且被认为是由于各种原因导致的早期双眼视觉发育中断而发生的[11~13]。根据双眼注视[14]时的眼球运动 MLN(在它被命名为 FMNS 之前的名字)被分为四个组,这个分组一直被命名为隐形和显性潜伏性眼球震颤(Latent Manifest Latent Nystagmus,LMLN)。1 型的 LMLN 描述了在双眼注视过程中的眼球稳定性;也被称为潜伏性的眼球震颤 LN。在作者的经验中,LN 在儿童白内障中是非常罕见的。根据上面的描述,通用术语 FMNS 将被用于之前所有的 MLN 类别。

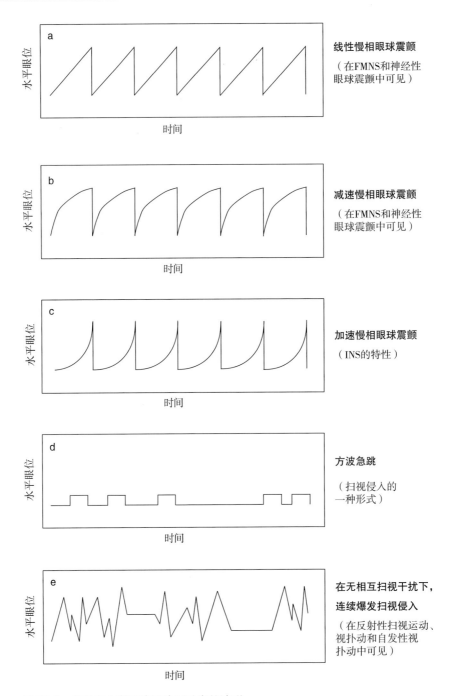

图 20.1 出现在儿童眼球运动记录中的波形

　　FMNS 在儿童白内障中很常见，尤其是在双眼视力有明显差异的时候（典型的比如单眼白内障）。在某些情况下，它可以与头部姿势甚至是交叉注视相关，以便在外展时稳定注视眼（即视力更好的那只眼睛）。这被认为是患者朝向快相注视时，眼震的振幅增强，这是一种能在很多形式的眼球震颤中见到的现象（即 Alexander 定律）[15]。

20.5　婴儿眼球震颤综合征

INS 的诊断标准包括:婴儿发病(通常在三至六个月大时)并且在眼球运动记录上出现慢相运动(见图 20.1)[3]。它的典型表现主要是水平的,尝试注视时会加快眼球震颤频率,而向上下注视并保持水平眼位时,眼球会聚时减轻,并且它与静息眼位相关联。可以没有 OKN(视动性眼颤),或者在某些情况下被描述为"反向",常伴有斜视和屈光不正。由于 INS 并没有特定病因,可能会出现诊断混淆。存在感觉缺陷的患者,如:白化病、全色盲甚至是先天性白内障,在符合其他诊断标准下,可能会被划入这个类别(尤其是在眼球运动记录上呈现加速波形)。

20.6　扫视侵入

扫视侵入是将中心凹远离目标物体的快速眼球运动。根据 CEMAS 的分类[3],统称为"扫视侵入和振荡"的异常眼球运动包括 12 个不同的子类型,其中有:方波形急跳、斜视性眼阵挛和精神性(自主性)颤动。然而"扫视侵入"一词一直用于很多儿童白内障文献中描述任何非随意的、共轭的、振幅小于 1°的快速水平眼球运动[16]。因此这个专业术语将会在本章的上下文中用到(见图 20.1)。

20.7　患白内障的儿童存在哪些类型的眼动不稳定性?

研究发现白内障患儿有多种不同类型的眼球运动不稳定性。报道最多的是 FMNS,但是有一些研究也报道了 INS 中未定义的多维眼球震颤和扫视侵入[16,18]。有趣的是,当

正常婴儿处于一种兴奋情绪降低状态时也能记录到扫视侵入。并且 2~7 周的婴儿中也能记录到单相方波侵入的突发脉冲[16,19,20]。它们在弱视中更常见。

据观察,在较年幼的儿童中,扫视侵入是一种常见的生理现象,它依赖于儿童自身的觉醒状态,可能反映出机体未能参与或者积极参与眼球注视[16]。因此,它们在患有白内障的儿童中存在的意义很难解释,虽然他们的跳动具有振幅增加和瞬时爆发的特征,与健康婴儿不同[16]。

早期文献描述儿童白内障伴发的眼球震颤,通常仅限于眼球震颤的存在与否,而没有区分 FMNS 和 INS 或任何其他类型的眼球震颤[21,22]。

在为数不多使用眼球运动记录的研究中,对白内障患儿区分 FMNS 和 INS,患者队列与诊断 FMNS 或 INS 的准入标准有很大不同。不出意料的,报道出的 FMNS 与 INS[16,18]之间的相对频率有所不同。有趣的是,在一些情况下,同一个患者的两只眼睛之间以及患者术前与术后的测量结果之间也有差异[16]。有证据表明,眼球震颤的类型和风险与白内障发生在单侧抑或双侧无关[16]。同样明显的,白内障患儿的眼球震颤特征可以随着时间的推移而发生变化,就像在其他内容中对于"纯" FMNS 或 INS 的描述一样。

2012 年,Birch 等人对 41 名由各种病因引起的患有致密白内障的儿童进行了研究。他们发现,在五岁的时候,有 29 个人(71%)有眼球震颤,其中 18 人主要为 INS 表现型,11 人主要为 FMNS 表现型。他们发现眼球震颤的危险因素包括:婴儿期发病的白内障(年龄小于 12 个月)和发病持续时间超过六周的白内障,但有趣的是,这并不与先天性(在出生的第一周内观察到的白内障)或单侧与双侧相关。此外,他们发现先天性发病和单侧性发病与眼球震颤的双眼不对称密切相关[18]。斜视也与眼球震颤的存在密切相关。

关于 FMNS 和 INS 的解剖学基础仍然存在很多争议,对很多先天性白内障伴有眼球震颤的患者观察,表明它们是由发病时间、持续时间、单侧抑或双侧和形觉剥夺性质的独特组合造成的。

综上所述,患儿白内障似乎和眼球运动障碍共存,两者不一样但是存在重叠的敏感期。然而,早期的双眼视觉中断似乎是一个常见的致病因素。使用眼球运动记录和其他粗略的临床评估所得到的眼球震颤的患病率和其特征存在很大的差异。这就可以解释为什么使用眼球运动记录评估儿童的一系列报告中双眼和单眼白内障[16,18]病例之间的眼球注视不稳定性没有差异,而临床回顾则认为眼球震颤“很少”发生在单眼白内障患者中[23]。

20.8　对于白内障的儿童来说,眼球震颤有多普遍? 它是白内障手术的一个有用的预后指标吗?

报告称在白内障儿童中眼球震颤和眼球振荡的患病率为 38%~100%[16,17,24-27]。这让判断眼球震颤的预后价值变得困难。然而,文献报道的疾病系列和患者的类型有很大不同,包括单侧抑或双侧、白内障的形态、干预年龄、检查年龄、检查阶段(术前或术后)、眼动检查技术(观察或记录)和眼球振荡类型间的差异(例如:扫视侵入和眼球震颤)[16,17,24,25]等方面。然而,人们普遍认为未经治疗的婴儿早期发生的致密双眼白内障与 13 周后出现的眼球震颤或飘忽性眼球运动有关[26,27]。

Robb 和 Peterson 报告了 51 例先天性白内障患者术后的视觉结果,包括对“眼球震颤”的临床观察。虽然没有提供异常眼球运动的精准描述,但是临床定义的“眼球震颤”与以下相关:白内障的致密程度、其他眼部发育异常的体征(如:瞳孔散大困难和小角膜直径)以及视力不佳的结果[21]。Bradford 等人研究了 33 例双侧致密先天性白内障患者,发现“眼球震颤”并不是一个影响视觉结果预后的重要决定因素,术前术后均是如此[22](虽然同样有趣的是,他们还发现,在本系列中手术年龄不是一个重要的决定视觉效果的因素)。

然而, Lambert 等人在稍后的研究中发现,在双眼致密白内障接受手术的 43 名儿童中,手术前的眼球震颤是比手术年龄更有力的视觉结果预测因素[28]。

有趣的是,其他临床研究报告过患有眼球震颤的儿童表现出良好的视觉效果,但是这似乎主要局限于“轻度”眼球震颤[26,29]。

如上所述,早期的研究提供了眼球运动的定性判断,而不包括眼球运动的记录、波形和振动方向的评估[16]。2006 年,Abadi 等人通过研究 33 名患有白内障而没有其他相关的眼或系统性异常的新生儿、婴儿和儿童,解决了其中的一些问题[16]。根据形态学、致密程度和位置对白内障进行分级,并在手术前后记录眼球运动,作者发现,那些患有更严重白内障表示存在更严重形觉剥夺的儿童更有可能发生眼球震颤。

总而言之,大多数发表的研究都支持这一前提,手术前后的眼球震颤与较差的视力结果有关。然而,目前还不清楚眼球震颤是否独立于其他类型的眼球运动不稳定性,如扫视侵入或者连续注视不稳定性。同样的,我们还不清楚眼球震颤的亚型是否重要,伴有较差的视力是否是因为眼球震颤本身降低视力。此外,考虑到视力和眼球运动稳定性的发育关键时期通常被认为是截然不同的(但可能是重叠的),因此,像发病时间、形觉剥夺持续时间和程度这些危险因素有可能是视力和眼球稳定性发展的独立因素。

因此,我们建议临床医生在对白内障患

儿进行术前评估时,应仔细评估眼球震颤的存在与否以及其类型的一些细节(见下文),但是要指出的是,眼球震颤的存在并不一定会妨碍手术的良好结果。

术前仅有"轻度"眼球震颤时[26],这种现象更加常见[30]。

20.9　白内障手术会影响或改变眼球震颤／注视不稳定性吗?

　　Felius 等人描述了不到 7 个月大时接受了单眼白内障手术的 83 名儿童在 4 岁半时的眼球运动记录(IATS 研究的一部分)。他们没有报告手术前测量记录,但是有 38% 存在眼球震颤,有 31% 存在"扫视性振荡"。虽然无法评价手术影响,但值得注意的是使用接触镜或人工晶状体来矫正视力对结果并没有影响。

　　关于白内障手术对儿童固视不稳定性影响的数据非常少。Abadi 等人描述了成功手术后[16]一些婴儿的眼动记录从 INS 波形到更加轻度的 FMNS 改变。系列临床描述报告还显示,在手术后,眼球震颤的强度明显减弱甚至消失[26,30]。当形觉剥夺持续时间少,手

20.10　小儿白内障医生应该如何记录眼球震颤和注视不稳定性?

　　仔细的术前病史和检查应该能确定和眼球震颤发展相关的一些临床指征,以及有意义的术前注视能力的基线评估以便术后比较。应该要识别一些需要进一步检查的非典型眼球震颤,当认为眼动研究对临床有用时,条件允许下可以做些眼动研究(图 20.2 和图 20.3)。

　　一个典型的评估包括:
- 在手术前存在或不存在注视不稳定／眼球震颤
- 开始和持续时间
- 眼球震颤快相的方向,频率的评估,单侧还是双侧,凝视的效果,单眼遮盖的效果,以及在可能的情况下对波形的粗略的描述—比如像急动性眼球震颤、摆动性眼球震颤

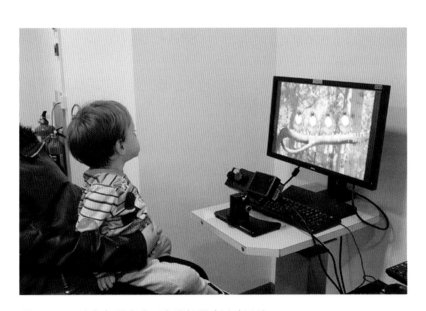

图 20.2　一个年轻的小孩正在进行眼球运动记录

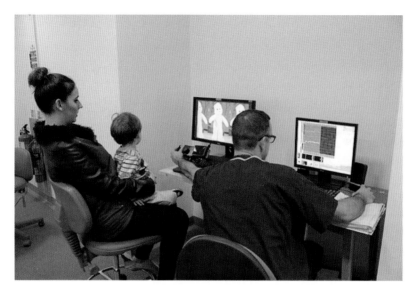

图 20.3 一个年轻的小孩正在进行眼球运动记录

或明显的扫视功能紊乱（快速运动）。
- 对 OKN、VOR、眼球扫视和眼球的平滑跟随运动进行适合年龄的检查
- 遮住一眼记录对侧眼第一眼位的简短视频

20.11 如何治疗与儿童白内障相关的眼球震颤？

儿童白内障的眼球震颤最常见的一种类型是 FMNS 型。这些病例的患儿通常都有一侧注视能力相对较好的眼，当双眼同时观看时，眼球震颤（主要是在水平方向上）就会向那只好眼跳动，当好眼被遮挡时，震颤方向可能就会改变。根据 Alexander 定律[4]随着视线离开注视眼时，眼球震颤的频率会降低（和眼球震颤快相相反）。这种现象可以伴有内斜视甚至是交叉注视。在这些病例中，手术矫正斜视和异常头位可以改善美观和视觉舒适度。

由于眼球震颤术后可能发育良好，而且单眼白内障患儿也会发生双眼眼球震颤，所以在术前随访中与患儿父母必须阐明这一点。

虽然在其他文献[31-37]中提到有各种各样药物和手术来治疗儿童时期眼球震颤，但目前还没有有效的治疗方法来减少儿童白内障相关性眼球震颤。这些治疗方案还是依赖于支持性措施和手术，主要是指治疗震颤相关性斜视和纠正异常头位。

20.12 总结

这一领域的文献表明，视觉模式的成熟阶段以及视觉可塑性、脆弱性是由不同的、特定的感觉和运动控制系统组成的，这些系统以不同的速度发育[16]。眼球的不稳定性与儿童白内障之间的关联似乎很复杂，因此下面几点很重要：

1. 在白内障患儿，可以将术前的眼球震颤视为一个不良预后的指标，但是要注意，术后视觉效果差的危险因素还包括患者年龄、白内障的致密程度等。

2. 请注意，即使是最优的临床照护，术后眼球震颤也是一个常见现象（即使在术前它不存在)。

3. 在白内障患儿,需要鉴别罕见眼部运动异常,以确定是否有其他疾病(因为神经性疾病和代谢紊乱的患者经常会去在儿科白内障诊所就诊)。

(常平骏 译　黄锦海 校)

参考文献

1. Casteels I, et al. Nystagmus in infancy. Br J Ophthalmol. 1992;76(7):434–7.
2. Self J, Lotery A. The molecular genetics of congenital idiopathic nystagmus. Semin Ophthalmol. 2006;21(2):87–90.
3. Workshop C. Classification of eye movement abnormalities and strabismus (CEMAS) workshop report. 2001: National Eye Institute Sponsored Workshop.
4. Heimann E. Einseitiger nystagmus. Klin Monatsbl J Augenheilkd. 1902;49:99–105.
5. Walls GL. The evolutionary history of eye movements. Vision Res. Pergamon Press, Printed in Great Britain. 1962;2:69–80.
6. Daroff RB. A personal introduction to eye movements. Ann NY Acad Sci. 2002;956:1–6.
7. Leigh RJ, Zee DS. The neurology of eye movements, vol. 3. New York: Oxford University Press; 1999.
8. Brodsky MC, Dell'Osso LF. A unifying neurologic mechanism for infantile nystagmus. JAMA Ophthalmol. 2014;132(6):761–8.
9. Oxford University Press. AskOxford.com, online dictionary. 2006.
10. Abel LA. Infantile nystagmus: current concepts in diagnosis and management. Clin Exp Optom. 2006;89(2):57–65.
11. Richards M, et al. Duration of binocular decorrelation predicts the severity of latent (fusion maldevelopment) nystagmus in strabismic macaque monkeys. Invest Ophthalmol Vis Sci. 2008;49(5):1872–8.
12. Abadi RV, Bjerre A. Motor and sensory characteristics of infantile nystagmus. Br J Ophthalmol. 2002;86(10):1152–60.
13. Dell'Osso LF. Congenital, latent and manifest latent nystagmus – similarities, differences and relation to strabismus. Jpn J Ophthalmol. 1985;29(4):351–68.
14. Abadi RV, Dickinson CM. Waveform characteristics in congenital nystagmus. Doc Ophthalmol. 1986;64(2):153–67.
15. Baloh RW. Robert Bárány and the controversy surrounding his discovery of the caloric reaction. Neurology. 2002;58(7):1094–9.
16. Abadi RV, Forster JE, Lloyd IC. Ocular motor outcomes after bilateral and unilateral infantile cataracts. Vision Res. 2006;46(6–7):940–52.
17. Felius J, et al. Nystagmus and related fixation instabilities following extraction of unilateral infantile cataract in the Infant Aphakia Treatment Study (IATS). Invest Ophthalmol Vis Sci. 2014;55(8):5332–7.
18. Birch EE, et al. Fixation control and eye alignment in children treated for dense congenital or developmental cataracts, in J AAPOS. 2012;16:156–60. Inc: United States.
19. Hainline L, et al. Characteristics of saccades in human infants. Vision Res. 1984;24(12):1771–80.
20. Hainline L. Conjugate eye movements in infants in early visual development: normal and abnormal. Oxford: Oxford University Press; 1993. p. 47–79.
21. Robb RM, Petersen RA. Outcome of treatment for bilateral congenital cataracts. Trans Am Ophthalmol Soc. 1992;90:183–94; discussion 194–200.
22. Bradford GM, Keech RV, Scott WE. Factors affecting visual outcome after surgery for bilateral congenital cataracts. Am J Ophthalmol. 1994;117(1):58–64.
23. Ma F, Wang Q, Wang L. Advances in the management of the surgical complications for congenital cataract. Front Med. 2012;6(4):360–5.
24. Parks MM, Johnson DA, Reed GW. Long-term visual results and complications in children with aphakia. A function of cataract type. Ophthalmology. 1993;100(6):826–40; discussion 840–1.
25. Rahi JS, Dezateux C. Congenital and infantile cataract in the United Kingdom: underlying or associated factors. British Congenital Cataract Interest Group. Invest Ophthalmol Vis Sci. 2000;41(8):2108–14.
26. Rabiah PK, et al. Results of surgery for bilateral cataract associated with sensory nystagmus in children. Am J Ophthalmol. 2002;134(4):586–91.
27. Tomkins O, et al. Outcomes of pediatric cataract surgery at a tertiary care center in rural southern Ethiopia. Arch Ophthalmol. 2011;129(10):1293–7.
28. Lambert SR, et al. Is there a latent period for the surgical treatment of children with dense bilateral congenital cataracts? J AAPOS. 2006;10(1):30–6.
29. Wright KW, Christensen LE, Noguchi BA. Results of late surgery for presumed congenital cataracts. Am J Ophthalmol. 1992;114(4):409–15.
30. Yagasaki T, et al. Changes in nystagmus after simultaneous surgery for bilateral congenital cataracts. Jpn J Ophthalmol. 1993;37(3):330–8.
31. Verbuch-Heller L, et al. A double-blind controlled study of gabapentin and baclofen as treatment for acquired nystagmus. Ann Neurol. 1997;41(6):818–25.
32. Shery T, et al. The effects of gabapentin and memantine in acquired and congenital nystagmus – A retrospective study. Br J Ophthalmol. 2006;90(7):839–43.
33. McLean R, et al. Congenital nystagmus: randomized, controlled, double-masked trial of memantine/gabapentin. Ann Neurol. 2007;61(2):130–8.
34. Kumar A, et al. Improvement in visual acuity following surgery for correction of head posture in infantile nystagmus syndrome. J Pediatr Ophthalmol Strabismus. 2011;48:1–6.
35. Dell'osso LF, et al. Effects of topical brinzolamide on infantile nystagmus syndrome waveforms: eyedrops

for nystagmus. J Neuroophthalmol Off J North Am Neuro Ophthalmol Soc. 2011;31(3):228–33.

36. Hertle RW, Dell'Osso LF. Benefits of retroequatorial four horizontal muscle recession surgery in congenital idiopathic nystagmus in adults. J AAPOS. 2007;11(3): 313–4.

37. Self J, et al. Infantile nystagmus and late onset ataxia associated with a CACNA1A mutation in the intracellular loop between s4 and s5 of domain 3. Eye. 2009;23(12):2251–5.

第21章 先天性白内障儿童术后的立体视觉效果

Eileen E. Birch ang Anna R. O'Connor

21

我们的眼睛从两个截然不同的视角来看待这个世界,然而我们却感知到一个单一的三维环境。为了完成这一任务,我们需要三个基本要素:同时视、融合和立体视觉。同时视让我们双眼同时感知事物的细节,融合即把两个具有细微差异的图像合并成一个。立体视通过匹配相应点从一对二维视网膜图像中提取数据,并通过计算剩余的视网膜视差来重建三维图像。

在1980年以前,几乎没有任何关于大脑是何时如何形成立体视能力的信息。1979年,麻省理工学院和范德比尔特大学的初步研究探讨了婴儿何时能形成第一次立体视。1980年首次发表的选择性观看检查法结果显示,立体视觉出现在出生后3~4个月[1,2]。这个发现被许多独立实验室(请看Birch和Wang的综述)[3]的一系列关于心理物理、电生理和眼球运动的研究所证实。具有立体视觉的婴儿不仅能辨别双眼视差,而且还有深度觉。他们优先注视和跟踪水平方向上不同的目标,促进发展出成年期的深度觉,但是不跟踪垂直方向上不同的目标(这个在成人会表现为复视)[1,4]。此外,婴儿能够去抓看上去离他们近的水平方向上的不同目标,但是却够不着那些垂直方向上的不同目标或离得比较远的水平方向上的不同目标[5]。

随着出生后3到4个月立体视觉突然出现后,在随后3~6个月里立体视敏度迅速趋向成熟(图21.1左)[4,6~8]。有证据表明,对交叉视差的敏感性可能比对不交叉视差的敏感性发育更早或更迅速[4]。在接下来的几年里,立体视敏度持续缓慢发展(图21.1右)[9~15]。

21.1 婴幼儿立体视检查

两类测试用于评估立体视敏度即视觉轮廓和随机点测试。视觉轮廓测试的不足之处在于没有立体视敏度的儿童可以通过最初的2~4级测试,特别是在>100弧秒的范围内[16,17]。基于单眼或非立体视双眼视线索,婴幼儿能分辨视差较大的轮廓图形和其他图形[16,17]。大多数先天性白内障儿童治疗后的立体视敏度是没有或减弱的,因此,使用随机点检查来区分真正的立体视觉和基于这个临床人群的其他线索做出的反应是非常重要的。随机点测试不包含单眼或非立体的双眼线索,深度径觉只能通过双眼的对应点和差异点的评估来获得。

大多数立体视敏度测试都是在近距离下进行的,通常在40cm。由于立体视觉对模糊很敏感,所以需要对检查距离进行光学矫正。最好在视力和眼位检查前进行立体视测试。对不会表达的婴幼儿,可以使用学龄前儿童笑脸立体视检查(Preschool Assessment

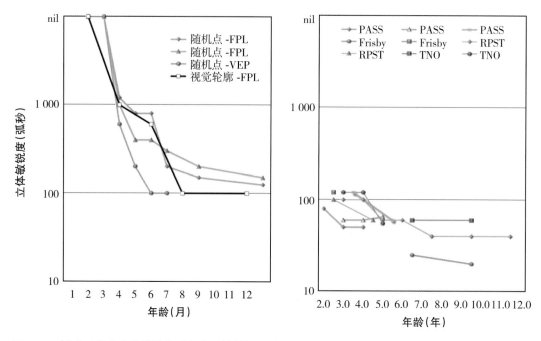

图 21.1   视力正常发育的婴幼儿随机点立体敏锐度中位数

of Stereopsis with a Smile，PASS，立体视测试；视觉评估公司，Elk Grove，美国伊利诺伊）进行选择性观看法立体视测试。该测试集包括6张矢量图随机点卡，给孩子们带上偏振眼镜观看。测试以并排拿着一个二维笑脸的演示卡片和一张空白卡片开始，孩子会注视或指出卡片上的脸。一旦测试者认为孩子学会了演示卡片，则继续以同样的方式进行其他四张卡片的测试，把它们并排放在一起，通过孩子们是选择空白卡片的左边还是右边来决定他们是否真的是一直优先注视或指出随机点的笑脸。这四张卡片代表了立体视敏度的四个级别：440，240，120 和 60 弧秒。最小限度的视差引起持续一致的注视或指向行为，可以作为评估孩子的立体视敏度水平。正常值的数据参考表 21.1 [9-15]。

对于三岁以上的儿童，立体视敏度可以通过匹配或指定的任务进行测试，当他们变得更有语言能力时，可以要求他们说出物体的形状和指出位置。在这个年龄范围内，The Randot® Preschool，TNO，和 Frisby 立体视敏度测试已经成为被广泛接受的随机点立体视敏度测试的标准。Randot® 的学龄前立体视敏度测试（Stereo 光学公司，芝加哥，美国伊利诺伊）被设计为一种匹配性游戏，孩子带着偏振镜，为右边的随机点立体图匹配黑白图片在小册子的左边。所有的立体图都适合年龄三岁或以上的儿童（比如：心，汽车，鸭子，树）。标准集有六个等级：800、400、200、100、60 和 40 弧秒。一本可选择的补充书可提供 30 和 20 弧秒的测试。TNO 立体视敏度测试盘（Lameris Ootech，荷兰）给出一个有缺失扇区的圆盘，孩子们被要求"指出是哪一块地方缺失"。V~VII 圆盘 用于立体视敏度测试，能测出有 480、240、120、60、30 和 15 弧秒多个级别。Frisby stereo 测试（立体测试有限公司，谢菲尔德，英国）展示了用自然视觉来观察"真实深度"物体；不需要戴眼镜。测试由三个不同厚度的塑料平板组成。每个塑料平板上都印有四个随机图案的正方形在一面，但其中一个正方形的背面印有圆圈图案，所以相对于它周围的正方形，圆圈位于一个

表 21.1　最常用的儿科随机点立体敏锐度测试的规范值

年龄（岁）	PASS[10] 正常值	下限	PASS[9] 正常值	下限	PASS[11] 正常值	下限	Frisby[12] 正常值	下限	Frisby[14] 正常值	下限	RPST[13] 正常值	下限	RPST[11] 正常值	下限	TNO[12] 正常值	下限	TNO[15] 正常值	下限
0.5~0.9	300	480																
1	250	480																
2	80	240																
3	50	120	60	480	120	480			120	480	100	400	100	400			120	480
4	50	120	60	240	60	240					100	200	60	100			120	240
5			60	240							60	200					60	120
6							25	75			60	100						
7											40	60			60	120		
8																		
9							20	85			40	60			60	120		
10																		
11											40	60						
12																		

不同深度。孩子必须辨认出四个正方形中的哪一个包含那个圆圈。在 30~80cm 范围的观察距离下使用这三个平板，能够测试出 600 到 15 弧秒的立体视敏度。这些测试的正常数据已经发布(表 21.1)，但是因为可能存在版本差异，在某些情况下，需要确保正常值范围适用于正确的版本[18]。

尽管在解释 Titmus 苍蝇、Titmus 动物、四个水平的 Titmus 圆和 Randot 圆它们的性能方面存在困难，常有研究报告使用这些立体视敏度检查法测试先天性白内障患儿的立体视。没有立体视觉的患儿可能可以通过 Titmus 苍蝇测试，因为孩子多次接触了同样的测试，知道它是一只苍蝇并且期待它的翅膀飞升(孩子只可能有两种反应)。或者因为孩子们在测试不同的部分时改变了固视，观察到跳跃的图像。同样，在 Titmus 和 Randot 圆形的前四个等级中不同圆圈的位置和动物图形可以很容易的被单眼或非立体的双眼视辨别出来[16,17]。因此，本文将涵盖这些轮廓立体视敏度测试在内的结果，然而，立体视敏度为 140 弧秒或者更差的结果可能是人为的误差，而不是真正立体视的证据。

总的来说，先天性白内障儿童的立体视的检测和现状必然受到现有立体视敏度测试的设计特点的限制[19]。虽然不太可能有高等级的立体视，先天性白内障患儿经过治疗后，可能存在一定程度的立体视，只是现有的检测方法范围有限而不能测出来。另一个可能会限制目前随机点立体视敏度测试性能的因素是点的大小，大多数随机点测试需要 0.4logMAR 或者更好的视力，这样才能充分的观察随机点的结构从而提取出差异化信息。此外，临床的这些方法由相对较小的静态图像组成；有证据表明，更大的、动态的刺激可以提供额外的信息，这些信息可能让那些在标准化测试中看起来没有立体视觉的孩子能够感知深度[20,21]。

21.2 视觉剥夺和双眼视觉的关键期

婴儿在出生后 3 个月开始立体视觉的发育，即视觉发育关键期的起始，在此期间，双眼视功能会被异常视觉经验造成严重且永久的干扰。这个成熟的时间进程与视觉发展的模式是一致的，它假定了一个由基因编码的分子和神经元信号介导的临界期，和一个由维持环境信号和完善神经环路的关键时期。这一模型来自于 Hubel 和 Wiesel 的一系列简单而巧妙的实验，在这些试验中他们发现，在早期的视觉发育过程中遮蔽一只眼睛将永久改变视皮层的柱状结构，将皮层细胞的优势柱转移到非剥夺眼[22,23]。他们推测，视觉经验会在一个关键时期内短期引导眼优势柱的发展，但不是出生后就马上出现。在这段经验依赖性的发育成熟期，神经元的连接和功能非常容易受到视觉剥夺的干扰。

然而，这个关键时期的简单模型是不完整的。皮层眼优势柱很早就形成了，至少有一部分原型图存在于产前[24,25]。在初级视皮层中支持地形图的神经回路和方向选择的发展并不依赖于视觉经验，而是由分子信号和自发神经活动所介导。在关键时期，视觉经验进一步细化了纹状神经元的选择性特性来协调来自两只眼睛的信号传入(图 21.2)；而在关键时期之前，在左眼和右眼驱动时，纹状神经元常常选择不同的方向[26,27]。在关键时期，在正常的视觉经验刺激下，不管哪只眼睛在看，纹状神经元会逐渐调整它们之间的和谐度，以最大限度地响应相同的方向。在关键时期的单眼或双眼的视觉剥夺破坏了这一发育匹配过程，并导致持续的失衡和双眼兴奋性神经元的丧失[26,27]。

经典理论认为，眼优势柱可塑性的关键时期在青春期刚开始的时候结束[28,29]。然

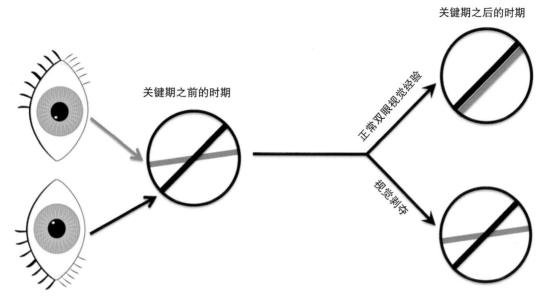

图 21.2　在关键期内，视觉经验依赖性的纹状皮质双眼神经元方向选择细化，来协调双眼输入的首选方向，在关键时期的视觉剥夺会永久阻断双目匹配的发育

而，更多最近的证据表明，实际上视觉剥夺的敏感性降低非常缓慢并持续到青春期之后，就像康复潜力[30,31]一样，甚至在成人纹状体皮质中也存在。研究表明了康复潜力的逐渐降低，而且还证实，需要进行更长期、更高强度的治疗，而经过治疗获得的视功能稳定性较低。有研究提出抑制性皮层功能的增加是关键时期的显著特征[26]，也可能导致制约环路重塑的结构性因素的成熟，从而促进关键时期终止[33]。

21.3　先天性白内障摘除后的立体视觉

在生命的最初几周进行手术的关键作用是将因先天性白内障引起的视觉剥夺影响降到最低（请参考综述，Brich 和 O'Connor[34]）。由于良好视力是高等级立体视敏度的先决条件，因此，可以合理假设，对于良好的立体视敏度结果来说，早期手术是基本条件。然而，

像视力一样，立体视敏度结果取决于多种因素，不仅仅是白内障摘除的时机。这些因素包括白内障是单侧抑或双侧、治疗方式和术后并发症。

单眼先天性白内障对立体视的发展存在多种障碍，无论是术前还是术后。在摘除前，单眼白内障剥夺了对于发育中的视觉系统的重要兴奋性刺激，同时也导致了严重的双眼间相互作用的抑制和不平衡。早期手术（小于 8 周龄）可以减少视觉剥夺和抑制对视力发展的不良影响，并且对立体视的发展也有一定的好处。因此，能够达到 0.6logMAR 或更好（20/80 或更好）视力的儿童比那些视力低于 0.6logMAR（20/100 或更差）的儿童更有可能通过各种立体视敏度测试（表 21.2）[35~46]。

在先天性单眼白内障中，白内障摘除术后通常采用接触镜或人工晶状体（IOL）来进行光学矫正。从立体视的发展角度来看，IOL可以提供更好的光学质量，因为它始终在位，并且双眼不等像更轻。根据这些潜在的优点，我们可能会认为使用 IOL 进行光学矫正会有

表 21.2 先天性白内障患儿治疗后的立体视敏度结果

	Titmus 飞蝇测试	动物 / 圆圈	PRST/TNO/Frisby	其他或者组合测试
单侧				
VA<0.6logMAR	10/12(71%) [37,40,46]	11/19(58%) [37,38,40,41]		1/20(5%) [35]
VA>0.6logMAR	1/15(7%) [37,40,46]	1/27(4%) [37,40,41]		0/42(0%) [35]
手术年龄≤8 周	14/32(44%) [37,40,45]	12/33(36%) [36~38,41,45]		28/121(23%) [35,39,42]
手术年龄 >8 周	3/10(30%) [37,46]	2/41(5%) [36,37,41,44]		10/99(10%) [35,39,43]
IOL	14/62(23%) [39,46]	1/22(5%) [41]	7/59(12%) [39,47]	12/21(57%) [43,48]
接触镜	16/66(24%) [37,39,45]	13/41(32%) [36~38,45]	12/101(12%) [39,47]	21/46(14%) [35,42,43,48]
强化遮盖治疗	5/10(59%) [40]	5/24(21%) [40,47]		4/33(12%) [42,49]
50% 或不断增加的遮盖 progressive occlusion	32/135(23%) [37,39,45]	10/27(37%) [37,38,45]		18/178(10%) [35,39,42]
双侧				
VA<0.6logMAR		8/19(42%) [41,50]		10/37(27%) [51~53]
VA>0.6logMAR		1/36(3%) [41,50]		0/14(0%) [51,52]
手术年龄≤8 周		8/28(29%) [41,51]		15/46(33%) [51~53]
手术年龄 >8 周		2/64(3%) [41,44,51]		3/89(3%) [43,51,52,54]

更高比率或更好的立体视敏度。然而,尽管存在使用不同立体视检查法或者几种方法合并检查引起的结果上有些差异,但总体来说IOL 和接触镜矫正的孩子的立体视敏度是相似的(表 21.2) [35~39,41~46,48]。

在白内障摘除术后,单眼先天性白内障导致的形觉剥夺性弱视需要治疗,主要是遮盖治疗,这可能会造成双眼视的发展障碍。遮盖治疗对双眼视发育的负面影响似乎是在最初几个月强化遮盖时最大,因为那几个月通常立体视发展得很快。目前的挑战是在不以牺牲双眼视为代价的前提下,确保遮盖治疗能够充分改善之前形觉剥夺的眼睛的视力发展。渐进的遮盖策略现在被广泛使用,在早期的几个月里由孩子的年龄来决定被遮盖的小时数(通常是以 1 小时 / 月龄,最多每天六小时或 50% 醒着的时间)。几项研究提示,白内障术后头几个月的遮盖时间减少对立体视敏度的发展是有益的,但总的来说,证据还不确定(表 21.2) [35,37~40,42,45,47]。

双眼先天性白内障患儿治疗后的立体视大体来说和单眼患儿结果相似。接受早期手术和视力较好的儿童比那些大于 8 周龄才做手术的儿童或视力为 20/100 或更差的儿童更可能有立体视(表 21.2) [41,50~53]。

21.4 为什么立体视敏度结果很重要呢?

由于在视觉发展的关键时期存在视觉剥夺,因此在先天性白内障摘除后,想要实现高等级的立体视可能是一个不现实的目标。尽管如此,对于孩子们来说,达到低于正常的立体视敏度也会给他们带来真正的好处。实验数据清楚地建立了准确性感知和立体视之间的关系。有关够到和抓握的运动评估(包括速度、准确性、控制孔径和随时间变化的改变)的研究表明,通过遮盖或离焦正常观察者一眼的方法来消除视差会显著影响动作能力[55~60]。当正常的观察者被迫依靠单眼线索时,他会在速度上犯更多的错误(年幼的孩子往往会超过目标,年龄较大的孩子往往没有够到目标),并且会在空间路径规划上出现更多的错误。

这些中短期模拟立体视觉丧失的正常对照患者的实验结果,在立体视敏度降低或没有的患者中也表现明显,无论是在现实世界的任务中还是在利用 3D 显示中,立体缺陷与功能技巧较差的表现相关联[61]。这些缺陷甚至在很小的时候就已经明显存在了,在婴儿时期缺乏立体视的婴儿相比较于那些有立体视的婴儿在感知运动的发展时间表上处于落后[62]。大一点后,当孩子的运动能力更强时,拥有立体视的好处就会延伸到一系列的动作技能性任务上。有立体视的儿童在比如串珠、抓球以及完成一组定时的手工灵巧的任务(排序、绘图、放置钉子等等)方面会做得更好[63~65]。虽然动作技能性任务使用单眼也能完成,但立体视觉的存在可以提高准确性。最好的(最快速 / 最准确)的运动反应与高等级的立体视敏度有关,但那些有较低的立体视敏度的人常常表现得比那些没有立体视敏度的人要好。如表 21.3 所示,在不同类型的任务[63~67]中缺乏立体视的人在任务完成度的影响上有一定差异。比起没有立体视觉的人,使用本体感觉反馈的任务更容易通过只使用单眼线索来完成,并且增加的任务难度(例如:通过缩小目标的大小或者增加所需的运动路径的复杂性)导致了更大的不足[64]。

在表 21.3 的研究中,通过正常对照的观察者遮住一只眼睛或者离焦模拟一个无立体视敏度的代表,有助于评估视差线索并允许受试者内部比较正常状态与无立体视状态的行为特点。然而,这种方法不仅消除了双眼

视差线索;而且还消除了其他非立体的双眼信息,缩小了视野,并且没有给时间来适应双眼视的缺失。对立体视降低或者缺失的患者(因为斜视)的研究证实,他们可以产生一定程度的适应,那些长期存在立体缺陷的受试者普遍比正常对照单眼遮盖的受试者具有更好的动作技能完成度[64]。虽然这可能暗示了立体视敏度和动作技能表现之间的线性关系,但事实上有数据表明,立体视敏度降低会轻度影响动作完成,而立体视敏度的缺失则会导致精细动作技能的大幅下降[70]。

步态也可能受到立体视的影响;当你在障碍物中行走时,降低的立体视敏度与更犹豫的步伐和更高的脚趾间隙相关联,这就意味着要采取更加谨慎的策略来避免障碍[71]。此外,有证据表明,单眼线索有可能能够充分定位水平地面,但是需要立体视敏度来定位楼梯的高度和地面之上的障碍物[72]。

除了功能技巧的提高外,对减少眼科干预的需求也有潜在的好处,在这种情况下,立体视的存在有助于更好维持长期的眼位稳定性,防止出现恒定性斜视[37, 42]。而在先天性白内障患者中,斜视的比例很高,有多个报告显示其比例大于 50%,斜视的存在并不排除立体视的存在,因为斜视可能是间歇性的,也可能是斜视角度小依然能有某种程度的立体视觉的发展。保持立体视,反过来维持良好的眼位,因此对改善健康相关的生活质量有额外益处。有大量的证据表明,明显的斜视与低水平的健康相关生活质量相关联[76, 77],它影响了很多方面例如:自我形象、自信、就业机会和人际关系满意度。

除了产生斜视的风险之外,任何对立体视觉发展的干扰也有可能会导致眼球震颤的发生[78~81]。最近的两项关于治疗先天性或婴儿性白内障儿童的纵向研究,其中包括眼球运动记录,该报告显示,71% 的人患上了眼球震颤[78,82]。先天性或婴儿期发病的白内障和连续超过六周的视觉剥夺是造成斜视和

表 21.3 立体视敏度和精细动作技能

	结果测量	正常立体视敏度	降低的立体视敏度	无立体视敏度	单眼遮盖（短期）
串线珠[64] 均值 ± 标准差	串 30 个大珠子所需时间（s）	48.87 ± 4.93	52.45 ± 4.72	57.62 ± 7.14	64.83 ± 11.0
	串 22 个小珠子所需时间（s）	57.7 ± 8.49	61.36 ± 6.88	72.02 ± 9.51	79.4 ± 15.47
Buzz 线[66,67] 均值 ± 标准差	时间（s）	42.5 ± 12.4		61.7 ± 9.9	55.3 ± 11.1
	错误个数（数量）	6.75 ± 4.37	12.4 ± 13.9	40.8 ± 15.4	
精细动作技能分值评估[65] 均值 ± 标准差	年龄标准化分值	40.32 ± 1.00	34.81 ± 1.39	35.82 ± 1.02	
抓球运动[63] 均值 ± 标准差	以 14.6 米 / 秒捕获成功的百分比（%）	83.3 ± 14.6	54.1 ± 28.7	45.1 ± 24.8	
手术任务：EYESi 模拟器[69] 中位数（四分位数）	编码放置豆与桩技能训练*	12.12 ± 1.64		9.09 ± 1.9（LT）	9.9 ± 2.4
	超 过 60 分（分数越高准确性越高）	任务 1：51.0 （33.0,59.0） 任务 3：31.0 （8.0,47.0）	任务 1：6.0（0.0,33.0） 任务 3：0.0（0.0,0.0）		
伸手抓普通家庭用品	错误率（速度和方法）	0.43 ± 0.03	0.43 ± 0.03	0.80 ± 0.04	0.70 ± 0.04

*将豆子从杯中放在桩上，将桩上的豆子放入杯子的孔中，提高操作者的手眼协调能力和深度感知能力

眼球震颤[78]的重要危险因素。单眼与双眼的视觉剥夺仅仅是造成眼球震颤严重程度不对称的重要危险因素[78]。因此，立体视觉的发育对注视稳定性和维持正眼位方面起着至关重要的作用。

21.5 总结

由于先天性白内障在关键的成熟阶段严重扰乱了双眼的皮层发育而导致的视觉剥夺通常会导致立体视的降低或缺失。早期治疗和视觉康复对于立体视发育来说是至关重要的。即使是获得较少的立体视敏度，也比没有强很多，它带来的好处包括能带来更好的运动技能、更自信的步伐以及能减少斜视和眼球震颤的发生风险。

（常平骏 译 黄锦海 校）

参考文献

1. Fox R, Aslin RN, Shea SL, Dumais ST. Stereopsis in human infants. Science. 1980;207(4428):323–4.

2. Held R, Birch E, Gwiazda J. Stereoacuity of human infants. Proc Natl Acad Sci U S A. 1980;77(9): 5572–4.

3. Birch EE, Wang J. Stereoacuity outcomes after treatment of infantile and accommodative esotropia. Optom Vis Sci (Official Publication of the American Academy of Optometry). 2009;86(6):647–52.

4. Birch EE, Gwiazda J, Held R. Stereoacuity development for crossed and uncrossed disparities in human infants. Vision Res. 1982;22(5):507–13.

5. Granrud CE. Binocular vision and spatial perception in 4- and 5-month-old infants. J Exp Psychol Hum Percept Perform. 1986;12(1):36–49.

6. Birch E, Petrig B. FPL and VEP measures of fusion, stereopsis and stereoacuity in normal infants. Vision Res. 1996;36(9):1321–7.

7. Birch EE, Morale SE, Jeffrey BG, O'Connor AR, Fawcett SL. Measurement of stereoacuity outcomes at ages 1 to 24 months: Randot Stereocards. J AAPOS. 2005;9(1):31–6.

8. Birch EE, Salomao S. Infant random dot stereoacuity cards. J Pediatr Ophthalmol Strabismus. 1998;35(2): 86–90.

9. Ciner EB, Ying GS, Kulp MT, et al. Stereoacuity of preschool children with and without vision disorders. Optom Vis Sci. 2014;91(3):351–8.

10. Ciner EB, Schanel-Klitsch E, Herzberg C. Stereoacuity development: 6 months to 5 years. A new tool for testing and screening. Optom Vis Sci. 1996;73(1):43–8.

11. Afsari S, Rose KA, Pai AS, et al. Diagnostic reliability and normative values of stereoacuity tests in preschool-aged children. Br J Ophthalmol. 2013;97(3):308–13.

12. Anketell PM, Saunders KJ, Little JA. Stereoacuity norms for school-age children using the Frisby stereotest. J AAPOS (The Official Publication of the American Association for Pediatric Ophthalmology and Strabismus/American Association for Pediatric Ophthalmology and Strabismus). 2013;17(6):582–7.

13. Birch E, Williams C, Drover J, et al. Randot Preschool Stereoacuity Test: normative data and validity. J AAPOS. 2008;12(1):23–6.

14. Saunders KJ, Woodhouse JM, Westall CA. The modified frisby stereotest. J Pediatr Ophthalmol Strabismus. 1996;33(6):323–7.

15. Simons K. A comparison of the Frisby, Random-Dot E, TNO, and Randot circles stereotests in screening and office use. Arch Ophthalmol. 1981;99(3):446–52.

16. Fawcett SL, Birch EE. Validity of the Titmus and Randot circles tasks in children with known binocular vision disorders. J AAPOS. 2003;7(5):333–8.

17. Leske DA, Holmes JM. Maximum angle of horizontal strabismus consistent with true stereopsis. J AAPOS.

2004;8(1):28–34.

18. van Doorn LL, Evans BJ, Edgar DF, Fortuin MF. Manufacturer changes lead to clinically important differences between two editions of the TNO stereotest. Ophthalmic Physiol Opt. 2014;34(2): 243–9.

19. Read JC. Stereo vision and strabismus. Eye (Lond). 2015;29(2):214–24.

20. Mollenhauer KA, Haase W. Preliminary report: dynamic stereopsis in patients with impaired binocular function. Strabismus. 2000;8(4):275–81.

21. Tidbury LP, Black RH, O'Connor AR. Perceiving 3D in the absence of measurable stereo-acuity. Br Ir Orthopt J. 2014;11:34–8.

22. Hubel DH. Exploration of the primary visual cortex, 1955–78. Nature. 1982;299(5883):515–24.

23. Wiesel TN. Postnatal development of the visual cortex and the influence of environment. Nature. 1982;299(5884):583–91.

24. Horton JC, Hocking DR. An adult-like pattern of ocular dominance columns in striate cortex of newborn monkeys prior to visual experience. J Neurosci (The Official Journal of the Society for Neuroscience). 1996;16(5):1791–807.

25. Rakic P. Prenatal genesis of connections subserving ocular dominance in the rhesus monkey. Nature. 1976;261(5560):467–71.

26. Tao X, Zhang B, Shen G, et al. Early monocular defocus disrupts the normal development of receptive-field structure in V2 neurons of macaque monkeys. J Neurosci (The Official Journal of the Society for Neuroscience). 2014;34(41):13840–54.

27. Wang BS, Sarnaik R, Cang J. Critical period plasticity matches binocular orientation preference in the visual cortex. Neuron. 2010;65(2):246–56.

28. Hubel DH, Wiesel TN, LeVay S. Plasticity of ocular dominance columns in monkey striate cortex. Philos Trans R Soc Lond B Biol Sci. 1977;278(961): 377–409.

29. LeVay S, Wiesel TN, Hubel DH. The development of ocular dominance columns in normal and visually deprived monkeys. J Comp Neurol. 1980;191(1): 1–51.

30. Daw NW, Fox K, Sato H, Czepita D. Critical period for monocular deprivation in the cat visual cortex. J Neurophysiol. 1992;67(1):197–202.

31. Guire ES, Lickey ME, Gordon B. Critical period for the monocular deprivation effect in rats: assessment with sweep visually evoked potentials. J Neurophysiol. 1999;81(1):121–8.

32. Gilbert CD, Li W. Adult visual cortical plasticity. Neuron. 2012;75(2):250–64.

33. Espinosa JS, Stryker MP. Development and plasticity of the primary visual cortex. Neuron. 2012;75(2): 230–49.

34. Birch EE, O'Connor AR. Critical periods for visual development and the timing of congenital cataract surgery. In: Wilson ME, Trivedi RH, editors. Pediatric cataract surgery. Techniques, complications and management. 2nd ed. Philadelphia: Lippincott, Williams and Wilkins; 2014. p. 48–54.

35. Allen RJ, Speedwell L, Russell-Eggitt I. Long-term visual outcome after extraction of unilateral congenital cataracts. Eye (Lond). 2010;24(7):1263–7.

36. Birch EE, Swanson WH, Stager DR, Woody M, Everett M. Outcome after very early treatment of dense congenital unilateral cataract. Invest Ophthalmol Vis Sci. 1993;34(13):3687–99.

37. Brown SM, Archer S, Del Monte MA. Stereopsis and binocular vision after surgery for unilateral infantile cataract. J AAPOS. 1999;3(2):109–13.

38. Gregg FM, Parks MM. Stereopsis after congenital monocular cataract extraction. Am J Ophthalmol. 1992;114(3):314–7.

39. Hartmann EE, Stout AU, Lynn MJ, Yen KG, Kruger SJ, Lambert SR. Stereopsis results at 4.5 years of age in the infant aphakia treatment study. Am J Ophthalmol. 2015;159(1):64–70.e1–2.

40. Hosal BM, Biglan AW, Elhan AH. High levels of binocular function are achievable after removal of monocular cataracts in children before 8 years of age. Ophthalmology. 2000;107(9):1647–55.

41. Hussin HM, Markham R. Long-term visual function outcomes of congenital cataract surgery with intraocular lens implantation in children under 5 years of age. Eur J Ophthalmol. 2009;19(5):754–61.

42. Jeffrey BG, Birch EE, Stager Jr DR, Stager Sr DR, Weakley Jr DR. Early binocular visual experience may improve binocular sensory outcomes in children after surgery for congenital unilateral cataract. J AAPOS. 2001;5(4):209–16.

43. Lesueur L. Visual outcome after paediatric cataract surgery; is age a major factor? Br J Ophthalmol. 1998; 82:1022–5.

44. Merino P. Strabismus and congenital cataracts. Arch Soc Esp Oftalmol. 2007;82:623–8.

45. Wright KW, Matsumoto E, Edelman PM. Binocular fusion and stereopsis associated with early surgery for monocular congenital cataracts. Arch Ophthalmol. 1992;110(11):1607–9.

46. Zubcov AA, Stahl E, Rossillion B, et al. Stereopsis after primary in-the-bag posterior chamber implantation in children. J AAPOS. 1999;3(4):227–33.

47. Birch EE, Cheng C, Stager Jr DR, Felius J. Visual acuity development after the implantation of unilateral intraocular lenses in infants and young children. J AAPOS (The Official Publication of the American Association for Pediatric Ophthalmology and Strabismus/American Association for Pediatric Ophthalmology and Strabismus). 2005;9(6):527–32.

48. Ondráček O, Lokaj M. Visual outcome after congenital cataract surgery, long- term clinical results. Scripta Medica (BRNO). 2003;76(2):95–102.

49. Pratt-Johnson JA, Tillson G. Unilateral congenital cataract: binocular status after treatment. J Pediatr Ophthalmol Strabismus. 1989;26(2):72–5.

50. Kim DH, Kim JH, Kim SJ, Yu YS. Long-term results of bilateral congenital cataract treated with early cataract surgery, aphakic glasses and secondary IOL implantation. Acta Ophthalmol. 2012;90(3):231–6.

51. Bradford GM, Keech RV, Scott WE. Factors affecting visual outcome after surgery for bilateral congenital cataracts. Am J Ophthalmol. 1994;117(1):58–64.

52. Lundvall A, Kugelberg U. Outcome after treatment of congenital bilateral cataract. Acta Ophthalmol Scand. 2002;80(6):593–7.

53. Nishina S. Stereopsis after early surgery for bilateral congenital cataracts. Transactions of the XIth International Strabismological Association; 2010, p. 282–6.

54. Ye HH, Deng DM, Qian YY, Lin Z, Chen WR. Long-term visual outcome of dense bilateral congenital cataract. Chin Med J (Engl). 2007;120(17):1494–7.

55. Gnanaseelan R, Gonzalez DA, Niechwiej-Szwedo E. Binocular advantage for prehension movements performed in visually enriched environments requiring visual search. Front Hum Neurosci. 2014;8:959.

56. Grant S, Suttle C, Melmoth DR, Conway ML, Sloper JJ. Age- and stereovision- dependent eye-hand coordination deficits in children with amblyopia and abnormal binocularity. Invest Ophthalmol Vis Sci. 2014;55(9):5687–57015.

57. Keefe BD, Watt SJ. The role of binocular vision in grasping: a small stimulus- set distorts results. Exp Brain Res. 2009;194(3):435–44.

58. Melmoth DR, Finlay AL, Morgan MJ, Grant S. Grasping deficits and adaptations in adults with stereo vision losses. Invest Ophthalmol Vis Sci. 2009;50(8):3711–20.

59. Melmoth DR, Grant S. Advantages of binocular vision for the control of reaching and grasping. Exp Brain Res. 2006;171(3):371–88.

60. Watt SJ, Bradshaw MF. Binocular cues are important in controlling the grasp but not the reach in natural prehension movements. Neuropsychologia. 2000;38 (11):1473–81.

61. McIntire JP, Wright ST, Harrington LK, Havig PR, Watamaniuk SNJ, Hefta EL. Optometric measurements predict performance but not comfort on a virtual object placement task with a stereoscopic three-dimensional display. Opt Eng. 2014;53(6): 061711-061711-061718.

62. Drover JR, Stager Sr DR, Morale SE, Leffler JN, Birch EE. Improvement in motor development following surgery for infantile esotropia. J AAPOS. 2008;12(2):136–40.

63. Mazyn LI, Lenoir M, Montagne G, Savelsbergh GJ. The contribution of stereo vision to one-handed catching. Exp Brain Res. 2004;157(3):383–90.

64. O'Connor AR, Birch EE, Anderson S, Draper H. The functional significance of stereopsis. Invest Ophthalmol Vis Sci. 2010;51(4):2019–23.

65. Webber AL, Wood JM, Gole GA, Brown B. The effect of amblyopia on fine motor skills in children. Invest Ophthalmol Vis Sci. 2008;49(2):594–603.

66. Joy S, Davis H, Buckley D. Is stereopsis linked to hand-eye coordination? Br Orthopt J. 2001;58:38–41.

67. Murdoch JR, McGhee CN, Glvoer V. The relationship between stereopsis and fine manual dexterity: pilot study of a new instrument. Eye. 1991;5(5):642–3.

68. Read JC, Begum SF, McDonald A, Trowbridge J. The binocular advantage in visuomotor tasks involving tools. Iperception. 2013;4(2):101–10.

69. Sachdeva R, Traboulsi EI. Performance of patients with deficient stereoacuity on the EYESi microsurgical

simulator. Am J Ophthalmol. 2011;151(3):427–33. e421.

70. Piano ME, O'Connor AR. The effect of degrading binocular single vision on fine visuomotor skill task performance. Invest Ophthalmol Vis Sci. 2013;54 (13):8204–13.

71. Buckley JG, Panesar GK, MacLellan MJ, Pacey IE, Barrett BT. Changes to control of adaptive gait in individuals with long-standing reduced stereoacuity. Invest Ophthalmol Vis Sci. 2010;51(5):2487–95.

72. Ooi TL, He ZJ. Space perception of strabismic observers in the real world environment. Invest Ophthalmol Vis Sci. 2015;56(3):1761–8.

73. Demirkilinc Biler E, Bozbiyik DI, Uretmen O, Kose S. Strabismus in infants following congenital cataract surgery. Graefes Arch Clin Exp Ophthalmol. 2015; 253(10):1801–7.

74. Tartarella MB, Britez-Colombi GF, Milhomem S, Lopes MC, Fortes Filho JB. Pediatric cataracts: clinical aspects, frequency of strabismus and chronological, etiological, and morphological features. Arq Bras Oftalmol. 2014;77(3):143–7.

75. Lambert SR, Lynn M, Drews-Botsch C, et al. A comparison of grating visual acuity, strabismus, and reoperation outcomes among children with aphakia and pseudophakia after unilateral cataract surgery during the first six months of life. J AAPOS. 2001;5(2): 70–5.

76. McBain HB, Au CK, Hancox J, et al. The impact of strabismus on quality of life in adults with and without diplopia: a systematic review. Surv Ophthalmol. 2014;59(2):185–91.

77. Durnian JM, Noonan CP, Marsh IB. The psychosocial effects of adult strabismus: a review. Br J Ophthalmol. 2011;95(4):450–3.

78. Birch EE, Wang J, Felius J, Stager Jr DR, Hertle RW. Fixation control and eye alignment in children treated for dense congenital or developmental cataracts. J AAPOS. 2012;16(2):156–60.

79. Tusa RJ, Mustari MJ, Burrows AF, Fuchs AF. Gaze-stabilizing deficits and latent nystagmus in monkeys with brief, early-onset visual deprivation: eye movement recordings. J Neurophysiol. 2001;86(2):651–61.

80. Tychsen L, Richards M, Wong A, Foeller P, Bradley D, Burkhalter A. The neural mechanism for Latent (fusion maldevelopment) nystagmus. J Neuroophthalmol (The Official Journal of the North American Neuro-Ophthalmology Society). 2010;30(3):276–83.

81. Felius J, Busettini C, Lynn MJ, Hartmann EE, Lambert SR. Nystagmus and related fixation instabilities following extraction of unilateral infantile cataract in the Infant Aphakia Treatment Study (IATS). Invest Ophthalmol Vis Sci. 2014;55(8):5332–7.

82. Abadi RV, Forster JE, Lloyd IC. Ocular motor outcomes after bilateral and unilateral infantile cataracts. Vision Res. 2006;46(6–7):940–52.

译后记

　　5月将尽,6月未至,杭州的天气已是赤日炎炎。好在经过一年的忙碌,我面前的这本全面讲述小儿先天性白内障的书籍翻译工作业已完成。回首一年来的工作历程,要做到既忠于原文,又符合国人阅读习惯,实属不易。中间经历颇为曲折,幸得多位专家协助翻译,此书才得以修成正果。在此致以衷心的感谢!

　　三年前,温州医科大学眼视光医院在杭州院区创立了浙江省创新学科——儿童晶状体病学科。这三年来,我们也接触到了很多先天性白内障孩子,遇到了很多令人痛心的情况:有的做了白内障摘除手术却没能及时配上眼镜,导致斜视震颤非常严重;有的未得到重视而错过最佳手术时机,得不到及时治疗。这些孩子的结果令人唏嘘,随着临床上越来越多先天性白内障孩子被诊断发现,如何使这些孩子得到有效的治疗便显得尤为重要。为此,我们十分焦虑,千方百计寻找更好的方法来解决这些问题。机缘巧合之下,我接触到了这本国外书籍,其理念较为先进,并能够全面阐述先天性白内障流行病学、遗传机制、手术技术、术后康复和视觉发育等,欣喜之余,动了译成中文之念。

　　我国从事成人白内障手术的医师有很多的培训机会,手术技术日臻完善,百万人口手术率也在逐步提高。尽管如此,由于小儿白内障检查难度大,手术难度大,术后管理困难,很多成人白内障医师不愿触碰或不敢触碰。希望这本译著能够帮助医师提升治疗技术,实施和完善围手术期管理和术后康复治疗,提升国内小儿白内障治疗的临床效果。

　　由于时间紧任务重,笔译功力不到之处,错误在所难免,希望读者诸君见谅并斧正。

赵云娥　于杭州

2019.5

52检